*F. Thöle*

# Die Verletzungen der Leber und der Gallenwege

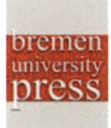

bremen
university
press

*F. Thöle*

**Die Verletzungen der Leber und der Gallenwege**

*ISBN/EAN: 9783955622510*

*Auflage: 1*

*Erscheinungsjahr: 2013*

*Erscheinungsort: Bremen, Deutschland*

*@ Bremen-university-press in Access Verlag GmbH, Fahrenheitstr. 1, 28359 Bremen. Alle Rechte beim Verlag und bei den jeweiligen Lizenzgebern.*

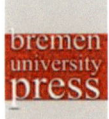

bremen
university
press

# DIE
# VERLETZUNGEN DER LEBER UND DER GALLENWEGE.

VON

## PROFESSOR DR. F. THÖLE
### HANNOVER.

# Inhaltsverzeichnis.

Zweiter Abschnitt.

# Die operative Behandlung der Leberverletzungen.

Dritter Abschnitt.

# Die Verletzungen der Gallenblase und extrahepatischen Gallengänge.

# Literaturverzeichnis.

# Einleitung.

## Statistik der exspektativen und operativen Behandlungsresultate.

Die Chirurgie der Leberverletzungen ist neueren Datums. Bis in die achtziger Jahre wurden Leberverletzungen abwartend mit Ruhe, Antiphlogose, Opium, Eis, Exzitantien, lokaler Blutentziehung behandelt. Durch lokale Kompression mittels Schwämmen, Druck auf die Aorta, Ergotininjektionen suchte man auch wohl blutstillend zu wirken. Bei dieser Behandlung gingen die meisten zugrunde. Operativ schritt man nur bei Prolaps und in der Bauchwunde sichtbarer blutender Leberverletzung ein. Zu sekundären Operationen gaben traumatische Leberabszesse und andere Komplikationen Veranlassung. Edler macht in seiner großen Arbeit über die traumatischen Verletzungen der parenchymatösen Unterleibsorgane (1887) die Behandlung der Leberverletzungen auf wenigen Seiten ab, ausführlicher bespricht er nur die Operation des Leberabszesses. Theoretisch fordert auch er allerdings schon die primäre Blutstillung und macht einige allgemeine Vorschläge betreffs Umstechung und Ligatur blutender Gefäße, Tamponade und Naht der Leberwunde, partieller Resektion, ohne sich jedoch auf positive Erfahrungen stützen zu können.

Ein Umschwung trat erst ein, als 1887 Burckhardt auf Grund eines durch Tamponade geheilten Falles von Leberstichwunde prinzipiell die sofortige Laparotomie für alle nachgewiesenen Leberverletzungen forderte, zu dem Zwecke, die drohende Verblutung zu verhüten.

Edlers Arbeit umfaßt 543 nur exspektativ behandelte Fälle von Verletzung der Leber und Gallenblase. Von diesen starben 363 = 66,8 %, von den unkomplizierten Verletzungen 54 %. Ein Drittel aller Todesfälle war auf Verblutung zurückzuführen. Im einzelnen betrug die Mortalität:

$$\text{bei} \quad 65 \text{ Schnitt-Stichwunden} = 64,6 \%$$
$$289 \text{ Schußwunden} \quad = 55 \ \ \%$$
$$189 \text{ Rupturen} \quad = 85,7 \%$$

Erst durch die in erster Linie zum Zwecke der Blutstillung ausgeführte Laparotomie ist die Prognose gebessert. 1896 haben Terrier und Auvray 56 Fälle von operierten Leberverletzungen zusammengestellt:

| | |
|---|---|
| 26 Schnitt-Stichwunden mit 19,2 % | |
| 17 Schußwunden . | 35,29 % |
| 13 Rupturen . | „ 53,85 % |
| 56 Gesamtfälle | mit 32,14 % Mortalität. |

1900 haben dieselben Autoren weitere 42 operierte Fälle gesammelt:

| | | | |
|---|---|---|---|
| 18 | Schnitt-Stichwunden | mit | 11,11 % |
| 14 | Schußwunden . | | 35,71 % |
| 10 | Rupturen . | „ | 30 % |
| 42 | Gesamtfälle | mit | 23,8 % Mortalität. |

Alle 98 Fälle ergaben 28,57 % Mortalität, halb so hoch wie bei exspektativer Behandlung.

G i o r d a n o s Statistik vom Jahre 1902 umfaßt 257 Fälle:

| | | | |
|---|---|---|---|
| 138 | Schnitt-Stichwunden | mit | 20,29 % |
| 70 | Schußwunden . | | 44,28 % |
| 49 | Rupturen . | . „ | 48,97 % |
| 257 | Gesamtfälle | mit | 32,25 % Mortalität. |

Ich habe 752 Fälle bis zum Jahre 1910 inklusive gesammelt. Darunter sind eine Reihe bisher nicht veröffentlichter Krankengeschichten, welche mir auf meine Bitte von den Herren v. A n g e r e r (München), A n s c h ü t z (Kiel), v. B e c k (Karlsruhe), B e c k e r (Hildesheim), B i e r (Berlin), E n d e r l e n (Würzburg), F i s c h e r (Darmstadt), H e s s e (St. Petersburg), H e u s n e r (Barmen), K a u s c h (Schöneberg), K n o c h (Essen), L a u e n s t e i n (Hamburg), M a d e l u n g (Straßburg), S a u e r b r u c h (Zürich), S c h l a n g e (Hannover), S p r e n g e l (Braunschweig), S t e i n t h a l (Stuttgart), S u l t a n (Rixdorf), T i e t z e (Breslau) zur Verfügung gestellt wurden. Allen diesen Herren sage ich für ihre liebenswürdige Unterstützung meinen Dank.

Meine Statistik umfaßt:

| | | | | |
|---|---|---|---|---|
| 292 | Stichverletzungen: | 72 Todesfälle | = 24,65 % | Mortalität |
| 200 | Schußverletzungen: | 98 | = 49 % | |
| 260 | Rupturen: | 160 | = 61,54 % | |

Man sollte meinen, daß die Gesamtfälle eines größeren Krankenhauses ein der Wirklichkeit mehr entsprechendes Bild geben müßten, daß aus ihnen wegen der gleichmäßigen Behandlung die Mortalität sich genauer berechnen ließe als aus einer Sammelstatistik. Mir stehen zur Verfügung an größeren Reihen:

| | | | | | |
|---|---|---|---|---|---|
| S t i c h: | Obuchowkrankenhaus | 76 | mit 22 Todesfällen | = 28,94 % | Mortalität |
| | einfache . | 64 | 15 | = 23,43 % | |
| | komplizierte . | 12 | 7 | = 58,33 % | |
| | Münchener Klinik | 12 | 3 | = 25 % | |
| | einfache . | 11 | 3 | = 27,27 % | |
| | komplizierte . | 1 | — | = 0 % | |
| S c h u ß: | München | 14 | 6 | = 42,86 % | |
| | einfache . | 5 | 2 | = 40 % | |
| | komplizierte | 9 | 4 | = 44,4 % | |
| | Urban . | 10 | 7 | = 70 % | |
| | einfache . | 3 | 1 | = 33,3 % | |
| | komplizierte . | 7 | 6 | = 85,7 % | |
| | Karlsruhe | 6 | 5 | = 83,3 % | |
| | einfache . | 1 | 1 | = 100 % | |
| | komplizierte . | 5 | 4 | = 80 % | |
| R u p t u r e n: | Leipzig | 35 | 26 | = 74,28 % | |
| | einfache . | 25 | 16 | = 64 % | |
| | komplizierte . | 10 | 10 | = 100 % | |

| Obuchow | 14 | 11 | | = 78,57 % | Mortalität |
| einfache . | 13 | 10 | | = 76,92 % | |
| komplizierte . | 1 | „ 1 | „ | = 100 % | |
| München | 13 | mit 10 Todesfällen | | = 76,15 % | |
| einfache . | 10 | 7 | | = 70 % | |
| komplizierte . | 3 | 3 | | = 100 % | |
| Karlsruhe | 12 | 7 | | = 58,3 % | |
| einfache . | 2 | 0 | | = 0 % | |
| komplizierte . | 10 | 7 | | = 70 % | |
| Friedrichshain | 10 | 6 | | = 60 % | |
| einfache . | 6 | 3 | | = 50 % | |
| komplizierte . | 4 | 3 | | = 75 % | |
| Nürnberg | 7 | -5 | | = 71,4 % | |
| einfache . | 3 | 2 | | = 66,6 % | |
| komplizierte .. | 4 | 3 | | = 75 % | |
| Tietze . | 7 | 3 | | = 42,8 % | |
| einfache . | 4 | 0 | | = 0 % | |
| komplizierte . . . . | 3 | 3 | „ | = 100 % | „ |

Man sieht daraus, daß die Zahlenreihen für eine Mortalitätsberechnung zu klein sind. Wenn z. B. in München auf 11 einfache Stiche ein komplizierter kommt und dieser geheilt wird, ergibt sich eine Mortalität der komplizierten Stiche von 0 % gegenüber 27,27 % bei den einfachen. Einer Mortalität von 42,8 % der Rupturen bei T i e t z e stehen 78,57 im Obuchowkrankenhaus und 74,28 in der Leipziger Klinik gegenüber.

Die Berechnung meiner Sammelstatistik (Stich 24,65 %, Schuß 49 %, Rupturen 61,54 % Mortalität) dürfte eher stimmen, besonders auch die höhere Mortalität der komplizierten Verletzungen:

komplizierte Stiche: einfache   = 44,06   19,74 % Mortalität
       Schüsse: einfache   = 64,96 : 26,5 %
       Rupturen: einfache = 75,34 : 56,15 %

Bei operativer Behandlung ist danach die Mortalität zurückgegangen gegenüber E d l e r s Berechnung:

bei Leberstichen   von 64,6 auf 24,65 % (absolute Mortalität   7,91 %)
   Leberschüssen     55,0     49,0 % (                              13,5 %)
   Leberrupturen „   85,7     61,54 % (                              50,0 %)

Um die Prognose der Leberverletzungen als solcher zu ermitteln, habe ich sie zunächst in einfache und durch andere Eingeweideverletzungen komplizierte gesondert, letztere wieder in solche, bei denen die Leberverletzung schwer bzw. die Hauptverletzung war, und solche, bei denen die Leberverletzung gegenüber den anderen Eingeweideverletzungen zurücktrat. Mitverletzung lediglich des Zwerchfells, des Netzes, Mesenteriums (ohne starke Blutung) habe ich nicht als Komplikation gerechnet, weil dadurch die Gefahr nicht wesentlich erhöht wird.

Ein Urteil über die Gefährlichkeit der Leberverletzungen als solcher gewinnt man erst, wenn man die Todesursachen feststellt. Denn wenn ein komplizierter Fall mit schwerer Leberverletzung an Peritonitis infolge gleichzeitiger Darmverletzung zugrunde geht, erhöht er die Mortalitätsziffer dieser Gruppe, ohne daß dieses der Leberverletzung als solcher zur Last fällt.

# Klinik der Leberverletzungen.

## Kapitel I.

## Die Stichverletzungen der Leber (292 Fälle).

### Operatives Behandlungsresultat.

1. Einfache Leberverletzungen: 233 Fälle mit 187 Heilungen und 46 Todesfällen = 19,74 % Mortalität.

Todesursachen:

|  |  |
|---|---|
| Primäre Verblutung aus der Leberwunde . | 15 |
| Verblutung aus übersehener zweiter Leberwunde | 1 |

| 13 Todesfälle durch primäre Infektion des Stichkanals | | |
|---|---|---|
|  | Peritonitis . . . . . | 8 |
|  | Subphrenischer Abszeß | 2 |
|  | Leberabszeß . . . . . | 1 |
|  | Empyem (transpleuraler Stich) | 1 |
|  | Septikämie . | 1 |

|  |  |
|---|---|
| Lungenentzündung | 1 |
| Lungenembolie . . . . . . . . | 1 |
| Herzverletzung durch zweiten Bruststich | 1 |
| Herzschwäche durch Delir. trem. | 1 |
| Jodoformvergiftung . . . | 1 |
| Tetanus nach Gelatineinjektion | 1 |
| Nicht angegeben | 11 |

2. Komplizierte Leberverletzungen.

a) Leberverletzung schwer, bzw. Hauptsache: 43 Fälle mit 27 Heilungen und 16 Todesfällen = 37,21 % Mortalität.

Todesursachen:

|  |  |
|---|---|
| Verblutung aus übersehener Leberwunde . | 1 |
| Schwere der Verletzung | 5 |
| Subphrenischer Abszeß . . . | 1 |
| Peritonitis durch Magenperforation | 3 |
| „ Choledochusperforation . | 1 |
| „ sekundäre Infektion | 1 |
| Pyämie . . . | 1 |
| Nicht angegeben | 3 |

b) Leberverletzung leicht, bzw. Nebensache: 16 Fälle mit 6 Heilungen und 10 Todesfällen = 62,5 % Mortalität.

Todesursachen:

|  |  |
|---|---|
| Verblutung aus V. portae bzw. V. portae und A. hepat. | 2 |
| Schwere der Verletzung . | 1 |
| Peritonitis durch Magenperforation . . | 5 |
| „ Gallenblasenperforation | 1 |
| Empyem | 1 |

In 58 Todesfällen, in denen die Todesursache angegeben ist, erfolgte also 15mal der Tod durch V e r b l u t u n g aus der (zu spät versorgten) Leberwunde, 2mal aus übersehener zweiter Leberwunde. In 5 komplizierten Fällen war die Blutung aus der Leberverletzung mit Todesursache. Diese 22 Fälle geben also eine absolute Mortalität der Leberstiche an sich von 7,91 %. Nachblutung führte keinmal zum Tode.

Die Blutung ist bei Stich-Schnittwunden, welche die Gefäße glatt eröffnen und durchtrennen, relativ stärker als bei Schußwunden. Namentlich die Lebervenen, welche nicht von der G l i s s o n schen Kapsel umscheidet sind, klaffen stark. Wunden der konkaven Unterfläche bluten stärker, weil hier größere Gefäßäste in der Leber nahe der Oberfläche verlaufen. Wunden an der Konvexität können durch das anliegende Zwerchfell bzw. den Rippenbogen zugedrückt werden. Auch kann sich das Blut zwischen Leber und Zwerchfell zunächst sammeln, die Verblutung durch freien Abfluß in den Bauch eine Zeitlang ausbleiben. In Fall 3[1]) entleerte sich erst beim Lüften des Rippenbogens nach der Laparotomie das im Subphrenium angesammelte Blut, die Bauchhöhle war vorher frei. Auch kleinste Stichwunden können von schweren Blutungen gefolgt sein, wenn unglücklicherweise ein größeres Gefäß in der Leber getroffen ist. Haben doch schon diagnostische Probepunktionen durch Verblutung zum Tode geführt (Fälle von B r o c a , F a r g a n e l , M a a s l a n d , M a i t-l a n d , R i c a r d , T e r r i e r).

Oft, nämlich 16mal, trat der Tod durch p r i m ä r e I n f e k t i o n d e s S t i c h k a n a l s durch die schmutzige Stichwaffe ein. Diese rief 8mal Peritonitis, 3mal subphrenischen Abszeß, 1mal Leberabszeß, 2mal Empyem, 2mal allgemeine Blutvergiftung hervor. Fall 157 starb 1 Jahr nach Naht eines Leberstiches an Leberabszeß. Sehr oft kam es auch bei geheilten Fällen zu Wundvereiterung. In dieser Beziehung sind die Stichverletzungen gefährlicher als die Schußverletzungen. E d l e r hat unter seinen 65 Fällen 5 Leberabszesse, außerdem mehrere in Heilung übergegangene Hepatitiden. In meinen Fällen ist nur 2mal traumatische Hepatitis mit fieberhaftem Ikterus am 2. und 3. Tag notiert.

14mal wurde (in 59 komplizierten Fällen mit 26 Todesfällen) der Tod durch N e b e n v e r l e t z u n g e n allein herbeigeführt: 8mal durch Peritonitis infolge Magenperforation, 2mal infolge Gallenblasen- bzw. Choledochusperforation, 2mal durch Verletzung der großen Gefäße in der Leberpforte, 1mal durch Verblutung aus einem Magenstich, 1mal durch Verblutung aus einer Herzverletzung durch zweiten Bruststich. 7mal war die Leberverletzung mit Ursache des Todes.

## Art und Häufigkeit der Nebenverletzungen.

Was die N e b e n v e r l e t z u n g e n anlangt, so waren von den 292 Stichverletzungen nur 59 kompliziert durch andere Eingeweideverletzungen. Mitverletzt waren:

34 mal Magen,
 3      Gallenblase,
 3      Lunge,
 2      Colon transversum,
 2      Dünndarm,

---

[1]) Die Nummern beziehen sich auf die Kasuistik S. 159 ff.

2 mal Niere,
1       Duodenum,
1       Milz,
1       Ductus choledochus,
1       Mesocolon transversum,
1       Vena cava,
1       Vena portae,
2       Magen und Gallenblase,
1       Magen und Pankreas,
1       Magen und Colon transversum,
1       Vena portae und Arteria hepatica,
1       Magen, Pankreas und Vena renalis,
1       Magen, Pankreas, Milz und Mastdarm.

Der Magen war also in 40 Fällen mitverletzt, der Darm nur in 7 Fällen, Mehrere Eingeweide (bzw. große Gefäße) waren nur in 7 Fällen mitverletzt. Das E r k e n n e n der Nebenverletzungen bei der Operation machte meist keine Schwierigkeiten im Gegensatz zu den Schußverletzungen. Nur 7mal in 59 komplizierten Fällen sind Nebenverletzungen übersehen, was 3mal den Tod herbeiführte (239 Verblutung aus Vena portae, 232 Peritonitis durch Choledochusperforation, 288 übersehenes Loch in Magenhinterwand und linkem Leberlappen). In Fall 127 war die Verletzung der Vena renalis mit Todesursache. 1mal (144) wurde die übersehene Darmverletzung erst durch das Auftreten einer Kotfistel manifest.

Die komplizierten Stichverletzungen zeigen am deutlichsten den Fortschritt der operativen Behandlung. Bei exspektativem Verhalten heilten nach E d l e r von 33 Fällen nur 3 = 90,9 % Mortalität; bei operativer Behandlung von 59 Fällen 33 = 44,1 % Mortalität. Daß bei komplizierten Stichen die Nebenverletzungen schwerer ins Gewicht fallen als die Leberverletzungen, geht schon daraus hervor, daß die Mortalität der Fälle mit nebensächlicher Leberverletzung fast doppelt so hoch war als der Fälle mit schwerer Leberverletzung (62,5 : 37,2 %).

## Allgemeine und klinische Bemerkungen.

Was die E n t s t e h u n g der S t i c h v e r l e t z u n g e n anlangt, so werden sie meist durch scharfe Waffen erzeugt, Messer, Schere, Dolch, Degen, Säbel, Lanze.

In den Sanitätsberichten der Königlich Preußischen Armee findet sich nur eine Lanzenstichverletzung der Leber (1892/94 S. 237). Wegen ihres fast rätselhaften Verlaufes ist sie von G u t j a h r publiziert: Ein Ulan sprang beim Hürdensprung auf die im Boden steckengebliebene Lanze des gestürzten Vordermannes. Die Lanze durchbohrte Pferd und Reiter. Einstich 10 cm untern rechten Rippenbogen in der Brustwarzenlinie, Ausstich am Rücken im 8. rechten Interkostalraum. Die Lanzenspitze stand 10 cm lang zwischen Schulterblattwinkel und hinterer Achsellinie heraus. Wundkanal im Körper 22 cm lang. Der im Sattel sitzende Mann wurde von der Lanze abgestreift, verbunden und ins Lazarett gefahren. Sein Magen war leer gewesen. Er machte in den ersten Tagen eine leichte lokale Peritonitis im Oberbauch durch, erfreute sich vom 5. Tage an besten Wohlbefindens, hatte nie Erbrechen oder Blut im Stuhl, auch kein Blut gehustet. Invalidisiert wegen Schmerzen im Leibe bei tiefem Atmen. G u t j a h r meint, daß nach Lage der Wunden die Leber verletzt sein mußte. Nach Leichenversuchen glaube ich, daß die Leber nur an ihrer hinteren unteren Kante verletzt war.

Außerdem handelte es sich in meinen Fällen um Verletzungen durch abfliegenden Eisenspan, Abfliegen einer vom Motor in Rotation versetzten Raspel, Schlag mit einer Hacke, Fall auf die Schneide einer Säge, auf die Spitze eines Eisengitters, in Glasscherben, in eine Harpune;

E d l e r erwähnt noch Verletzungen durch verschluckte Nadeln und Fischgräten.

Entsprechend der Entstehungsweise handelt es sich in der Regel um scharfrandige glatte Wunden, selten bei stumpfem dickem Instrument um mehr unregelmäßige, sternförmige Platzwunden (Fall 59). Öfters ist die Leberwunde größer als die Bauchdeckenwunde. Auch kommen mehrere Leberwunden bei nur einer äußeren Wunde vor (Fall 143, 175, 191). Das erklärt sich daraus, daß die Leber durch die respiratorischen Zwerchfellbewegungen verschoben wird, während das Messer noch im Bauch steckt.

Der viel kleinere linke Lappen ist häufiger verletzt als der rechte, weil dieser mehr durch den Thorax geschützt ist, und besonders deshalb, weil der gegenüberstehende und mit der rechten Hand stechende Gegner leichter die linke Körperseite trifft. Bei Selbstmordversuchen wird ebenfalls der linke Lappen öfters verletzt, weil der Selbstmörder die Waffe gegen die Herzgegend richtet. Daher auch die häufige Mitverletzung des Magens. Auch Zwerchfellstiche betreffen vorzugsweise die linke Seite, nach S c h m i d t 46mal unter 54 Fällen.

Oft kommt die Leberstichverletzung transpleural zustande, in meinen 292 Fällen 55mal. Von diesen starben nur 13:

| von 10 einfachen | 6 | an primärer Verblutung, |
| | 2 | Empyem, |
| | 1 | peritonealer Sepsis, |
| | 1 | Leberabszeß, |
| 3 komplizierten | 2 | an der Schwere der Verletzung, |
| | 1 | an Peritonitis. |

Die Prognose der transpleuralen Leberstiche (23,6 % Mortalität) ist also nicht schlechter als die der transabdominalen (24,5 % Mortalität). Bei Brustbauchstichen sind oft Baucheingeweide in den Brustraum angesogen, besonders Netz, Kolon, Magen.

Bei jeder Leberstichwunde muß man daran denken, daß sie die ganze Leberdicke perforiert haben kann, muß also auch die gegenüberliegende hintere Leberfläche inspizieren oder abtasten. Anderenfalls kann der Verletzte aus übersehener zweiter Leberwunde verbluten (Fall 128, 191, 242). In Fall 211 hatte eine gegen den Bauch fliegende Raspel an der Vorderfläche der Leber ein 3 cm tiefes Loch gesetzt. Bei der Sektion am nächsten Tag fand man an der Hinterfläche eine kleine, durch Contrecoup entstandene Quetschwunde; die Zwischenpartie war in Form eines feinen Kanals zerquetscht. Ähnlich fand sich in einem anderen, erst am 15. Tag wegen Lebereiterung und Peritonitis operierten Fall von B r a u n an der Vorderfläche ein 1,5 cm tiefer Kanal, außerdem an der Unterfläche ohne Zusammenhang mit der vorderen Wunde eine taubeneigroße, hämorrhagischgallige Erweichungshöhle, die durch Gegenstoß gegen die Wirbelsäule entstanden war.

Bei größerer Bauchdeckenwunde ist bisweilen Netz, auch Magen, Darm oder der verletzte Rand der Leber selbst vorgefallen. Gerade diese Fälle mit Netz- und Leberprolaps gaben früher bei exspektativer Behandlung Heilungsaussichten, weil das vorgefallene Netz durch Verklebungen vor Verblutung und Peritonitis schützte, weil die Blutung aus einer Wunde im vorgefallenen Leberteil auch ohne Laparotomie gestillt werden konnte.

Shocksymptome fehlen in der Regel bei der meist kleinen umschriebenen

Verletzung. Die Blutung nach außen ist oft erheblich. 22mal ist starke Blutung erwähnt, auch bei kleinen Wunden, selbst wenn sie zwischen zwei Rippen lagen. Die Leber liegt eben dem Rippenkorb dicht an und da findet das Blut leicht seinen Weg nach außen, ebenso wenn der der vorderen Bauchwand anliegende Teil durch einen dicht unter den Rippenbogen treffenden Stich verletzt ist. Ausfließen dunklen Blutes aus einer Wunde in der Lebergegend läßt gleich an Leberverletzung denken.

Schulterschmerz ist nur in 3 Fällen erwähnt, seltener als bei Rupturen. In Fall 192 bestand linksseitiger Schulterschmerz bei Verletzung des linken Lappens. In Fall 100 war der Schulterschmerz nach Naht der Leberwunde noch am 7. Tag sehr heftig.

Ikterus und Gallenausfluß aus der Wunde ist in E d l e r s 65 Fällen 9- bzw. 5mal vermerkt, in meinen Fällen vor der Operation keinmal. 6mal kam es während der Heilung zu Ikterus: 5mal kurz vorübergehend vom 3. Tage an, 1mal hielt starker Ikterus wochenlang an (210). Kurz vorübergehender geringer Gallenfluß vom 4. Tage an ist 5mal notiert. 4mal hielt starker Gallenfluß wochenlang an (1mal war ein Lebertampon vergessen), 3mal bildete sich eine Gallenfistel.

Lokaler Meteorismus bei einfacher Leberverletzung infolge Magendarmblähung durch unter der Leber angesammeltes Blut ist 3mal erwähnt (85, 86, 102), 1mal beiderseitiger Zwerchfellhochstand durch allgemeinen Meteorismus infolge großen Blutergusses schon $1/_2$ Stunde nach der Verletzung (243). Mit diesem Meteorismus werden wir uns bei den Rupturen genauer zu beschäftigen haben.

Vorübergehende Albuminurie ist 1mal erwähnt (96, am 2. Tag), Glykosurie ebenfalls 1mal (60, 48 Stunden lang p. op.).

Lungenaffektion führte nur 2mal zum Tode, je 1mal Lungenentzündung und -embolie. In den geheilten Fällen ist es aber oft zu Lungenentzündungen, 2mal auch zu Lungenembolie gekommen. Bei der Häufigkeit der transpleuralen Verletzungen waren Empyeme selten; nur 2 gingen in Tod, 4 in Heilung aus. 3mal bildete sich ein wässeriger Pleuraerguß.

Thrombophlebitis an den Beinen entstand 2mal, in 281 Thrombose beider Venae femorales erst nach 6 Wochen.

---

## Kapitel II.

## Die Schußverletzungen der Leber (200 Fälle).

### Operatives Behandlungsresultat.

1. E i n f a c h e L e b e r v e r l e t z u n g e n: 83 Fälle mit 61 Heilungen und 22 Todesfällen = 26,5 % Mortalität.

### T o d e s u r s a c h e n:

| | | |
|---|---|---|
| | Primäre Verblutung aus der Leberwunde . | 8 |
| | Cholämie . . . . . . . . . . . | 1 |
| | Schwere der Verletzung (gleichzeitiger Schädelschuß) | 1 |
| 10 Todesfälle | Peritonitis (1mal mit Hepatitis) . | 8 |
| durch prim. Inf. | Primäre Infektion der Leberwunde | 1 |
| d. Schußkanals | Empyem . . | 1 |
| | Lungenentzündung | 1 |
| | Tetanus | 1 |

## 2. Komplizierte Leberverletzungen.

a) Leberverletzung schwer, bzw. Hauptsache: 64 Fälle mit 24 Heilungen· und 40 Todesfällen = 62,5 % Mortalität.

### Todesursachen:

|  |  |
|---|---|
| Primäre Verblutung aus der Leberwunde . . | 9 |
| „ „ „ „ Leber u. V. lienalis . | 1 |
| Nachblutung aus Leberzertrümmerung | 2 |
| Primäre Verblutung aus Herz | 1 |
| Lunge | 1 |
| „ „ „ Pankreas . . . . | 1 |
| Schwere der Verletzung (6 Verblutungen, aber nicht aus der Leber allein) . . . . | 12 |
| Peritonitis durch Magendarmperforation | 6 |
| „ primäre Infektion | 1 |
| 4 Todesfälle { Septikämie . . | 1 |
| durch prim, { Eitrige Hepatitis . | 2 |
| Infektion { Bauchdeckeneiterung . . . | 1 |
| Sepsis durch Oesophagusschuß | 1 |
| Lungenentzündung | 1 |

b) Leberverletzung leicht, bzw. Nebensache: 52 Fälle mit 17 Heilungen und 36 Todesfällen = 67,92 % Mortalität.

### Todesursachen:

|  |  |
|---|---|
| Schwere der Verletzung (12 Verblutungen, aber nicht aus der Leber) . . . . . | 15 |
| Nachblutung aus Magenverletzung . | 1 |
| Peritonitis durch Magendarmverletzung | 16 |
| „ „ primäre Infektion | 1 |
| Eitrige Perikarditis | 1 |
| Pankreasnekrose | 1 |
| Morphiumvergiftung | 1 |

Von 98 Todesfällen bei 200 Schußverletzungen fallen nur 20 der Leberverletzung allein zur Last: 17 durch primäre Verblutung, nur 2 durch Nachblutung, 1 durch Cholämie. In 7 komplizierten Fällen erfolgte der Tod mit durch Verblutung aus der schweren Leberwunde. Diese 27 Fälle geben also eine absolute Mortalität der Leberschüsse an sich von nur 13,5 %, der einfachen Leberschüsse von 10,8 %.

Ziemlich oft, nämlich 17mal, trat der Tod durch primäre Infektion des Schußkanals ein (10mal durch Peritonitis, 3mal durch Hepatitis, je 1mal durch Bauchdeckeneiterung, Septikämie, Empyem, Perikarditis).

Oft, nämlich 48mal in 117 komplizierten Fällen mit 76 Todesfällen, wurde der Tod durch Nebenverletzungen allein herbeigeführt, darunter 23 Peritonitiden durch Verletzung des Magendarmkanals, 15 Verblutungen. 7mal war die Leberverletzung mit Ursache des Todes.

41 Todesfällen durch Verblutung stehen gegenüber 40 Todesfälle durch Infektion, darunter 32 Peritonitiden, und zwar 22 durch Magendarmperforation, 10 durch primäre Infektion. Bei den einfachen Leberverletzungen kommen sogar auf 8 Verblutungen 10 Todesfälle durch Infektion (darunter 8 Peritonitiden). Bei den komplizierten Verletzungen kommen auf 33 Verblutungen (darunter 12 aus Nebenverletzungen allein, 6 aus Leber- und Nebenverletzungen) 30 Todesfälle durch Infektion (darunter 24 Peritonitiden).

Bei operativer Behandlung ist also die Verblutungsgefahr nicht größer als die Gefahr der Infektion, während bei exspektativer Behandlung nach E d l e r die meisten Todesfälle auf Verblutung kamen.

Bemerkenswert ist, daß nur 3 Fälle an N a c h b l u t u n g zugrunde gingen (2 aus der Leber-; 1 aus Magenverletzung).

1 starb nach 28 Stunden an Nachblutung, die Leber-Nierenwunde war tamponiert. 1 starb erst am 20. Tag an Nachblutung; in die Leberzertrümmerungshöhle mündeten der durchtrennte rechte Ast der A. hepat. und des D. hepat. Außerdem ist noch 2mal Nachblutung erwähnt: 1 Fall, in dem bei Entfernung des Tampons am 12. Tag starke Nachblutung auftrat, ging in Heilung aus; 1 anderer — Schuß aus mit Pulver, Lederpfropfen und Wurstpapier geladener Reiterpistole —, in dem es bei jedem Tamponwechsel aus der schmierig belegten Leberwunde stark blutete, ging am 10. Tag an Tetanus zugrunde. Bei E d l e r spielen die Nachblutungen eine viel größere Rolle.

Von den anderen 38 an Verblutung gestorbenen Fällen endeten die meisten letal, weil die Operation zu spät kam, als der primäre Blutverlust schon zu groß gewesen war. Es kommt eben alles darauf an, sobald als möglich zu laparotomieren.

## Art und Häufigkeit der Nebenverletzungen.

Die Nebenverletzungen sind viel zahlreicher und mannigfaltiger als bei den Stichverletzungen. Mehr als die Hälfte der 200 Leberschüsse, nämlich 117, waren durch andere Eingeweideverletzungen kompliziert. Es waren betroffen:

32mal Magen allein (1mal nur die Magengefäße)
14 „ Darm          (5 „ Dickdarm, 2mal Duodenum)
 9 „ Niere
 3 „ Lunge
 2 „ Pankreas
 2 „ V. cava
 2 „ V. lienalis
 1 „ Netz (mit starker Blutung)
 1 „ Herz
 1 „ Aorta
 1 „ A. femoralis

6mal Magen und Milz
4 „              Lunge
2 „              Niere
2 „              Pankreas
1                Darm
1                A. lienalis
1 „      „       Aorta
4   Darm        Niere
1                Harnblase
1   „      „     Milz
1   Pankreas und Milz
1 „      „       Mesokolon
1   Milz         Netz
1   Niere        Speiseröhre
1                Aorta
1   „            Pleura
1   Pleura       Perikard
1   Perikard     Mediastinum

2mal Magen und Milz und Lunge
2   „                  Niere

```
1mal Magen und Milz  und Pankreas
1          Niere       „
1          Dick-     Dünndarm
1          Darm      Herzbeutel
1                    Pankreas und Niere
1                      „     „   Lunge
1                      „   V. mes. sup. und Niere
1          „    „  Milz  „  Perikard und Lunge und Niere
1    Gallenblase und Dick- und Dünndarm und Beckengefäße und Mastdarm
1    Duodenum und Ileum und A. mes. sup.
1    Pankreas und V. lienalis und Milz
1              Duodenum und Milz und Niere
```

Der Magen war also in 60 Fällen mitverletzt (d. h. in jedem zweiten komplizierten Falle), der Darm nur in 29, eine Niere in 25, die Milz in 17 Fällen (nie allein!), das Pankreas in 12, die Lunge in 11, große Gefäße in 13 Fällen.

In 68 von 117 Fällen, d. h. in mehr als der Hälfte der komplizierten Fälle, war nur 1 anderes Eingeweide mitverletzt, in 31 Fällen 2, in 10 Fällen 3, in 4 Fällen 4, in 2 Fällen 5. Wahrscheinlich aber waren viele Verletzungen noch komplizierter. Es ist fraglich, ob bei den Operationen der Geheilten alle Verletzungen entdeckt wurden, anderseits fehlt öfters das Sektionsprotokoll der Gestorbenen. Viele ganz schwere und komplizierte Verletzungen sterben, bevor sie in Behandlung kommen.

Die Schwere der Nebenverletzungen gibt sich kund in der erheblich höheren Mortalität. Der Unterschied (26,5 % bei einfachen, 62,5 bzw. 67,92 % Mortalität bei komplizierten Leberschüssen) ist größer als bei den Stichverletzungen, bei denen etwaige Nebenverletzungen weniger schwer und kompliziert zu sein pflegen und leichter zu finden sind. Wie bei den Stichverletzungen ist bei operierten Leberschüssen die Mortalität der Fälle mit nebensächlicher Leberverletzung größer als bei schwerer Leberverletzung.

Das A u f f i n d e n der zahlreichen Nebenverletzungen ist oft schwierig. In 40 von 117 komplizierten Fällen ist durch Sektion oder klinische Beobachtung das Übersehen von Nebenverletzungen festgestellt. Man kann aber nicht behaupten, daß in den übrigen 77 Fällen bei der Operation alle Nebenverletzungen gefunden wurden; denn bei den Geheilten kann natürlich eine Nebenverletzung spontan geheilt sein, und bei den Todesfällen fehlt 16mal das Sektionsprotokoll.

15 sind infolge Übersehens von Nebenverletzungen allein an Perforationsperitonitis oder Verblutung gestorben. 6mal war das Übersehen mit Todesursache außer der Leberblutung. 19mal blieb das Übersehen ohne Bedeutung. Oft wurde bei der Operation schon klar, daß der Schußkanal nicht bis zu Ende verfolgt war. Wie schwer es ist, bei den komplizierten Verletzungen alle Läsionen aufzufinden, geht aus 4 Fällen hervor, in denen trotz Suchens nach einer Magendarmperforation wegen Blutbrechens bzw. Verschwundenseins der Leberdämpfung die Magenperforation nicht gefunden wurde (322 und 427), oder trotz blutigen Urins die gleichzeitige Nierenverletzung nicht gesehen wurde (394 und 473). 2mal trat Heilung ein trotz übersehener Darmperforation: in Fall 328 ging die Kugel, in 414 gingen Galle und Leberbröckel mit dem Stuhl ab. Geheilt sind von den komplizierten Verletzungen fast nur solche, in denen außer der Leber nur noch ein Eingeweide verletzt war. Komplizierter waren 6 geheilte Fälle.

## Anatomische und klinische Bemerkungen.

Was die H ä u f i g k e i t der Leberschußverletzungen anlangt, so machen sie nach E d l e r s Berechnung 16,1 % aller Baucheingeweideschüsse aus. Nur die Darmschüsse sind viel häufiger (60,9 %).

Die Leberschüsse zeigen die verschiedenste G r ö ß e u n d G e - s t a l t. Vom einfachen engen Schußkanal bis zur völligen Zermalmung des Organs je nach Größe, Form und Durchschlagskraft des Geschosses, je nachdem wo und in welcher Richtung die Leber getroffen wurde.

Matte R e v o l v e r k u g e l n können einen engen Schußkanal mit wenig weiterem Ausschuß erzeugen (412), auch in der Leber stecken bleiben und einheilen (369, 452). In Fall 439 erzeugte ein 7-mm-Revolvergeschoß sogar nur eine subkapsuläre Ekchymose, fiel von der Leber ab und steckte in einer Netzfalte. In der Regel aber gehen auch bei Revolververletzungen von der Wand eines solchen Kanals noch seitliche Sprünge weit ins Parenchym hinein, die Wandungen des Schußkanals sind rauh und zerfetzt, die Umgebung manchmal weithin von Blutungen durchsetzt. F r i t z K o e n i g hat bei einem letal endenden Fall die Leber mikroskopisch untersucht und alle Übergänge von kaum bemerkbaren Zellveränderungen bis zu Zertrümmerung mit Höhlenbildung gefunden. Der Stoß des auftreffenden Geschosses pflanzt sich in der flüssigkeitsreichen, unelastischen und nahezu inkompressiblen Leber nach allen Richtungen hin fort und reißt das Parenchym von den haltbareren Gefäßen ab.

Schüsse aus dem militärischen Dienstgewehr mit K l e i n k a l i b e r - g e s c h o ß erzeugen meist sehr erhebliche Verletzungen. Bei Nahschüssen (Selbstmord) ist die Leber so zerrissen, daß ein Schußkanal nicht zu erkennen ist. Erst von 1200 m an ist eine erhebliche Abnahme der Wirkung zu konstatieren. Am Einschuß, der stets größer als das Geschoßkaliber ist, findet man einen Defekt mit radiären Rissen, anschließend einen Schußkanal, der sich trichterförmig bis zu einem großen Ausschuß erweitert. Seine Wandungen sind zerfetzt und zerklüftet, öfters findet man Leberfetzen frei zwischen den Därmen, auch zur Hautausschußwunde heraushängend. Auch jenseits 1200 m sind die Leberschußkanäle noch viel weiter als das Geschoßkaliber; die radiären Einrisse um den Einschuß sind weniger zahlreich und kleiner, die Trichterform des Schußkanals ist nicht mehr so deutlich. Aber noch bei 2000 m Schußdistanz sind die Wandungen zerrissen und zerklüftet.

Die sogenannte Sprengwirkung der Kleinkalibergeschosse ist durch exakte Versuche von K r a n z f e l d e r und S c h w i e n i n g mit Mehrfachfunkenphotographie in ihre sonst für das Auge nicht erkennbaren Komponenten zerlegt. Danach handelt es sich nicht um eine Sprengung, eine Explosivwirkung, sondern um eine schrittweise Fortpflanzung der durch den Geschoßstoß ausgelösten Stoßschwingungen. Die Begriffe Spreng- oder Explosivwirkung sind durch die Unfähigkeit unseres Auges diktiert, die schrittweise Aufeinanderfolge der Vorgänge unter dem Beschuß in ihrer außerordentlich großen Geschwindigkeit zu verfolgen.

Nach den Sanitätsberichten der Königlich Preußischen Armee stelle ich folgendes über Größe von Ein- und Ausschuß zusammen:

| Schußdistanz: | Einschuß: | Ausschuß: |
|---|---|---|
| 20 m | kreuzförmig | handtellergroß |
| 20 | lochförmig | strahlenförmig, Zertrümmerungs-höhle |
| 30 | fingerkuppengroß | faustgroß |
| 100 | Zertrümmerung 10/28 cm groß | |
| 200 | 5/15 | |
| 200 | 2 cm | 8 cm |
| 200 | 1,1 „ | 0,7 : 5 „ |
| 200 | Schußkanal von Unterfläche des l. L. zur äußeren Oberfläche des r. L., um ihn herum Zertrümmerung | |
| 300 | Zertrümmerungsbezirk 7 : 9 cm | |
| 400 | 4 cm | 8 cm trichterförmig, zahlreiche 7 cm lange radiäre Risse um Aus-schuß |
| 450 | 4 cm | 4 cm |
| 700 | 1 | 7 |
| 800 | 1 : 7 | 5 : 7 |
| 1200 | 2 : 3 | 2,5 : 3 |
| 1200 | 1,5 : 5 | 3 : 5 |
| 2000 | 1 : 3,5 | 2 : 3 |

Also keine absolute Regelmäßigkeit. Die Verletzungsgröße ist außer von Schußdistanz und Auffallswinkel abhängig von der Dicke der getroffenen Partie, dem zeitlich und individuell wechselnden Grad der Blutfüllung, der Beschaffenheit des Lebergewebes.

Besonders Querschläger, welche entweder schon als solche in den Körper eindringen, oder erst im Körper durch Auftreffen auf ungleiche Widerstände entstehen, erzeugen große Zerstörungen. In einem Fall (1890/92 S. 245, Nr. 146 und S. 231) hatte das aus 350 m abgefeuerte Geschoß erst einen 1,8 m dicken Erdwall durchschlagen, Leber und Milz trotzdem noch völlig zertrümmert; Teile von ihnen lagen zwischen den Darmschlingen. Beim Beschießen in Deckung liegender Schützen entstehen leicht Körperlängsschüsse mit sehr langen Schußkanälen; da ist ein Abweichen von der geraden Flugrichtung leicht möglich (v. Schjerning). Im Burenkrieg sind häufig solche langen Schußkanäle mit Durchbohrung der ganzen Rumpflänge beobachtet. Der Einschuß kann in der Schlüsselbeingrube liegen und doch eine Leberwunde die todbringende Verletzung sein.

Bei tangentialem Streifen der Leberoberfläche entsteht eine gequetschte Rinne, auch multiple Risse. Auch wenn nur der Leberrand getroffen ist, gehen beim Nahschuß Sprünge weit in die Leber hinein. Im Kriege haben wir in den gewöhnlichen Gefechtsdistanzen mit zu Spontanheilung neigenden und wenig blutenden Durchbohrungen der Leber danach nicht zu rechnen.

Die äußere Blutung ist bei Kleinkaliberschüssen meist nicht erheblich, nur 6mal als stark angegeben. Die innere Blutung ist manchmal auch bei großer Leberzerreißung gering, wenn der Tod rasch eintritt. Platzpatronenschüsse aus der Nähe (Selbstmord) erzeugen schwere Zerreißungen durch die Pulvergase und Holzsplitter.

Jenseits 1 m Schußdistanz ist die Verletzung meist nicht mehr schlimm, weil da das Holzgeschoß schon zerspringt. Doch waren in Fall 75 auf S. 192 des Berichts 1894/96 durch einen Platzpatronenschuß aus 20 m Magen und Leber ausgedehnt zerrissen. Merkwürdig ist Fall 65 im Bericht 1902/03: ohne Eröffnung des Bauchfells war eine Leberruptur zustande gekommen durch den Stoß der Pulvergase, ähnlich wie durch matte Revolverkugeln Leber-, Milz- und Herzrupturen ohne Eröffnung des Bauchfells bzw. Herzbeutels entstehen können. Platzpatronenschüsse sind leicht infiziert durch Geschoßteile und mitgerissene Kleiderfetzen (Tetanus!).

Auch Nahschüsse mit Schrot (438), Vogeldunst (358), Papierpfropfen (381) rufen ausgedehnte Zertrümmerungen der Leber hervor.

Was die Schußwunden der F e l d a r t i l l e r i e g e s c h o s s e anlangt, so werden die Schrapnellwunden die Granatwunden erheblich überwiegen; denn die Hauptwaffe der Artillerie gegen menschliche Ziele ist das Schrapnell. Die Hartbleikugeln der Feld- und Feldhaubitzenschrapnells gleichen im allgemeinen in ihrer Wirkung den alten Bleigeschossen der Gewehre. Wie diese in den gewöhnlichen Gefechtsdistanzen an den großen Unterleibsdrüsen wegen ihres größeren Kalibers bei noch hinreichend großer Durchschlagskraft schwerere Verletzungen erzeugten als die modernen Kleinkalibergeschosse, so werden die parenchymatösen Unterleibsorgane auch durch Schrapnellkugeln meist ausgedehnt zerrissen. Diese Erfahrung hat auch v. Ö t t i n g e n im russisch-japanischen Kriege gemacht. Die Sprengstücke der Feld- und Feldhaubitzgranate rufen, wenn die Granate dicht vor dem Ziel explodierte, meist ausgedehnte Zerreißungen hervor. Sonst erleiden namentlich die kleinen Sprengstücke durch den Luftwiderstand bald einen erheblichen Nachlaß der Durchschlagskraft.

Durch Explosionen von Böllern oder anderen mit Sprengstoffen gefüllten Behältern entstehen in Friedenszeiten ebensolche schweren Verletzungen (293), große Bauchwunden mit Prolaps der Leber und anderer Baucheingeweide (436).

D i e  S t a t i s t i k  d e r  S a n i t ä t s b e r i c h t e  d e r  K ö n i g l i c h P r e u ß i s c h e n  A r m e e ist wegen ihrer Vollständigkeit von besonderem Wert. Aber sie hat ihre Besonderheiten: die große Zahl der Kleinkaliberschüsse aus Gewehr oder Karabiner, die große Zahl der Selbstmorde bedingt eine hohe Mortalität. Von 103 Leberschüssen starben 94 (12 trotz Laparotomie), heilten nur 9 (5 mit Laparotomie). Auf 65 Selbstmorde kommen nur 37 Unglücksfälle, davon wieder 27 Schüsse aus der Nähe, nur 10 Gewehrschüsse aus größerer Entfernung auf Scheibenstand bzw. Posten (200—700 m).

Es handelte sich 56mal um scharfe Gewehr- oder Karabinerschüsse; 47 davon waren kompliziert; 39mal lag Selbstmord vor, 30mal Brustbauchschuß. Von diesen 56 sind 54 gestorben (4 trotz Laparotomie), nur 2 geheilt (1 schwere Verletzung auf 20 Schritt, durch Thorakolaparotomie freigelegt und tamponiert, Fall 384; 1 nur abgeprallte Kugel nach 14 Tagen aus einem Abszeß exzidiert).

Von 25 Platzpatronenschüssen waren 12 kompliziert, 13mal lag Selbstmord vor, 2mal Brustbauchschuß. Gestorben sind 22 (4 trotz Laparotomie), geheilt nur 3 (mit Laparotomie: 2mal Tamponade, 1mal nichts an der Leber gemacht).

Von 13 Revolver- und Pistolenschüssen waren 9 kompliziert, 11mal lag Selbstmord vor, 6mal Brustbauchschuß. Gestorben sind 12 (4 trotz Laparotomie), geheilt 1 ohne Operation.

3 Schrotschüsse waren alle kompliziert, 2mal lag Selbstmord vor. Alle 3 sind ohne Operation gestorben.

Je 1mal handelte es sich um Teschingschuß, Zielgewehrschuß, Explosion von Granate, Schrapnell, Zünder, Manöverkartusche. 4 von diesen 6 Verletzungen waren kompliziert, 3 endeten ohne Laparotomie letal, 3 mit Heilung (1 Teschingschuß

Lebernaht, 1 Zünderexplosion Abtragung von Leberprolaps, 1 Zielgewehrschuß ohne Operation).

Von 17 Laparotomierten sind 12 gestorben, nur 5 geheilt. Todesursache bei den 12 Todesfällen (10 komplizierte, 2 einfache Leberverletzungen):

    6mal  primäre Verblutung aus der Leber (4mal auch aus Nebenverletzungen),
    3 „    Verblutung aus übersehenen Nebenverletzungen,
    1      Weiterbluten der viel größeren Leberwunde,
    2      Perforationsperitonitis.

Was wurde in den 5 mit Laparotomie geheilten Fällen (4 einfache, nur 1 komplizierte Leberverletzung) geleistet? Bei einem Teschingschuß mit kleiner Leberwunde, aber großer intraabdominaler Blutung wurde die Leberwunde genäht. Bei 3 Platzpatronenschüssen wurde 2mal die Leberzertrümmerungshöhle nach transpleuraler Freilegung tamponiert. Bei einem Dienstgewehrschuß aus 20 Schritt wurde transpleural der 15 cm lange und 5 cm breite Leberriß tamponiert, der 15 cm lange Pleurazwerchfellriß genäht (Fall 384). Dies der einzige geheilte Gewehrschuß, ein schöner Erfolg. Die Zeit, in welcher die Laparotomie vorgenommen wurde, spielt bei diesen schweren Schußverletzungen keine große Rolle: die 5 Geheilten wurden bald bzw. am selben Tage operiert; aber auch von den 12 Gestorbenen sind 5 bald, 4 noch am selben Tage operiert.

Todesursache bei den 82 ohne Operation Gestorbenen: 79 starben bald an primärer Verblutung, nur 3 später infolge Infektion. Von 50 Gewehrschüssen endeten 49 durch primäre Verblutung bzw. Schwere der Verletzung und Nervenshock. Daß der Nervenshock eine Rolle mitspielt, zeigt deutlich ein Fall von 98/99: Selbstmord mit Dienstgewehr, Tod sofort; dabei an der Unterfläche der Leber nur eine 12,3 cm große Rinne, nur $\frac{1}{2}$ Liter Blut im Bauch, keine weitere Verletzung. 30 starben sofort, 15 binnen 12 Stunden, 4 binnen 24 Stunden. Von 17 Platzpatronenschüssen starben 16 an primärer Verblutung bzw. Schwere der Verletzung, und zwar 10 sofort, 1 trotz großer Leberzertrümmerung erst am nächsten Tag. Von 8 Revolverschüssen starben 7 an primärer Verblutung bzw. Schwere der Verletzung, aber nur 3 binnen $\frac{1}{4}$ Stunde, 1 an Empyem erst am 15. Tag, obwohl der linke Lappen ganz zertrümmert war.

Todesursache bei 22 einfachen Verletzungen: von 20 nicht Operierten starben 19 an primärer Verblutung; 7 Gewehr-, 4 Platzpatronen- und 3 Revolverschüsse bald, 5 Platzpatronenschüsse erst später.

Von allen 103 Leberschüssen starben 42 nur infolge der Leberverletzung an Verblutung. Die Leberschüsse beim Militär sind also recht schwer. Die 4 Spontanheilungen betrafen nur leichte Verletzungen:

    1. Gewehrschuß aus 200 m, Geschoß von der Scheibe abgeprallt, nach 14 Tagen aus einem Leberabszeß exzidiert.

    2. Revolverschuß (Selbstmord), Einschuß und Dämpfung unterm linken Rippenbogen, $\frac{3}{4}$ Liter Blut gebrochen.

    3. Zielgewehrschuß aus der Nähe, Hämaturie, am 3. Tag Ikterus und Meteorismus, Fieber, Pleuraerguß.

    4. Zünderexplosion, Abtragen eines Leberprolapses.

Bei den 40 Brustbauchschüssen waren 15mal das Herz, 18mal die Lunge, 13mal der Magen, 9mal die Milz mitgetroffen; nur 8mal nur 1 Organ (5 Lunge, 3 Herz), meist 3—4 andere Eingeweide.

Bei den 63 Bauchschüssen war am häufigsten der Magen (19mal), dann der Darm (14mal) mitverletzt, die Milz 10mal, Lunge 6mal, Niere 7mal. Nur 18mal war nur 1 Eingeweide mitverletzt (Magen 8, Darm 4, Niere 3, Pankreas 2, Oesophagus 1); meist waren 3—4 andere Eingeweide mitverletzt.

In den 200 Fällen meiner Statistik handelte es sich 113mal um Revolverschüsse (wenigstens 78 Selbstmorde); 54 wurden geheilt, 59 starben (40 Selbstmorde). Von 21 Pistolenschüssen (2 Selbstmorde, 4 Duellverletzungen) starben 7. Von 4 Flobertschüssen starb 1, von 3 Terzerolschüssen 1. Je 1 Tesching-, Salonbüchsen-, Kinderpistolenschuß heilten. 1 Kinderspielkanonen-Schrotschuß und 1 Vogelflintenschuß starben, von 3 Explosionsverletzungen endete 1 tödlich. Von 6 Kugelschüssen aus dem Dienstgewehr (2 Selbstmorde, 2 Kriegsverletzungen) führten 5, 3 Karabinerschüsse (1 Selbstmord) führten alle zum Tode. Von 9 Platzpatronenschüssen (3 Selbstmorde) endeten 6 tödlich. 2 Jagdgewehrkugelschüsse und 3 Jagdgewehrschrotschüsse (1 Selbstmord) gingen in Heilung aus.

Von 49 Brustbauchschüssen (wenigstens 31 Selbstmorde) starben 29
= 59,2 % Mortalität gegenüber 49 % Mortalität aller Schüsse und 45,6 %
Mortalität der 151 reinen Bauchschüsse. Von 16 Brustbauchschüssen
mit einfacher Leberverletzung starben 5 = 31,2 % Mortalität gegenüber
25,4 % bei einfachen Bauchschüssen. Von 21 komplizierten Brustbauchschüssen mit schwerer Leberverletzung starben 15 = 71,4 % Mortalität
gegenüber 58,1 % bei reinen Bauchschüssen. Von 12 komplizierten
Brustbauchschüssen mit nebensächlicher Leberverletzung starben 9 = 75 %
Mortalität gegenüber 65,8 % bei reinen Bauchschüssen. Die Mortalität
der Brustbauchschüsse ist also durchweg höher als die der reinen Bauchschüsse, auch wenn es sich um einfache Leberverletzungen handelt. Durch
die Brustbauchschüsse wurden häufiger mehrere Eingeweide verletzt
als durch reine Bauchschüsse: auf 16 einfache kommen 33 komplizierte,
d. h. in 67,3 % der Brustbauchschüsse waren außer der Leber auch andere
Eingeweide verletzt (gegenüber 55,6 % der reinen Bauchschüsse).

Außer diesen 49 Brustbauchschüssen mögen noch bei manchem
Bauchschuß Zwerchfell und Pleurakomplementärraum getroffen sein,
ohne daß dies durch Zeichen einer Lungenverletzung manifest wurde.
N e u m a n n meint, daß die meisten Leberschußverletzungen im Frieden
transpleural zustande kämen. Das ist aber offenbar sehr verschieden in
verschiedenen Ländern und Gegenden. Bei linksseitigen Brustbauchschüssen sind wie bei solchen Stichen oft Baucheingeweide in den Thorax
angesogen, besonders Netz, Magen, Kolon. Betreffs der Diagnose Bauchpenetration bei vorliegendem Brustschuß weist B e s t e l m e y e r darauf
hin, daß gelegentlich Röntgenuntersuchung eine Bauchverletzung ausschließen läßt und so von unnötiger Laparotomie abhalten kann. Wenn
freilich das Geschoß nahe dem Zwerchfell liegt, entscheidet die Untersuchung nicht.

Der rechte Lappen ist begreiflicherweise bei Unglücksfällen häufiger
betroffen. Bei Selbstmordversuchen wird öfter der linke Lappen verletzt, weil der Schuß gegen die linke Seite gerichtet wird in der Absicht,
das Herz zu treffen. Daher auch die große Zahl der Brustbauchschüsse.

Bei Schußverletzungen der Leber muß man noch mehr als bei Stichverletzungen daran denken, daß die Leber vollständig perforiert sein
kann. Wird der Ausschuß nicht mitversorgt, so kann der Verletzte daraus
verbluten (372) oder an Cholämie zugrunde gehen (351).

### Klinische Bemerkungen.

Shock fehlt meist bei Revolververletzungen. Die Verletzten legten
manchmal noch weite Wege zurück. Gewehr-, Platzpatronen- und Schrotschüsse aus der Nähe, Explosions- und Granatsplitterverletzungen rufen
dagegen meist schweren Shock hervor.

Ausstrahlender Schulterschmerz ist nur in 6 Fällen erwähnt —
3mal schon bei der Aufnahme, 3mal erst am 2.—5. Tag nach der Operation.
In Fall 293 trat er auf, als am 5. Tag der auf die Lebernaht gelegte Sicherheitstampon entfernt wurde.

Stärkere, äußere Blutung ist viel seltener als bei Stichen erwähnt,
nämlich nur 6mal. 2mal schwammen auf dem Blut Fetttröpfchen. Auch

die Blutung nach innen kommt leichter als bei Stichen zum Stehen, weil die nicht glatt durchtrennten, sondern zerquetschten Gefäße leichter thrombosieren. Öfters hatte bei großem Bluterguß im Bauch die Blutung zur Zeit der Operation schon aufgehört.

Gallenausfluß aus noch nicht versorgter Leberwunde ist nur bei 1 Kriegsschuß erwähnt (424). Nach Versorgung der Leberwunde ist 8mal Gallenausfluß notiert: 4mal war die Leberwunde tamponiert, 1mal genäht, 2mal nicht weiter behandelt, weil sie nicht blutete; 1mal war die Leberwunde durch ein zu dickes Drain künstlich zu lange offen gehalten, der gewaltige Gallenfluß — mehr als 1 Liter in 24 Stunden — hörte auf, als das Drain durch zunehmend dünnere Drains ersetzt wurde (369). Einmal hielt der Gallenfluß an, bis sich in der 7. Woche ein Lebersequester ausgestoßen hatte, sonst versiegte er in 3—4 Wochen.

In einem Falle von G a g e war 3 Wochen nach Pistolenschuß ein abgekapselter Gallenerguß eröffnet; die zurückbleibende Fistel heilte langsam nach Ausstoßung von zum Teil walnußgroßen Fetzen fettig degenerierten Lebergewebes. T y r m a n hat eine Gallengangsbronchusfistel 5 Wochen p. tr. operativ nach Rippenresektion durch Tamponade zwischen Zwerchfell und Lunge zur Ausheilung gebracht. Vom 7. Tag an hatten sich Gallen- und Leberfetzen aus dem Brusteinschuß entleert, bis 1200 ccm täglich. Die überhaupt seltenen Kommunikationen zwischen Gallenwegen und Bronchialbaum sind meist nichttraumatischen Ursprungs, entstehen durch Durchbruch eines Gallensteins, Leberabszesses, vereiterten Echinokokkus.

Bei exspektativer Behandlung war der Gallenausfluß viel häufiger. E d l e r nennt ihn ein besonders charakteristisches Symptom, er fand ihn 48mal unter seinen 116 Fällen vermerkt, d. h. in 41,3 %. Meist trat der Gallenfluß nicht sofort, sondern erst am 5. oder 6. Tage ein nach Abstoßung des primären Schorfs. Mit der Galle wurden einige Male bis apfelgroße Lebersequester ausgestoßen, oft blieben längere Zeit Gallenfisteln bestehen.

Gallenausfluß ist ebensowenig ein diagnostisch verwertbares Frühsymptom wie der Ikterus, welcher in E d l e r s Fällen 22mal konstatiert wurde. In meinen Fällen ist er nur 1mal erwähnt: In einem am 20. Tag an Nachblutung aus der Leberzertrümmerung zugrunde gehenden Revolverschuß war am 3. Tag ein infektiöser Ikterus aufgetreten.

Lokaler Meteorismus internus ist 5mal bei Schuß durch den linken Lappen ohne Magendarmverletzung erwähnt, hervorgerufen durch Magenblähung durch lokal angesammelten Bluterguß (2mal war die Leberdämpfung ganz verschwunden). In 5 anderen Fällen war der Magen mitverletzt, die hohe Tympanie im Epigastrium mit verkleinerter bzw. verschwundener Leberdämpfung war durch Meteorismus externus bedingt. In 2 Fällen war der Magen gebläht und die Magenblase perkutorisch vergrößert bei Hochstand der linken Zwerchfellhälfte, trotzdem der Magen durchschossen war.

E d l e r scheidet ein Stadium der Blutung und ein am 5. oder 6. Tage beginnendes Stadium der Eiterung. Bei meinen operierten Fällen ist nur 3mal im Verlauf der Heilung tamponierter Leberwunden Eiterung erwähnt.

Allgemeine Hepatitis, eventuell mit Ausgang in Eiterung und Abszeßbildung wurde auch bei exspektativer Behandlung selten beobachtet (6 Fälle bei E d l e r). Von meinen Fällen sind 3 an Hepatitis zugrunde gegangen; 472 endete nach 48 Stunden durch Peritonitis und Hepatitis; die Leberwunde war nicht weiter versorgt, weil die Operation aussichtslos erschien. Ein Leberkolonschuß (genäht) ging am 6. Tag an eitriger Hepatitis zugrunde, ein Lebermagenschuß (genäht) am 28. Tag an Hepatitis und Perinephritis. Die Infektion der Leber war primär oder durch Magendarminhalt hervorgerufen. In einem Fall von S o c i n (68 bei E d l e r) fanden sich neben einem taubeneigroßem traumatischen noch 5 kleinere pyämische Abszesse in der Leber.

Subphrenische Abszesse, bei exspektativer Behandlung häufig, sind in meinen Fällen nur 7mal erwähnt: 2mal ohne, 5mal bei gleichzeitiger Magenperforation. 6 sind operativ geheilt, 1 starb an Nachblutung aus der Leber.

Lungenaffektionen sind nur 7mal erwähnt: 2 Schwerverletzte sind an embolischer Pneumonie zugrunde gegangen; 2 Embolien, 2 Pneumonien, 1 Lungengangrän gingen in Heilung aus. Der eine mit Embolie hatte eine Thrombophlebitis am rechten Bein, der einzige Fall von Thrombose bei den 200 Schußverletzungen.

---

Kapitel III.

# Die subkutanen Rupturen der Leber (260 Fälle).

## Operatives Behandlungsresultat.

1. E i n f a c h e L e b e r v e r l e t z u n g e n: 188 Fälle mit 83 Heilungen und 105 Todesfällen = 55,85 % Mortalität.

T o d e s u r s a c h e n:

| | |
|---|---|
| Primäre Verblutung aus der Leberwunde (2 aus übersehener) | 74 |
| Weiterbluten | 4 |
| Nachblutung . . . . . . . | 1 |
| Herzlähmung infolge Darmlähmung durch intraperitonalen Bluterguß | 2 |
| Lebernekrose | 3 |
| Peritonitis (2 nach Lebernekrose, 1 nach Aufplatzen der Bauchwunde) | 7 |
| Pneumonie . . | 4 |
| Fettembolie der Lungen | 5 |
| Thrombusembolie der Lungen | 1 |
| Lungenödem | 1 |
| Unklar | 3 |

2. K o m p l i z i e r t e L e b e r v e r l e t z u n g e n.

a) Leberverletzung schwer, bzw. Hauptsache: 59 Fälle mit 15 Heilungen und 44 Todesfällen = 74,6 % Mortalität.

T o d e s u r s a c h e n:

| | |
|---|---|
| Primäre Verblutung aus der Leberwunde . . . . . . . . . | 11 |
| „ „ „ „ „ und anderen Eingeweiden | 11 |
| Schwere der Verletzung (4 Verblutungen aus Leber und anderen Eingeweiden) | 8 |

Peritonitis (2 von der Leberwunde) . . . . 5
Verblutung und Peritonitis (2 von der Leberwunde) 3
Lungenembolie 3
Pneumonie . . 1
Sepsis durch Ösophagusruptur . 1
Erschöpfung infolge Choledochusruptur 1

b) Leberverletzung leicht, bzw. Nebensache: 14 Fälle mit 3 Heilungen und 11 Todesfällen = 78,6 % Mortalität.

T o d e s u r s a c h e n :

Primäre Verblutung aus anderen Eingeweideverletzungen 7
Peritonitis durch Magendarmruptur 2
„ nach Milzexstirpation . . . . 1
Subphrenischer Abszeß und Pyämie bei Milzruptur 1

Von 160 Todesfällen bei 260 Rupturen fallen im Gegensatz zu Stich- und Schußverletzungen die meisten, nämlich 106, der Leberverletzung allein zur Last: 85 durch primäre Verblutung (2 aus übersehener Leberwunde), 4 durch Weiterbluten der nicht gefundenen Leberwunde, 1 durch Nachblutung nach Naht einer einfachen Leberwunde, 2 durch Herzlähmung infolge Darmlähmung durch den intraperitonealen Bluterguß, 3 durch Sepsis infolge Lebernekrose, 4 durch von der Leberverletzung ausgegangene Peritonitis, 2 durch Verblutung und Leberperitonitis, 5 durch Fettembolie der Lungen. In 15 komplizierten Fällen erfolgte der Tod mit durch Verblutung aus der schweren Leberwunde. Diese 121 Fälle geben also eine absolute Mortalität der Leberrupturen an sich von 46,4 % der einfachen Leberrupturen von 48,4 %.

112 Fällen von Verblutung stehen nur 17 Todesfälle durch Bauchinfektion gegenüber: 15 Peritonitiden (und zwar 4 infolge Infektion von seiten der Leber, 5 durch Magendarmperforation, 1 durch Aufplatzen der Bauchwunde, 5 vielleicht durch Infektion bei der Operation), 1 subphrenischer Abszeß nach Milzexstirpation, 1 Sepsis durch Ösophagusruptur. In 3 Fällen war der Tod gleichzeitig auf Verblutung und Peritonitis (2 durch Lebernekrose, 1 durch Harnblasenruptur) zu beziehen. An Nachblutung nach versorgter Leberwunde ging nur 1 zugrunde.

Bei den einfachen Leberrupturen kommen auf 79 Verblutungen nur 7 Todesfälle durch Infektion, und zwar durch Peritonitis (2 durch Lebernekrose, 1 durch Aufplatzen der Bauchwunde, 4 operative?).

Bei den komplizierten Leberrupturen kommen auf 33 Verblutungen 10 Todesfälle durch Infektion, und zwar 8 Peritonitiden, 1 subphrenischer Abszeß, 1 Sepsis durch Ösophagusruptur.

## Art und Häufigkeit der Nebenverletzungen.

Die Nebenverletzungen sind wenigstens in den operierten Rupturfällen nicht so zahlreich und mannigfach wie bei den Schußverletzungen. Auf 188 einfache Rupturen kommen nur 73 komplizierte in meiner Statistik. Das Verhältnis entspricht nicht dem tatsächlichen Verhalten, denn manche schwere komplizierte Ruptur kommt eben nicht mehr zur Operation. (Verletzungen des Mesenteriums, der Pleura und des Herzbeutels habe ich als Komplikationen gerechnet, wenn schwere Blutung aus ihnen erfolgt war.)

Mitverletzt war 48mal nur 1 Organ, nämlich:

| | | |
|---|---|---|
| Rechte Niere | 18 | ⎫ 28 parenchyma- |
| Linke | 1 | ⎪ töse Unterleibs- |
| Milz | 7 | ⎬ organe |
| Pankreas | 2 | ⎭ |
| Darm . | 6 | (4mal Duodenum) |
| Mesenterium | 1 | |
| Gallenblase | 2 | |
| Choledochus | 1 | |
| Ösophagus | 1 | |
| Harnblase | 1 | |
| V. cava | 1 | |
| V. portae | 1 | |
| Lunge | 6 | |

21mal 2 Organe, nämlich:

| | |
|---|---|
| Rechte Niere und Milz    .    .    .    . | 3 |
| „        „        Darm (1mal Duodenum) | 2 |
| „        „        Lunge . .        .    . | 2 |
| „        „        „        Pleura (Hämothorax) | 2 |
| Milz und Magen | 1 |
| „        „        Lunge | 1 |
| „        „        Pleura    . | 1 |
| „        „        Herzbeutel    .    .    .    . . | 2 |
| Pleura und Herzbeutel (1mal mit Zwerchfell) | 3 |
| Pankreas und Lig. hep. gastricum | 1 |
| „        „        Pylorus | 1 |
| V. portae und Darm | 1 |

4mal 3 Organe, nämlich:

| | |
|---|---|
| Beide Nieren und Milz    . | 1 |
| Linke Niere    „        „    und Lunge | 1 |
| Pankreas und Milz und Magen | 1 |
| Duodenum u. V. mes. magna | 1 |

In Summa waren also die Nieren 30mal betroffen (27mal die rechte, nur 2mal die linke, 1mal beide), 18mal die Milz, 6mal das Pankreas, d. h. bei weitem am häufigsten — im Gegensatz zu Stich- und Schußverletzungen — die großen parenchymatösen Unterleibsorgane. 10mal war der Darm verletzt, nur 3mal der Magen, 4mal große Venen, 10mal die Lunge, 8mal Pleura und Perikard. Durch breit auftreffende Gewalt werden die Unterleibsdrüsen, durch umschriebene der Darm am meisten gefährdet, was P e r e z durch mehrere hundert Tierexperimente bestätigte.

Bei der Operation wurden 32mal die Nebenverletzungen übersehen. Von diesen 32 starben 29, aber nur 6 infolge des Übersehens allein (1 an Sepsis infolge Ösophagusruptur, 2 an Peritonitis infolge Pylorus- bzw. Duodenumruptur, 2 an Verblutung aus Milzruptur, 1 an Hämatoperikard). In 3 weiteren Fällen war das Übersehen mit Todesursache (primäre Verblutung aus Leber und V. portae bzw. Hämothorax und Hämoperikard).

In 18 Fällen wurde die Leberverletzung selbst nicht gefunden. Alle sind gestorben, 13 an Verblutung aus der Leber, 3 aus anderen Organen, 2 an Peritonitis. Sehr oft fand man bei der Sektion die Leberverletzung viel größer, als bei der Operation gesehen war.

In den Sanitätsberichten der Königlich Preußischen Armee finden sich 39 Fälle von frischen Leberrupturen: 34 einfache und nur 5 komplizierte. Beim Militär, wo die Hufschläge prävalieren (26mal Hufschlag, 6mal Sturz mit dem Pferde,

5mal Überfahren, 2mal Fall auf harten Gegenstand), überwiegen also die einfachen Rupturen bedeutend. 27 sind gestorben, 12 geheilt.

I. Die Nichtoperierten:

1. Gestorben 14 (11 einfache, 3 komplizierte — 2 Niere, 1 Kolon).

Todesursachen:

| | |
|---|---:|
| Rasche Verblutung am selben Tag . . . . . . . | 2 |
| Langsame Verblutung am 2.—7. Tag trotz zum Teil großer Risse | 6 |
| Peritonitis ohne Magendarmperforation . . | 1 |
| „ „ mit Verblutung | 1 |
| „ durch Kolonriß (erst am 18. Tag gestorben) | 1 |
| Pleuraempyem | 3 |

2. Geheilt 9 (8 einfache, 1 komplizierter — Kolon-Teerstühle). Worauf basierte die Diagnose Leberruptur? 6mal lokales Trauma der Lebergegend, Vergrößerung der Leberdämpfung, Anämie, Ikterus am 2.—12. Tag einsetzend, 3mal ohne Ikterus, aber Lebervergrößerung, 2mal am 10. bzw. 12. Tag Kollaps beim Aufsitzen durch Nachblutung.

II. Die Laparotomierten:

1. Gestorben 13 (12 einfache, 1 komplizierter).

Todesursachen:

| | |
|---|---:|
| Primäre Verblutung aus großem Riß (2 Naht, 6 Tamponade) | 8 |
| Nachblutung aus großem Riß (Naht) | 1 |
| Verblutung aus nicht gefundenem Riß | 1 |
| Lungenembolie (Tamponade) . . | 1 |
| Lungenödem (Naht und Tamponade) . . | 1 |
| Mediastinitis nach Ösophagusruptur (Naht) | 1 |

2. Geheilt nur 3 (2 Naht, 1 Tamponade).

Operiert wurde 7mal binnen 2—6 Stunden p. tr. (6 tot, 1 geheilt)
  6 „ „ 7—10 (5 1 )
  1 nach 20 (1 „ )
  2 am 2. Tag (1 1 )

Der Tod trat ein 8mal in den ersten 24 Stunden p. op. durch Verblutung (6mal in den ersten 6 Stunden), 8mal am 2.—5. Tag an Nachblutung, Lungenkomplikationen, Mediastinitis.

## Anatomische und klinische Bemerkungen.

### I. Häufigkeit der Leberrupturen.

Leberrupturen gehören nicht zu den seltenen Verletzungen. Durch breit auf den Bauch auftreffende Gewalten sind die großen unelastischen drüsigen Unterleibsorgane viel mehr gefährdet als der elastische ausweichende kompressible Magendarmkanal, vor allem die größte Drüse, die Leber. Nach Edler kommen auf 176 Rupturen der übrigen Unterleibsdrüsen zusammen (90 Nieren-, 83 Milz-, 3 Pankreasrupturen) 189 Fälle von Leberruptur. Geill fand in 494 Fällen von Rupturen innerer Organe am gerichtlich-medizinischen Institut in Wien 1878—97 Rupturen von

| | | |
|---|---:|---|
| Leber | in 59,9 | % |
| Lungen | 42,3 | % |
| Milz | 33 | % |
| Nieren | 21,5 | % |
| Herz | 18,2 | % |
| Darm | 11,1 | % |
| Magen | 7,1 | % |
| Harnblase | 4,4 | % |
| Pankreas | 4,4 | % |

Der Magendarmkanal wird mehr durch zirkumskripte Gewalteinwirkung gefährdet, indem er gegen die Wirbelsäule, Rippen oder Beckenschaufeln zerquetscht wird (Ecrasement); Berstung durch Erhöhung des Innendrucks (Eclatement) und Abriß einer fixierten Schlinge (Déchirure) sind viel seltener (M o t y. L o n g u e t, H a g e n. N e u m a n n, P e r e z, S a u e r b r u c h).

Die Häufigkeit der Leberrupturen ist bedingt 1. durch die Größe des Organs, 2. durch ihre topographisch-anatomischen und 3. durch ihre histologischen Verhältnisse.    Eine den Bauch treffende Gewalteinwirkung pflanzt sich leicht auf die große, breit dem Rippengürtel anliegende Leber fort, mit oder ohne Bruch der federnd nachgebenden Rippen.    Die Leber kann im Gegensatz zur Milz dem Stoß nicht ausweichen, weil ihr rechter Lappen zwischen Rippen und Wirbelsäule festliegt, durch die Ligamente, ihre Verwachsung mit der hinteren Bauchwand und der V. cava in dem vom Bauchfell nicht überzogenen Teil ihrer Hinterfläche und besonders durch den Luftdruck gegen das Zwerchfell fixiert ist.    Außerdem tragen noch die Festigkeit der Bauchwand und die wie ein luftkissenartiges Polster wirkende Masse der Därme zu ihrer Fixierung bei.

Ihr Mangel an Elastizität und Kompressibilität läßt keine wesentliche Formveränderung zu.    Die elastischen Bauchdecken und Rippenbögen können nachgeben, so daß man oft selbst bei begrenzt auftretendem plötzlichen .Schlag, z. B. Hufschlag. an den Bauchdecken keine Verletzungsspur sieht.    In einem nicht operierten Fall von B r a u n (s. J e n c k e l, Deutsche Zeitschr. f. Chir. Bd. 96, S. 269) war durch Eindrücken des Rippenbogens eine bogenförmige Querruptur entstanden. Durch Eindrücken der ·Bauchdecken kann ein Druck auf die Leber übertragen werden, selbst wenn die Gewalt entfernt von der Lebergegend auftraf.    In Fall 736 hatte ein über den Leib gehendes Wagenrad nur eine Hautabschürfung unten links am Bauch gesetzt. keine Marke in der Lebergegend und doch war eine enorme Sagittalruptur an der Leberunterfläche in der linken Längsfurche die einzige Eingeweideverletzung.

Der große rechte Leberlappen ist bei weitem häufiger zerrissen als der linke.    Der Unterschied ist viel größer als bei Stich- und Schußverletzungen.    Bei mir kommen auf 182 Rupturen des rechten nur 34 des linken Lappens. 18mal lag die Ruptur an der Grenze zwischen rechtem und linkem Lappen, 10mal war der linke Lappen ganz oder nahezu völlig abgetrennt.    8mal war die Unterfläche des Lobus quadratus, 6mal des Lobus Spigelii betroffen.    Nur 13mal sind gleichzeitige Rupturen in mehreren Lappen erwähnt, was dem tatsächlichen Verhalten nicht entsprechen dürfte; öfters werden bei der Operation der Geheilten nicht alle Risse zu Gesicht gekommen sein, und die Gestorbenen sind nicht immer zur Sektion gekommen.    Während am rechten Lappen die Rupturen an der Konvexität überwiegen (75 : 48 an der Unterfläche). überwiegen beim linken die Rupturen an der Unterfläche (12 : 3 an der Konvexität).    Sagittalrisse vom freien Rand mehr oder weniger weit nach hinten durch die ganze Organdicke sind am rechten Lappen 33, am linken 6 notiert.    11mal war der rechte Lappen fast ganz zertrümmert.    3mal handelte es sich um zentrale Hämatome.    8mal lagen nuß-, apfel-, fast faustgroße abgequetschte Leberstücke frei zwischen den Därmen im Bauche.

## II. Entstehungsmechanismen.

Betreffs des Entstehungsmechanismus kann man unterscheiden:

1. D i r e k t e Wirkung einer heftigen, p l ö t z l i c h und umschrieben auftreffenden Gewalt am Ort des Auftreffens. Ein Hufschlag kann eine große Zertrümmerung erzeugen (641), oder eine kleine Zertrümmerungshöhle entsprechend dem Auftreffen des Stollens mit davon strahlenförmig ausgehenden unregelmäßigen Rissen (656), oder eine strahlige, sternförmige Ruptur allein (518, 635, 745), oder auch einen einzelnen glatten Riß durch Stoßfortpflanzung in der flüssigkeitsreichen Leber und Platzen derselben (559, 701, 710). In einem von v. B e c k sen. mitgeteilten Fall entsprachen 2 tiefe Zertrümmerungshöhlen an der Vorderfläche des rechten Lappens genau den Stollen des Hufeisens; die Haut zeigte weder Abschürfung noch Bluterguß. Im Sanitätsbericht 1879/81 S. 105 steht ein ähnlicher Fall: 2 tiefe Zertrümmerungen entsprechend den beiden Stollen, verbunden durch einen glatten Riß. In Fall 602 stieß in raschem Tempo radfahrender Mann mit der rechten Seite gegen eine Wagendeichsel; es entstand im rechten Lappen eine tiefe Zertrümmerungshöhle, an die sich ein sagittaler Riß anschloß. Diese Einwirkung auf die Leber durch die unverletzte Thoraxwand erklärt sich nur durch Stoßfortpflanzung. (Ich sah einmal zugleich an Milz und linker Niere je eine Zertrümmerungshöhle, beiden Stollen entsprechend, mit ausgehenden sternförmigen Rissen.)

Oft ist bei Hufschlag schon nicht zu entscheiden, ob der glatte Riß durch Stoßfortpflanzung oder Biegung der Leber (s. unter 4) entstand (z. B. 502, 523, 606, 608, 628, 640); in 701 und 710 spricht die Ausreißung der Gallenblase gegen Biegung und für Stoßfortpflanzung. Bei die ganze Leber durchsetzendem Riß ist zwischen Fortpflanzung einseitigen Stoßes und Zerquetschung zwischen auftreffender Gewalt und Wirbelsäule (s. unter 2) nicht zu entscheiden. In 586 entstanden durch Stoßfortpflanzung bei Hufschlag 5 Querrisse an der Unterfläche und 9 Sagittalrisse hinten an der Konvexität.

Wie ein Hufschlag wirkte Schlag mit einer Eisenschiene (745), Gegenschleudern eines Holzstückes (518), Auffallen einer Last (599), Deichselstoß (502), rasches Laufen gegen eine Deichsel (628) oder Radfahren gegen ein Wagenrad (577), auch Fall des Körpers auf einen Pfahl (595, 643), auf eine Schiene (497, 499, 666).

2. Bei Einwirkung einer l a n g s a m in die Tiefe wirkenden breiten Gewalt auf den festliegenden oder fest gegen eine Mauer stehenden Körper entstehen direkte Zerquetschungen mit oder ohne multiple Risse, besonders durch Überfahren. Aber durch Überfahrenwerden kommen auch glatte Platzrisse durch Biegung zustande (536, 548, 549, 584, 660), wenn das Wagenrad nicht ganz über den Bauch ging, sondern die Leber mehr seitlich oder am Rande faßte. Durch die als schneidende Kante wirkende Wirbelsäule wird der linke Lappen manchmal fast oder gänzlich abgequetscht. Relativ oft entstehen durch Überfahren Risse an der Unterfläche besonders des linken und S p i g e l schen Lappens (537, 618), auch bei Überfahren in Bauchlage (547, 578, 654, 709). Mitunter ist die Kapsel weit über die Ruptur hinaus abgerissen (618, 660, 676), eine Folge von Tangentialwirkung.

Ähnlich wie durch Überfahren entstand eine Zertrümmerung mit

Rissen durch Auffallen des Pferdes auf den Bauch des auf dem Rücken liegenden Reiters (637), Quetschung zwischen Wagen und Rampe oder Pfahl (542, 695).

Die gleiche direkte Zerquetschung entsteht zwischen zwei sich gegeneinander bewegenden breiten Gewalten, z. B. 2 Puffern. Es resultiert eine Zertrümmerungshöhle mit anschließenden Rissen eventuell mit Abriß eines ganzen Leberstückes (674. 675, 732). Ähnlich wirkte Quetschung zwischen 2 Wagen (652) oder 2 Deichseln (651).

3. Durch C o n t r e c o u p der Leber gegen die Wirbelsäule oder Rippen beim plötzlichen heftigen Auftreten einer Gewalt auf den Bauch sind manche Risse an der Unter- und Hinterfläche zu erklären. Sie verlaufen deshalb meist sagittal. Solche Risse entstanden durch Hufschlag (557, 585, 614, 629), Fall im schnellen Laufen gegen einen feststehenden Besenstiel (692), Auffahren mit Zweirad auf eine Deichsel (587), Fall mit dem Bauch auf einen Schiffskiel (742). In einem nichtoperierten, von O t i s aufgeführten Fall hatte ein breiter Granatsplitter einen Soldaten vorn in die rechte Seite getroffen; bei der Sektion fand man den hinteren oberen Teil des rechten Lappens zu Brei zerquetscht.

4. Sehr viele Leberrupturen entstehen i n d i r e k t durch Bersten infolge Ü b e r b i e g u n g. Von jeher ist die Häufigkeit der sagittalen Leberrisse aufgefallen. G e i l l fand in 122 Fällen 79 Sagittalrisse, davon 45 an der Grenze zwischen beiden Lappen, 20 in der Gallenblasenfurche, 14 an anderen Stellen der Mittelpartie, besonders im rechten Lappen. W a l z und H o l l e haben in 18 Fällen 10 Sagittalrupturen, aber nur 1 zwischen rechtem und linkem Lappen, 9 im rechten Lappen gesehen.

Die Häufigkeit der S a g i t t a l r u p t u r e n hat K a t a y a m a auf die mit dem Gefäßverlauf in Zusammenhang stehende Spaltungsrichtung der Leber zurückführen wollen. Mit Unrecht, denn diese ist nur nahe dem Lig. suspensorium eine sagittale, in der Mitte des rechten Lappens eine quere. S t r a ß m a n n und F i s c h e r schrieben den Aufhängebändern der Leber eine Bedeutung zu: bei Sturz aus der Höhe sollte der Zug des nicht nachgebenden Lig. suspensorium an der im Herabsinken verharrenden Leber eine sagittale Konvexitätsruptur erzeugen, das von unten einschneidende Lig. teres eine Sagittalruptur an der Unterfläche, das Lig. coronarium einen Querriß. R i c h e r a n d hat solche Abrißrupturen an Leichen erzeugt, welche er aus beträchtlicher Höhe herabstürzen ließ, R e z e k sah sie bei einem Mann, der sich erhängen wollte, aber noch lebend abgeschnitten wurde und auf die Füße fiel. Gegen diese Erklärungsweise ist einzuwenden: 1. daß auch bei anderen Entstehungsursachen als Fall aus der Höhe die Sagittalrupturen überwiegen; 2. ebenso an aus der Leiche herausgenommenen Lebern, die man herabfallen läßt; 3. führen W a l z und H o l l e aus, daß beim Fall aus der Höhe aufs Gesäß das Lig. suspensorium gar nicht angespannt werde. Das könnte nur geschehen, wenn die Leber unabhängig vom Zwerchfell in der Bewegung nach unten verharrte nach dem Aufschlagen des Körpers. Das aber wäre wieder nur möglich, wenn bei gleichzeitigem Zwerchfell-Lungenriß Luft zwischen Leber und Zwerchfell träte. Denn sonst bleibe die Leber durch die Adhäsion zwischen Leber und Zwerchfell in der Zwerchfellkuppel. Der Luftdruck halte die Leber in die Höhe, wie er den Femurkopf in der Hüftgelenkspfanne hält, nicht das Lig. suspensorium. Hiergegen sind indes die weiter unten erwähnten Fälle von traumatischer

Hepatoptose infolge Bänderzerreißung ohne gleichzeitigen Zwerchfell-Lungenriß anzuführen. Das Lig. teres, welches von unten vorn nach oben hinten zieht, könnte nur gespannt werden, wenn beim Fall auf den Kopf (B ä r e n s p r u n g) Leber und Zwerchfell sich weiter in der Fallrichtung kopfwärts bewegten. Dabei würde aber wieder, worauf W a l z und H o l l richtig hinweisen, der Rumpf zusammenklappen, der Nabel dem Schwertfortsatz genähert, und damit das Lig. teres entspannt. Es wird auch entspannt, wenn beim Fall aufs Gesäß Leber und Zwerchfell sich weiter fußwärts bewegen, wenn bei Druck gegen die vordere Bauchwand diese nach hinten gedrückt wird. Nur bei plötzlichem Schlag oder Stoß mit reflektorischer Anspannung der Bauchmuskeln könnte bei festgestellter Nabelgegend und Annäherung der Leber gegen die Wirbelsäule das Lig. teres gespannt werden und die Leberkante von unten bis in die Leberpforte hinein durchschneiden (Fall 528 von S p r e n g e l). N o w i c k i konnte durch Zerren an der Nabelschnur von Neugeborenenleichen solche Rupturen hervorrufen.

Es soll nicht geleugnet werden, daß die Leberbänder manchmal den Verlauf der Ruptur beeinflussen. Ich sah in einem Falle (547), in welchem das Lig. suspensorium auffallend tief in die Incisura interlobularis eindrang, den Lobus quadratus und sinister durch Überfahren von diesem Bande abgestreift. In Fall 673 war durch Überfahren die Leber von ihrer hinteren Anheftung und dem unzerrissenen Lig. coronarium abgerissen und zeigte eine tiefklaffende Rißwunde parallel dem Ligament. In Fall 596 entstand durch Sturz aus dem dritten Stock eine 10 cm lange Querruptur vor und parallel dem Ansatz des Lig. coronarium.

Zur Erklärung der häufigen Sagittalrupturen namentlich an der Konvexität ist das Hauptgewicht darauf zu legen, daß sehr oft Überbiegung die Ruptur veranlaßt. Weil die Leber entsprechend der linken und rechten Längsfurche zwei (übrigens individuell je nach der wechselnden Tiefe dieser Furchen verschieden) schwache Stellen hat, läßt sie sich hier am leichtesten biegen und brechen. Deshalb entsteht hier am häufigsten der Riß an einer herabfallenden Leichenleber. So entstehen in vivo die häufigen indirekten Biegungsfrakturen wie am Knochen, zumal die mit Blut gefüllte Leber des Lebenden leichter reißt als die schlaffe Leichenleber. An Stelle des vorhandenen (Wirbelsäule) oder ideellen Hypomochlions findet Kompression oder Druckwirkung statt, an der entgegengesetzten Seite Dilatations- oder Zugwirkung. Wie bei der Biegungsfraktur der Knochen kann ein Keil ausgesprengt werden. B a r t e l s führt für die Häufigkeit der Rupturen zwischen rechtem und linkem Lappen ins Feld, daß die Leber im Epigastrium ohne Rippenschutz liege. Ich glaube nicht, daß das große Bedeutung hat.

Durch Scherwirkung, durch Verschiebung der Schichten entstehen i n t r a h e p a t i s c h e H ä m a t o m e. Das Parenchym wird von den resistenteren Gefäßen abgestreift, durch das sich ergießende Blut werden diese zentralen Zertrümmerungshöhlen, von alters her Leberapoplexien genannt, vergrößert. Sie entstanden durch Hufschlag (646), Deichselschlag (747), Überfahren (676). Wenn z. B. ein Wagenrad von rechts her gegen die Leber eines auf dem Rücken liegenden Menschen trifft, strebt es die Leber nach links zu verschieben. Der rechte Lappen bleibt hinten in der Rippenhöhlung fixiert durch die vorspringende Wirbelsäule und das Lig. coron. dext., die vordere Schicht des Lappens wird nach links verschoben. So

kann eine zentrale Ruptur entstehen, natürlich aber auch eine vollständige
Frontalruptur. Intrahepatische Hämatome werden aber auch durch
Stoßfortpflanzung hervorgerufen.

Entsprechend der verschiedenen Biegungsrichtung haben die indirekten
Biegungsrupturen verschiedenen Sitz und Verlauf:

a) Durch Vermehrung der Konvexität mit Biegung um eine in der
Sagittalebene gedachte Vertikalachse nach hinten entstehen die häufigen
V e r t i k a l r u p t u r e n an der Konvexität oder Halbierungen in
einer Sagittalebene, z. B. durch Pufferquetschung in sagittaler (558, 735)
oder auch frontaler (532) Richtung, durch Überfahren in Körperlängs-
richtung (494, 741). In Fall 619 wurde ein Schiffer durch ein sich über
seinen Oberbauch spannendes Drahtseil gegen den Radkasten gepreßt,
die Leber wurde dicht links vom Lig. suspensorium halbiert.

b) Verminderung der Konvexität durch Biegung nach vorn um
eine gleiche Achse erzeugt s a g i t t a l e Rupturen an der Unterfläche,
z. B. bei Überfahrenwerden in Bauchlage (611), bei Fall aus der Höhe
mit Aufschlagen einer Seite auf eine Tischecke (624), durch Pufferquetschung von hinten (615).

c) Vermehrung der Konvexität durch Biegung nach hinten um eine
in mehr oder weniger horizontaler Biegungsebene gedachte Transversal-
achse erzeugt eine Q u e r r u p t u r an der Konvexität (495, 626, 631, 727).
Dazu ist nicht immer Rippenfraktur nötig, wie G e i l l meint. J e n c k e l
führt eine bogenförmige Querruptur auf Eindrücken des Rippenbogens
zurück. Dann hätte die Leber aber erheblich vergrößert sein müssen.
Es wird sich wohl eher um indirekte Biegungsruptur gehandelt haben.

d) Verminderung der Konvexität durch Biegung nach vorn um die
gleiche Achse erzeugt eine Q u e r r u p t u r an der Unterfläche, nament-
an der physiologisch schwachen Stelle der Fossa transversa (583, 729).

Subkutane Verletzungen der Leber durch Einspießen von Rippen-
fragmenten (570) sind eigentlich keine Rupturen, sondern Stichverletzungen.

Interessant ist ein von H e i l e publizierter Fall S p r e n g e l s: Ein Mann
hatte sich durch Fall aus der Höhe eine Rippenfraktur am Knorpelansatz mit Leberruptur zugezogen, verweigerte die Operation und ging in 10 Tagen an langsamer
Verblutung zugrunde. Sektion: entsprechend der Rippenfraktur im Zwerchfell
nur eine Sugillation, kein Riß. Dahinter eine 15 cm lange, fast bis zum Hilus reichende
Ruptur an der Leberkonvexität, also Stoßfortpflanzung wie bei Schußverletzung
ohne Zwerchfell- oder Bauchfellperforation (s. o.).

663 ist ein Fall von „offener" Ruptur: Deichselstoß durch Arm,
Brust, Zwerchfell, Leber.

Aus den meisten Krankengeschichten wird der Entstehungsmechanismus nicht klar. Man müßte vieles wissen: Art und Stärke, Geschwindigkeit, Richtung, Breite und Ort des Auftreffens der Gewalt, Stellung und
Haltung des Körpers, Dicke, Festigkeit, Kontraktionszustand der Bauchdecken im Moment der Verletzung, Größe, Lage, Form, histologische
Beschaffenheit und Blutfülle der Leber, Verhalten der Nachbarorgane,
besonders des Zwerchfelles — und müßte damit den Befund bei der
Operation (bei der die ganze Ruptur oft nicht einmal zu übersehen ist)
bzw. bei der Sektion vergleichen, um im gegebenen Falle den Mechanismus
klar zu erweisen. Eine und dieselbe Gelegenheitsursache, z. B. ein Hufschlag, kann jedenfalls auf ganz verschiedene Weise andersartige Leber-

rupturen herbeiführen. Gleichartige Rupturen können anderseits durch ganz verschiedene Gewalten erzeugt sein. Oft wirken verschiedene Mechanismen, z. B. Stoßfortpflanzung und Biegung, zusammen. W a l z schließt mit Recht, daß es zurzeit unmöglich ist, in forensischen Fällen aus der Art der Leberverletzung einen sicheren Rückschluß auf den Hergang und die Ursache der Verletzung zu ziehen. Es ist meist mehr ein theoretisches Amüsement, sich den Entstehungsmechanismus auszudenken. Nur die Häufigkeit der Sagittalrupturen erscheint ursächlich einigermaßen geklärt.

Durch Überbiegung entstandene Rupturen sind im ganzen glatt, manchmal wie mit einem Messer geschnitten. Die Spaltflächen sind freilich immer uneben, wie zernagt. Bei direkter Quetschung ist mehr Gewebe zertrümmert. Bisweilen sieht man durch große Risse und Zertrümmerungshöhlen noch die festeren elastischen und von der G l i s s o n schen Kapsel umgebenen Gefäßstränge intakt hindurchziehen, während die dünnwandigen Lebervenen glatt durchgerissen sind und klaffen. Selbst wenn die Leber nahezu halbiert ist, hängen beide Hälften manchmal noch durch Gefäße zusammen (W i l m s, L e x e r). Wenn man an einer auf den Tisch gelegten Leichenleber durch flaches Aufdrücken des Daumens eine Ruptur erzeugt, sind in dem zerklüfteten Spalt noch viele Gefäße erhalten.

Nur diese wirklichen, bis an die Oberfläche der Leber reichenden Rupturen haben chirurgisches Interesse. Die schon erwähnten z e n t r a l e n R u p t u r e n sind meist so klein, daß sie keine Anämiesymptome hervorrufen, also zur primären Laparotomie keine Veranlassung geben. Das geschieht nur ausnahmsweise, wenn eine zentrale Zertrümmerungshöhle durch anhaltende Blutung vergrößert wird, bis an die Kapsel sich ausdehnt und dann sekundär die Kapsel reißt.

So war es in Fall 635 von R a m m s t e d t: Die Kapsel der Leberkonvexität war ballonartig durch einen Bluterguß aufgetrieben und zeigte dicht am vorderen Leberrande einen ½ cm langen Riß, durch welchen ½ Liter Blut in den Bauch geflossen war. Unter der abgehobenen Kapsel war die Leberkuppe weit zerrissen. Entsprechend war der klinische Verlauf: Die schweren anfänglichen Shockerscheinungen gingen bald zurück. Der Puls wurde langsamer und kräftiger, die Gesichtsfarbe wieder frisch. Als der Mann nach 8 Stunden auf dem Stechbecken saß, trat ein plötzlicher Kollaps auf. Durch das Pressen war das geschlossene Hämatom gewachsen und geplatzt.

Eine Patientin von S c h u c h a r d t (R a t h c k e 646) hatte einen Hufschlag gegen die linke Bauchseite bekommen. Einziges objektives Symptom Kleinheit und Beschleunigung des Pulses. Die Schmerzen schwanden bei exspektativer Behandlung, traten dann am 15. Tag plötzlich mit großer Heftigkeit wieder auf, Verschlechterung des Allgemeinzustandes und eine im Epigastrium sich zeigende Vorwölbung veranlaßten jetzt den Bauch zu öffnen: Der Oberbauch war voll Blut, welches aus einer apfelgroßen, durch ein älteres Gerinnsel fast ausgefüllten Höhle im linken Lappen stammte. Das bis dahin durch die Kapsel geschlossen gehaltene Hämatom war geplatzt.

Interessant ist auch ein von B i e r operierter und von A d y in seiner Dissertation mitgeteilter Fall: Ein neunjähriger Knabe fiel mit dem Unterleib und der rechten Seite auf ein Treppengeländer, besuchte 14 Tage ohne Beschwerden die Schule, bis er am 15. Tag Schmerzen in der rechten Seite und Appetitmangel bekam. Der Leib wurde mäßig aufgetrieben und sehr druckempfindlich. Im rechten Meso- und Hypogastrium war eine bis zur Mittellinie reichende Dämpfung vorhanden. Stuhl entfärbt, kein Ikterus. Bei der nach 3 Wochen vorgenommenen Laparotomie strömte eine große Menge braungefärbten Blutes aus dem Bauch, die Hand drang in eine tiefe, mit Blutgerinnsel und Leberfetzen gefüllte Zertrümmerungshöhle im rechten Leberlappen. Heilung in 2 Monaten.

Außerdem gewinnen die zentralen geschlossenen Rupturen chirurgisches Interesse, wenn sie (besonders auf dem Gallenwege) vereitern oder zu Pseudozysten werden (Fall L e c e r f bei E d l e r Nr. 1).

T i e t z e teilte mir folgenden Fall mit: Ein siebenjähriges Kind zog sich durch Sturz aus dem 4. Stock eine Quetschung des Gesichts und Bruch des rechten Oberarms und -schenkels zu. Große Sugillation an der rechten Bauchseite, Leber- und Milzdämpfung normal. Puls 110, kräftig. 3 Tage lang Spuren von Eiweiß und Zucker im Urin. Auffallend blieb die fahle Blässe und Pulsfrequenz (120—130). Nach 14 Tagen Tumor in der Lebergegend, Leber selbst vergrößert und druckschmerzhaft, Pleuraexsudat und Lungeninfarkt rechts, hohes, unregelmäßiges Fieber, kein Ikterus. In der Annahme eines subphrenischen Abszesses wurden nach 1½ Monaten der 7. Interkostalraum und das Zwerchfell gespalten. Kein Abszeß; Punktion ergab in erheblicher Tiefe eine Zerfallshöhle mit blutig-wässeriger Flüssigkeit. Von der Eröffnung mit dem Paquelin mußte wegen starker Blutung Abstand genommen werden. Langsame Heilung in ¼ Jahr.

In den Sanitätsberichten der Königlich Preußischen Armee finden sich eine ganze Reihe von nichtoperierten und geheilten Leberkontusionen, bei denen eine Zeitlang die ganze Leber oder ein Lappen deutlich vergrößert war (z. B. 1882/84 S. 129, 1899/1900 S. 95). Wahrscheinlich hat es sich in diesen Fällen um zentrale geschlossene Rupturen gehandelt, ebenso in Fall 29 von H a g e n.

D o r a n hat 3 Jahre nach einem Trauma eine große unilokuläre Pseudozyste, welche den Lobus quadratus und die ganze linke Hälfte des rechten Lappens einnahm, durch Spaltung und Drainage geheilt. Die Höhle enthielt 1½ Liter grüner Galle ohne Steine und ohne Echinokokkusbestandteile; als Ursache der Zystenbildung wurde die Zerreißung eines intrahepatischen Gallengangs angenommen. O'C o n o r operierte 8 Monate nach Stoß von einem Ochsen ein großes intrahepatisches Hämatom; 20 Tage später entleerte sich aus der Höhle eine abgestorbene Echinokokkuszyste.

Ein ätiologisches Kuriosum beschreibt H a l b f a ß in seiner Dissertation. Ein Mann hatte von einer Gallenblasenoperation her eine Fistel behalten, welche wegen Verhaltung mit Laminariastiften erweitert wurde. Plötzlich bekam er enorme Blutungen aus der Fistel und starb an akuter Sepsis. Bei der Sektion stellte sich heraus, daß die Laminariastifte, statt in die Gallenblase, in das weiche Lebergewebe gedrungen waren und hier einen tiefen Kanal gegraben hatten. Die Fistel verstopfte sich durch Gerinnsel und dahinter entstand ein 6 cm im Durchmesser haltendes Hämatom, welches vereiterte.

Der Vorschlag von S i e u r, intrahepatische Hämatome primär zu eröffnen und zu tamponieren, um einer Vereiterung vorzubeugen, ist ein rein theoretischer. Denn sie lassen sich klinisch nicht diagnostizieren, und selbst bei einer Probelaparotomie würde man sie nur entdecken, wenn sie oberflächlich säßen.

Ebenso sind subkapsuläre Hämatome, welche durch schwache Gewalten entstehen können, an sich bedeutungslos. T e r r i l l o n und H o f m e i e r haben bei Hunden durch Schläge mit einem Holzhammer auf die Lebergegend alle Grade von Quetschungen, von den schwächsten Kontusionen ohne Kapselzerreißung bis zu vollständigen Rupturen und Zertrümmerungen hervorgerufen. Die gelegentlich weit über eine Ruptur hinausgehenden Ablösungen der Kapsel (573, 601) entstehen besonders durch Schubwirkung oder wälzenden Druck (L a n g e n b u c h).

## Prädisponierende Momente.

Verschiedene Zustände schaffen eine Prädisposition für das Zustandekommen von Leberrupturen:

1. Bei Kindern ist die Leber relativ größer, reicht weiter unter den Rippenbogen herab, liegt also exponierter. Außerdem ist das Gewebe weicher und zerreißlicher. Die Häufigkeit der Leberrupturen im Kindesalter findet aber hauptsächlich darin ihre Erklärung, daß Kinder infolge ihrer Unachtsamkeit leichter Unglücksfällen ausgesetzt sind.

2. In der Verdauungsperiode ist die Leber infolge der größeren Blutfülle nicht nur größer, sondern auch brüchiger. Größe, Form und Plastizität der Leber sind abhängig von Veränderungen der Blutfülle und Blutverteilung, von Schwankungen des Blutdruckes (F l e s c h). Wenn Tiere 1—2 Tage gefastet haben, ist ihre Leber anämisch, schlaff und biegsamer, beim Anschneiden tritt nur wenig Blut aus (v. P o d w y s s o z k i).

3. Durch pathologische Zustände kann eine topographisch-anatomisch begründete Prädisposition zu Leberrupturen geschaffen werden. Die Leber liegt bei Hepatoptose, bei Tiefstand der Leber durch Lungenemphysem oder Pleuraerguß exponierter, eine vergrößerte Leber reicht weiter herab.

4. Pathologische Veränderungen des Gewebes geben eine histologische Prädisposition. Durch parenchymatöse Entzündung bei Infektionskrankheiten, Fettinfiltration bei Potatoren (Fall 661) und Kachektischen, Amyloidose bei chronischen Eiterungen, Tuberkulose, Malaria, Nierenleiden, Syphilis wird die Leber brüchiger, so daß schon geringfügige Traumen, selbst forcierte Bauchpresse allein (Stuhlentleerung, Partus, Epilepsie) eine Ruptur erzeugen kann.

V e l p e a u sah einen Mann mit Malarialeber durch leichten Stoß gegen eine Stange sich eine tödliche Leberruptur zuziehen, A l d r i d g e bei einem Offizier, der früher in den Tropen gewesen war, beim Reiten eines unbändigen Pferdes eine Ruptur entstehen. In einem Fall von H e i n z e l m a n n genügte einfaches Umdrehen im Bett, um bei einem Pneumonierekonvaleszenten eine tödliche Ruptur zu erzeugen, in E n g e l s Fall ruckweises Aufrichten des fallenden Körpers. In einem Fall von K a u f m a n n entstand bei einem Alkoholdeliranten eine tödliche mehrfache Ruptur durch Fall aus dem Bett. Eine Kranke von A r b u t h n o t-L a n e, die an Gallensteinen litt, ging nach einer mit heftigem Pressen verbundenen Stuhlentleerung an einer Gallenblasen-Leberruptur zugrunde. C h i a r i teilte einen Fall von Magenkarzinom mit großen Lebermetastasen mit, bei der Sektion wurde eine spontan entstandene Leberruptur gefunden. D e p a g e operierte bei Spontanruptur, die in der Nachbarschaft eines Adenokarzinoms entstanden war. Er resezierte den betreffenden faustgroßen, in eine strukturlose Masse verwandelten Teil des linken Lappens, besorgte die Blutstillung durch Gefäßunterbindung und Vernähen des Leberstumpfs mit dem linken Rande des Bauchfellschnitts. Tod nach 1 Monat.

Die Hauptursache von Spontanrupturen ist das Bersten von syphilitisch veränderten Gefäßen, Endarteriitis der Leberarterienäste mit oder ohne Aneurysmabildung (W ä t z o l d, D e v i c et B é r i e l — 27 Fälle). In den meisten Fällen traten die Krankheitssymptome plötzlich und der Tod rasch ein. Entweder reißt ein durch Endarteriitis veränderter Leberarterienast oder ein kleines Aneurysma desselben, das Blut gräbt sich allmählich an die Oberfläche, hebt die Kapsel ab, bis sie berstet und die tödliche Blutung in den Bauch erfolgt. Oder es entsteht erst infolge Thrombose von Ästen der A. hepatica und V. portae ein hämorrhagischer Infarkt, in den Gefäßen seiner Umgebung wird der Blutdruck so erhöht, daß sie reißen.

Anhangsweise erwähne ich das Entstehen einer Hepatoptose durch Trauma.

In einem von v. Schjerning im Sanitätsbericht 1888/89 S. 132 mitgeteilten Fall war einem Soldaten ein Patronenwagen über den Bauch gegangen. Leichte Benommenheit, heftige Schmerzen, flache und beschleunigte Atmung, Leberdämpfung nach unten um 4 Querfinger verbreitert. In den folgenden 3 Monaten litt der Mann besonders unter Meteorismus durch Darmlähmung, Zwerchfellhochstand und Atemnot. Wenn er jetzt aufstand, traten heftige Atemnot, ohnmachtsähnliche Schwäche, Verstopfung und Meteorismus durch Darmkompression auf. Die Dämpfung der an sich nicht vergrößerten Leber rückte in der rechten Seite um 3 Querfinger beim Aufstehen nach abwärts, so daß man den rechten Lappen von unten umgreifen konnte, während in der Medianlinie die obere Grenze der Leberdämpfung sich nicht veränderte. In linker Seitenlage fiel die Leber nach links hinüber. Das Anlegen einer die Leber hochdrängenden Bandage schaffte Erleichterung. Erst nach 5 Monaten erfolgte die erste spontane Stuhlentleerung.

Ein ähnlicher Fall, durch Stoß einer Deichsel gegen den rechten Rippenbogen entstanden, steht im Sanitätsbericht 1897/98 S. 129; Legueu hat in einem solchen Fall (Entorse du Foie) operativ eingegriffen.

Ein Mann war 12 m herab auf die linke Seite gestürzt. Zunehmende Auftreibung, Dämpfung und Fluktuation im Leibe, leichter Ikterus und Fieber veranlaßten am 8. Tage die Laparotomie. Es wurden 4—5 Liter galliger Flüssigkeit mit wenig Blutgerinnseln entleert, ein vollkommener Abriß des Lig. suspens. mit den anstoßenden Teilen der Leberkapsel und Tiefstand der Leber konstatiert. Operative Heilung; die Hepatopexie wurde leider, wie Legueu selber sagt, unterlassen.

Bemerkenswert ist, daß in diesen 3 Fällen Zeichen von Lungen-Zwerchfellzerreißung fehlten, die Leber also lediglich infolge Bänderzerreißung herabsank, ohne daß ihre Adhäsion gegen das Zwerchfell durch zwischen Zwerchfell und Leber tretende Luft aufgehoben wurde.

## III. Symptome und Diagnose einer subkutanen Baucheingeweideverletzung im allgemeinen.

Die klinischen Zeichen einer Leberruptur sind zunächst die einer intraabdominalen Blutung überhaupt. Ich muß also auf diese etwas breiter eingehen, zumal man oft über die Diagnose Eingeweideläsion schlechthin nicht hinauskommt.

### A. Allgemeine Shocksymptome.

Allgemeine Shocksymptome sind bei einer Leberruptur in der Regel vorhanden, jedenfalls viel häufiger als bei Stich- und Schußverletzungen. Man unterscheidet eine torpide und erethische Form des Shocks: entweder ist der Verletzte benommen, somnolent, neigt zu Ohnmachten, antwortet schwer, schließt immer wieder die Augen; seltener bestehen motorische Unruhe, Delirien. Der Puls ist klein, flatternd, frequent, seltener verlangsamt. Die Atmung ist oberflächlich, beschleunigt, gepreßt, bei Bauchkontusionen kostal. Hypothermie, Kühle der Extremitäten und Nase, kalter Schweiß auf dem wachsbleichen Gesicht, Eingesunkensein der Augen, Übelkeit und Erbrechen vervollständigen das Bild.

Der Shock entsteht reflektorisch durch Zirkulationsstörungen im Gehirn und den automatischen Zentren der Medulla oblongata, hervor-

gerufen durch Reizung der zahlreichen subserösen Endigungen der Bauchvagi und Splanchnici und der Endigungen von sensiblen Rückenmarks-
nerven in den Bauchdecken. Weil bei stumpfer Kontusion mehr Nervenendigungen getroffen werden als durch Stich und Schuß, ist häufiger Shock
vorhanden. Beim Schrotschuß ist er häufiger als beim Kugelschuß.
M u m m e r y und S y m e s fanden, daß bei tief narkotisierten Tieren
stumpfes Arbeiten an den Eingeweiden, besonders Zerrung des Peritoneum parietale, der Bänder und des Mesenteriums größere Shockwirkung hat als scharfe Verletzung, in Chloroformnarkose mehr als in
Äthernarkose.

Mit dem Worte Shock wird viel Mißbrauch getrieben. Das führt nicht
nur zu sprachlicher Unklarheit, sondern — weit wichtiger — zu einer
begrifflichen Verwirrung, welche die diagnostische und prognostische
Beurteilung eines Falles und damit die Therapie in der verhängnisvollsten
Weise irreleiten muß. V o n S h o c k s o l l t e m a n n u r a l s v o n
e i n e m t r a u m a t i s c h - r e f l e k t o r i s c h e n I n i t i a l s y m-
p t o m e n k o m p l e x s p r e c h e n. Wie alle durch einmalige, kurz
vorübergehende Reizung ausgelösten Reflexe verschwinden jene Symptome bald, wenn sie wirklich rein traumatisch-nervösen Ursprungs
waren. Bleiben sie länger bestehen, oder steigern sie sich, oder treten
sie erst etwa eine Stunde nach der Verletzung auf, oder stellen sie sich
nach vorübergehendem Nachlassen wieder ein, so beweist das, daß sie
durch anhaltend weiterwirkende Reizung der Bauchfellnerven unterhalten
bzw. hervorgerufen werden, entweder durch den Reiz von Bakterien
und chemischen Stoffen bei Magendarmperforation oder durch den Reiz
eines intraabdominalen Blutergusses. Dann handelt es sich nicht um
nervösen Shock s. str., sondern um durch Eingeweideläsion hervorgerufene
Shocksymptome. N ö t z e l und H a g e n stellen (rein nervösen) Shock
und Kollaps (durch Eingeweideläsion) gegenüber.

Die bakteriitisch-chemische und mechanisch-chemische Reizung der
Bauchnerven bei Peritonitis und innerer Blutung erzeugt dieselben Symptome, wie sie dem eigentlichen Reflexshock eigentümlich sind. Auch die
Erscheinungen nach Pfortaderunterbindung und beim mechanischen
Ileus (B r a u n und B o r u t t a u) haben viel Verwandtes. Wenn Durchschneidung der Vagi und Splanchnici (B r a u n und B o r u t t a u),
außerdem noch Exstirpation des Plexus coeliacus (S t r e h l) keinen
wesentlichen Einfluß auf den Ablauf haben, so wird dadurch die Bedeutung der letzten vasomotorischen Zentren in den die Gefäße um-
spinnenden Plexus bzw. in den Gefäßwänden selbst in das rechte Licht
gerückt.

Nur durch die Dauer und das zeitliche Auftreten der Symptome
unterscheidet sich der eigentliche traumatische nervöse primäre Shock
von den Folgen einer Bauchnervenreizung durch Eingeweideverletzung.

Die Intensität der Symptome ist für die Differentialdiagnose nicht
ausschlaggebend, wenn auch zugegeben werden muß, daß im allgemeinen
nach Organruptur häufiger und stärkere Shocksymptome vorhanden sind.
Aber einerseits kann auch ohne Eingeweideverletzung schwerer Shock
vorhanden sein (z. B. auch bei einer durch Muskelzug entstandenen Rektus-
ruptur), ja es kann sogar plötzlich der Tod nach einfacher Bauchkontusion
ohne Eingeweideverletzung durch reflektorischen Herzstillstand eintreten
(M a s c h k a, T e m p l e m a n n, C u r t i s, L e R o y d e B a r r e s).

Ich sah einmal folgenden Fall: Nach dem Kommando „Hinlegen" Schüttelfrost, Puls 56 klein. Blutdruck 90 mm, Atmung 50 oberflächlich, Schmerzen im Leibe ohne Bauchdeckenspannung und Dämpfung. Nach Morphium rasche Besserung. Nur noch 4 Tage lang Pulsverlangsamung und Blutdruckerniedrigung. — Auch im Sanitätsbericht 1894/96 findet sich ein Fall von schwerem Shock mit Pulsverlangsamung nach leichter Bauchverletzung; im Sanitätsbericht 1903/04 Shock, Erbrechen und Meteorismus nach einfachem Rektusriß durch Deichselstoß, wie durch Operation festgestellt wurde. Ein im Sanitätsbericht 1907/08 S. 137 erwähnter Mann war nach einem Hufschlag gegen den Bauch 27 Stunden bewußtlos und ließ kein Wasser. Zeichen einer Organverletzung fehlten, die Blase war nicht gefüllt. Dann erwachte er plötzlich mit Hungergefühl und wurde in ein paar Tagen dienstfähig entlassen. Weder vorher noch nachher hatte der Mann nervöse Symptome gezeigt. In einem anderen dort erwähnten Fall traten unmittelbar nach Sturz auf eine Trottoirkante hysterisch-epileptische Krampf- und Tobsuchtsanfälle auf. Operation abgelehnt. Der vorher nie nervöse Mann wurde dienstfähig.

Auch bei oberflächlicher Schußverletzung ohne Eingeweideperforation, selbst ohne Durchbohrung des Bauchfells (ohne Penetration) kommt Shock vor. Ein Patient von K ö r t e hatte sich mit einem Revolver dicht unter dem Schwertfortsatz geschossen. Schwere Allgemeinerscheinungen riefen den Verdacht auf innere Blutung wach. Die noch am Abend vorgenommene Laparotomie zeigte aber, daß die Kugel zwischen Zwerchfell und Leber hingegangen war, ohne ein Eingeweide zu verletzen oder Blutung zu erzeugen. M i l e s sah bei einem Manne, bei dem das Geschoß nur eine kleine oberflächliche Bauchdeckenwunde erzeugt hatte und im Hosenbein steckengeblieben war, so schweren Shock, daß der Verletzte nicht aufstehen konnte und man zuerst an eine schwere Eingeweideverletzung dachte.

Anderseits kann bei schweren Eingeweideverletzungen, großen Leberrupturen und Querdurchtrennungen des Darms der primäre Shock völlig fehlen. Es ist nicht gesagt, daß Leute, welche rasch an foudroyanter Peritonitis sterben, im Anfang ausgesprochene Shocksymptome darboten.

Ein Mann (Sanitätsbericht 1890/92) fing nach Hufschlag gegen den Bauch noch sein Pferd ein, meldete sich erst am nächsten Tage krank. Puls 136, Temperatur 37,7 °, Atmung 56, geringe Schmerzen. Nachts plötzlich Kollaps und Tod. Sektion: Darmperforation, Kot im Bauch, allgemeine Peritonitis. Ein anderer Mann (Sanitätsbericht 1899/1900) ging nach Hufschlag noch 300 Schritt, schlief dann 1½ Stunden, starb am nächsten Morgen im plötzlichen Kollaps. Die Sektion ergab eine Perforation des Duodenum. M c C o r m a c teilt folgendes mit: Einem betrunkenen Burschen ging das Rad seines eigenen Ziehwagens über den Leib. Er brachte den Wagen noch ein paar englische Meilen weit nach der Stadt und ging dann ins Krankenhaus. Es fehlte jedes Zeichen des Kräfteverfalls, nur brach der Mann etwas nach Bier riechende Flüssigkeit. Am folgenden Morgen fühlte er sich so wohl, daß er Brot und Milch bekam. Danach sofort heftige Leibschmerzen, 27 Stunden nach der Aufnahme Tod unter den Erscheinungen von Peritonitis. Sektion: Dünndarm vor der Wirbelsäule völlig quer durchgequetscht. — Shock fehlte in 2 Fällen von schwerer Milzbzw. Pankreasruptur, welche ich durch Operation rettete.

Auch in meinen Leberrupturfällen finden sich zum Teil recht schwere ohne Shock (587, 687, 497, 508, 538, 684, 736, 515). In Fall 684 z. B. hatte sich ein Mann durch Auffallen auf einen in der Erde steckenden Holzpfahl mehrere Leberrisse, eine Milz- und Magenruptur zugezogen. Trotzdem konnte er noch zu Fuß nach Haus gehen und kam erst am 2. Tag wegen diffuser Peritonitis in Behandlung. Bei der Laparotomie fand man im Bauch außer massenhaften Gerinnseln mehr als 1 Liter flüssiges Blut.

N u ß b a u m berichtet: Ein Mann wurde zwischen 2 Wagen gequetscht, ging aber noch zu Fuß ins Spital, klagte jetzt über leichte Kolikschmerzen. Innerhalb 6 Stunden ging er zugrunde, ohne das Bewußtsein vorher verloren zu haben. Der rechte Leberlappen war in der Mitte mehr als zur Hälfte durchgerissen. — In einem nichtoperierten Fall der Straßburger Klinik von Leber-Harnblasenruptur fehlten zunächst alle subjektiven und objektiven Symptome einer schweren Verletzung. Nach 2 Tagen erst trat galliges Brechen, am 3. Tage vorübergehend Urin- und Windverhaltung auf. Der Junge starb nach 8 Tagen an Urinämie. — Ein Patient von L l o y d hatte mit totalem Riß durch den rechten Lappen noch seinen Kutschbock bestiegen und war 300 m weit gefahren. Dann fiel er vornüber und war tot.

Auch bei Schußverletzungen mit schwerer Eingeweideläsion kann Shock fehlen. M i l e s fand bei einem Mann mit 14 Dünndarmperforationen das Befinden ganz ungestört, nichts von Shock, Puls 66. Weitere Beispiele sind Fall 316, 326, 351, 416, 429, 464, 486. Selbst nach Granatexplosionsverletzungen braucht kein Shock vorhanden zu sein (Sanitätsbericht 1900/01, gestorben nach 29 Stunden an Dünndarmperforation).

Ein Verletzter kann sich auch trotz schwerer Eingeweideläsion vom primären Shock erholen, und dann in plötzlichem Kollaps in 2 oder mehr Tagen zugrunde gehen.

Ein Kranker von V a l l a s war 2 m hoch vom Gerüst gefallen, mit der Lebergegend auf einen Mörteleimer. Aus dem anfänglichen Shock erholte er sich, starb dann plötzlich am folgenden Tag, als er versuchte zu Stuhl zu gehen. Die Sektion ergab einen 17 cm langen und 7 cm tiefen, den unteren Teil des rechten Lappens fast abtrennenden Leberriß. Ähnlich Fall 523. Ein im Sanitätsbericht 1904/05 erwähnter Mann erholte sich nach Hufschlag vom Shock, hatte nach 12 Stunden noch Stuhlgang, kollabierte plötzlich nach 24 Stunden und starb. Die Sektion zeigte, daß das Jejunum fast quer durchgequetscht war. Auch bei Schußverletzungen kommt Erholung vom primären Kollaps vor. Sanitätsbericht 1899/1900: Revolverschuß. $1\frac{1}{2}$ Tage gutes Befinden, plötzlich Kollaps und Tod. Sektion: Leber-Magen-Zwerchfellschuß, Verblutung aus der Leber.

Wenn im Anfang allgemeine sogenannte Shocksymptome vorhanden sind, können wir aus ihnen allein nicht entscheiden, ob sie durch das Trauma ausgelöste rein nervöse Reflexsymptome sind, oder ob sie durch innere Blutung bzw. Magendarmperforation hervorgerufen sind.

Halten aber die sogenannten Shocksymptome länger als 3 Stunden an, oder steigern sie sich (Pulskontrolle, Blutdrucksenkung), oder treten sie erst später nach der Verletzung auf, dann liegt sicher Eingeweideverletzung vor.

Innerhalb der ersten 3 Stunden müssen jedoch, wenn die Symptome unverändert fortbestehen, weitere und zwar lokale abdominale Symptome hinzukommen, um die Diagnose Eingeweideverletzung zu ermöglichen. B i s z u m A b l a u f d e r d r i t t e n S t u n d e m u ß m a n b e i m V o r h a n d e n s e i n v o n i n i t i a l e n S h o c k s y m p t o m e n ü b e r d i e D i f f e r e n t i a l d i a g n o s e e i n f a c h e o d e r d u r c h E i n g e w e i d e l ä s i o n k o m p l i z i e r t e B a u c h k o n t u s i o n i m k l a r e n s e i n. Fehlt aber primärer Shock überhaupt, oder erholt sich der Verletzte in den ersten Stunden vom Shock, so sind wir bezüglich unserer Diagnose und Entschließung in schlechterer Lage. Denn dann ist damit eine Eingeweideläsion keineswegs ausgeschlossen. Der traumatische Shock kann vorübergehen und nach einem mehrstündigen Intervall relativen Wohlbefindens erst die Organläsion sich manifestieren. Wir müssen den Verletzten in den nächsten Tagen aufs genaueste kontrollieren, ob sich bei ihm sichere oder verdächtige, physikalisch nachweisbare lokale Abdominalsymptome entwickeln.

## Puls- und Temperaturverhältnisse.

Von den Allgemeinsymptomen erfordern die Puls- und Temperaturverhältnisse noch eine etwas eingehendere Besprechung.

Wenn der Puls mehr als 3 Stunden, womöglich noch über die Dauer der anderen allgemeinen Shocksymptome hinaus klein, unregelmäßig, beschleunigt (selten verlangsamt) bleibt, oder wenn er sich noch mehr verschlechtert (besonders bei normal bleibender Temperatur), oder wenn er erst längere Zeit nach der Verletzung plötzlich schlecht wird, so spricht das sicher für Eingeweideverletzung.

Pulsverlangsamung ist seltener als Beschleunigung. Finsterer legt der Bradykardie eine hervorragende Bedeutung für die Diagnose Leberverletzung bei. Er bezieht sie auf die Resorption von Galle bzw. gallensauren Salzen, betrachtet sie insofern als ein charakteristisches Symptom der Verletzung der Leber und Gallenwege, als ihr Nachweis diese Verletzung annehmen lasse, ihr Fehlen aber nicht gegen Leberverletzung verwertet werden dürfe, da die Wirkung der gallensauren Salze durch hochgradige Anämie aufgehoben werden könne. Bei seinen experimentellen Leberläsionen an Tieren war Bradykardie auch nicht immer vorhanden, manchmal trat sofort Tachykardie ein.

In meinen 260 Rupturfällen ist nur 12mal Verlangsamung auf 60—42 Schläge notiert. 7mal war dabei der Puls klein, 2mal voll und sehr kräftig. Die Temperatur war in diesen Fällen 4mal subnormal (34,5—35,7 °). 10mal ist nur von Blut im Bauch die Rede, nur 2mal von gallig-blutigem Erguß. Meist ist Shock notiert, 5mal hochgradige Anämie. Auch in einem Schußfall (439) war der Puls verlangsamt, die ganze Leberverletzung bestand in einer kleinen subkapsulären Ekchymose. Oft war ferner bei großem Galleerguß nach Gallenblasenruptur der Puls dauernd stark beschleunigt, anderseits nach Bauchkontusionen ohne Eingeweideverletzung (s. o.) oder mit Darmperforation verlangsamt. Finsterer selbst führt an, daß Milko in mehreren Fällen von schweren Darmverletzungen 8—10 Stunden anhaltende Bradykardie beobachtete. Ich kann das nur bestätigen und glaube, daß vielmehr die individuell verschiedene Reizbarkeit bzw. Erschöpfbarkeit des Vasomotorensystems für das Auftreten von Tachy- oder Bradykardie bestimmend ist, daß die Bradykardie für die spezielle Diagnose Leberruptur nicht zu verwerten ist.

Bei innerer Blutung läßt der Puls im allgemeinen in seiner Kraft eher nach als bei Magendarmperforation. Perthes hat auf dem Chirurgenkongreß 1900 auf die Wichtigkeit der Blutdruckmessung hingewiesen. Diagnostische Bedeutung gewinnt diese besonders, wenn sie bei mehrfacher Wiederholung immer kleinere Werte ergibt. Doch habe ich auch bei profuser innerer Blutung infolge Leber- oder Milzruptur noch nach 12 Stunden einen Blutdruck von 120 mm Hg gemessen. Die Reiz- und Erschöpfbarkeit des Vasomotorensystems ist eben eine individuell sehr verschiedene.

Unveränderte Pulsqualität in den ersten Stunden besagt nichts gegen Eingeweideverletzung. Trotz Darmrisses, trotz erheblicher innerer Blutung bei schon durch Perkussion nachweisbarem großem Bluterguß kann der Puls stundenlang trügerisch gut bleiben (538, 583, 633, 653, 732), dann plötzlich schlecht werden (523). Trotz großen Blutergusses fehlten die klassischen Zeichen von Anämie in einer Reihe von Fällen. Die Fälle, in denen der Puls stundenlang gut bleibt, sich dann plötzlich verschlechtert, sind manchmal schwer zu erklären. Nicht immer handelt es sich um Berstung der Kapsel über einem bis dahin geschlossenen intrahepatischen Bluterguß. Vielleicht gerieten die Lebergefäße zunächst in einen Krampfzustand, mit dessen Nachlaß erst die Blutung profus wurde.

Der Puls kann sogar trotz schwerer innerer Blutung wieder besser werden, wenn er anfangs klein und beschleunigt war, d. h. wenn die reflektorische Shockwirkung nachläßt und die Verschlechterung durch den

Blutverlust noch nicht zum Ausdruck kommt (525, 619, 635, 694). Besserung des Pulses in den ersten Stunden ist also kein Beweis gegen innere Blutung, worauf auch H e r t l e hinwies. Die geringe reflektorische Blutdrucksenkung durch die Kontusion selbst pflegt bald zu verschwinden, wenn keine Eingeweideläsion vorliegt. Nur der positive Nachweis der Pulsverschlechterung ist beweisend.

Die T e m p e r a t u r v e r h ä l t n i s s e sind bis jetzt zu wenig in der Literatur gewürdigt. Nur F r a e n k e l und H a g e n legen für die Frühdiagnose der Organverletzung großen Wert auf stündliche Messung im After, gleich nach der Verletzung beginnend. Allmähliches, auch nur geringes Ansteigen der Temperatur sei beweisend für die Resorption von Blut oder Magendarminhalt. Es kommt aber auch bei präperitonealen Hämatomen vor. In meinen einfachen Rupturfällen ist das allmähliche langsame Ansteigen der Temperatur vor der Operation in ein paar Stunden oder bis zum nächsten Tag auf 38—39,2° 12mal notiert. 1mal wurden außerdem nach 2 Tagen bei einfacher Ruptur mit Gallenperitonitis 40° gemessen. In einem Fall trat erst am 6. Tag plötzlich Fieber (40°) mit Pulsbeschleunigung auf; gleich nach der jetzt vorgenommenen Lebernaht war die Temperatur normal. Der Puls war meist beschleunigt (bis 160) und klein. Nur 4mal zwischen 62 und 80. Seitdem ich darauf geachtet habe, habe ich mehrfach bei innerer Blutung und Darmperforation, ehe klinische Zeichen von Peritonitis auftraten, langsame Temperatursteigerung konstatiert. Der positive Ausfall darauf gerichteter Untersuchung ist in der Tat von Wert für die Differentialdiagnose zwischen einfacher Kontusion und Eingeweideläsion, zumal wenn der Puls relativ mehr als die Temperatur in die Höhe geht.

Es kommt aber auch vor, daß die Temperatur gleich subnormal ist. In meinen einfachen Rupturfällen ist das 7mal konstatiert (bis 34°). Der Puls war dabei 4mal langsam (50—70, 3mal klein, 1mal voll), nur 2mal war er frequent und kaum fühlbar, 1mal ziemlich gut.

Nur Steigen der Temperatur ist beweisend. Subnormale Temperatur kommt auch bei einfachem Shock als Reflexwirkung vor. Das häufige Normalbleiben der Temperatur ist kein Beweis gegen Eingeweideläsion. Oft manifestiert sich jedenfalls die Eingeweideläsion durch andere Lokalsymptome, ehe die Temperatur beeinflußt wird. Nach der Operation von einfachen Leberrupturen waren mehrfach Temperatur und Puls einige Tage erhöht durch Resorption des Blutergusses bei sonst gutem Heilungsverlauf.

## B. Lokale Abdominalsymptome.

Bei der e r s t e n Gruppe der Verletzten, welche initiale und sich nicht steigernde Shocksymptome darbieten, ermöglicht in den ersten 3 Stunden nur das Auftreten von Abdominalsymptomen die Diagnose Eingeweideverletzung zu stellen und einfachen traumatischen Shock auszuschließen. In der Beurteilung der z w e i t e n Gruppe, bei welcher initiale Shocksymptome fehlen oder sich rasch zurückbilden, sind wir überhaupt darauf angewiesen, lokale Symptome einer Baucheingeweideverletzung abzuwarten. Sie können bereits nachweisbar sein, wenn der Allgemeinzustand noch trügerisch gut ist. Oft standen der Mangel an Shock- und Anämiesymptomen, besonders die gute Beschaffenheit des

Pulses, in Widerspruch mit den lokalen Symptomen und der Menge des in den Bauch ergossenen Blutes. Die lokalen Abdominalsymptome sind wichtiger als die Allgemeinerscheinungen.

### 1. Sichere Symptome von Eingeweideverletzungen.

Sicher beweisend ist nur das Auftreten einer a b n o r m e n D ä m p f u n g.

Der Nachweis früh erscheinender und rasch an Ausdehnung zunehmender Dämpfung in den Seitenpartien und über der Symphyse (eventuell mit Vorwölbung des Douglas) ist das wichtigste Lokalsymptom der inneren Blutung. Außerdem ist sie noch nach breitem Platzen des gefüllten Magens oder der gefüllten Harnblase zu erwarten, während sie bei Perforationsperitonitis erst später auftritt; denn zur Produktion des peritonitischen Exsudats gehört Zeit. Ausnahmsweise kann bei Peritonitis infolge Ruptur des leeren Magendarmkanals schon nach 6 Stunden Dämpfung vorhanden sein (Fall 7 von A. S c h m i t t aus der Münchner Klinik). Schon 3—6 Stunden nach Darmperforation kann ausgedehnte Peritonitis vorhanden sein. Bei innerer Blutung nimmt die Größe der Dämpfung rascher zu als bei Peritonitis. Bei früh aufgetretener Dämpfung durch Ruptur des gefüllten Magens oder der Harnblase treten gleichzeitig die peritonitischen Reizerscheinungen (Schmerzen, Meteorismus, Erbrechen) so stürmisch auf, daß dadurch die Differentialdiagnose gegenüber innerer Blutung in der Regel möglich sein wird. Am ehesten wird noch die Differentialdiagnose zwischen innerer Blutung und Magenperforation gelingen, weil bei letzterer durch das gleichzeitig mit der Flüssigkeit ausgetretene Gas die Leberdämpfung alsbald verkleinert wird oder verschwindet, während bei innerer Blutung wenigstens in den ersten Stunden die Leberdämpfung nicht verkleinert zu sein pflegt.

Ein massenhaftes allmähliches Ansammeln des ergossenen Blutes in den abhängigen Bauchpartien, so daß deutliche Dämpfung nachzuweisen ist, kommt aber längst nicht immer zustande. Drei Bedingungen müssen erfüllt sein: die Menge des ergossenen Blutes muß hinreichend groß sein; das Blut muß rasch, d. h. aus stark blutender Wunde ausfließen; die Bauchdecken dürfen nicht zu straff kontrahiert sein. Sickert das Blut nur in geringer Menge und langsam aus, so gerinnt es schon in der Nähe der Verletzungsstelle, ehe es sich der Schwere nach — abhängig von der Körperlage — senkt, zumal wenn der Verletzte nicht mehr stand oder ging. Dann bildet sich eine umschriebene Dämpfung um die Verletzungsstelle aus. Sind die Bauchdecken hart kontrahiert, dann kommt es nicht nur nicht zum Herabfließen des Bluts in die abhängigen Bauchpartien, sondern auch die lokale Ansammlung an der Verletzungsstelle bleibt aus. Auch große Blutmengen können so zwischen den Darmschlingen verteilt sein, daß überhaupt keine Dämpfung vorhanden ist. Dasselbe gilt für den Austritt selbst massenhaften Magendarminhalts (H o x i e, E i c h e l, T h ö l e).

H o x i e fand, daß unter 69 Bauchverletzungen der Züricher Klinik bei der Operation 32mal ein innerer Bluterguß konstatiert wurde, während nur 3mal eine abnorme Dämpfung festzustellen gewesen war, und zwar in keinem derjenigen Fälle, in denen der Tod durch primäre innere Verblutung eintrat. In meinen Fällen fehlte Dämpfung trotz schon großen

Blutergusses (bis 3 Liter) bei 18 einfachen und 10 nicht durch Magendarmperforation komplizierten Rupturen. Öfters war die Dämpfung gering oder unsicher, öfters noch nach 4—6 Stunden nicht vorhanden, sondern erst am nächsten Tage. Auch bei einer Reihe von Stich- und Schußverletzungen fehlte die Dämpfung trotz großen Blutergusses.

Bei starker Bauchdeckenspannung wird das Perkussionsresultat unsicher. Sehr selten ist der Bluterguß so groß, daß Fluktuation nachzuweisen ist (524, 686, 708, 736), daß eine Bauchseite gegenüber der anderen vorgewölbt erscheint (522, 690), daß gar während der Untersuchung bzw. Beobachtung der Bauch anschwillt (540), daß fast der ganze Bauch gedämpft klingt (576, 708).

Ein Bluterguß im Bauch ist schwerer beweglich als ein Aszites (Thomayersches Zeichen). Rechtsseitige Dämpfung verschwindet bei linker Seitenlage langsam, erst in einigen Minuten, manchmal auch gar nicht, auch wenn das Blut nicht geronnen ist (558). Bei wieder eingenommener Rückenlage tritt die seitliche Dämpfung erst nach gewisser Zeit wieder auf (639). Indes habe ich das auch einmal bei traumatischer Perforation eines alten Ulcus duodeni bei brettharter Bauchdeckenkontraktur konstatiert, woraus mir hervorzugehen scheint, daß die mehr oder weniger große Beweglichkeit des Ergusses mehr von dem Grade der Bauchdeckenspannung als von der Art der Flüssigkeit abhängt. Für die Differentialdiagnose zwischen Bluterguß und peritonitischem Exsudat ist die Beweglichkeit des Ergusses also nicht zu verwerten.

Auch bei großem Erguß braucht der Douglas nicht vorgewölbt zu sein (639). Seine Vorwölbung bleibt aus, wenn der Verletzte sogleich Rückenlage einnahm, nicht mehr ging, stand oder saß. Der durch freien Bluterguß vorgewölbte Douglas fühlt sich nicht so gespannt an, wie er es tut bei abgeschlossenem appendizitischem Abszeß (558, 584, 637).

1mal fand ich nach Hufschlag in die Milzgegend bei linksseitiger Bauchdeckenspannung eine Dämpfung, wie sie für Milzruptur als charakteristisch gilt. Der Allgemeinzustand war aber so gut, der Puls ruhig und voll, der Blutdruck normal, daß ich mit der Laparotomie trotz der handgroßen, bis zum lateralen Rand des linken Rektus reichenden Dämpfung noch wartete. Als nach ein paar Stunden bei einfacher Bettruhe viele Winde abgegangen waren, war und blieb die Dämpfung verschwunden. Wohlbefinden vom nächsten Tage an, Heilung in kurzer Zeit ohne Störung. Ich war überzeugt, daß in diesem Fall die abnorme Dämpfung von durch den traumatischen Reiz kontrahierten unverletzten Darmschlingen herrührte, als ich Gelegenheit hatte, diese Möglichkeit ad oculos demonstriert zu sehen. Hufschlag gegen die rechte Seite, kurz bewußtlos, Shock, hufeisenförmige Marke über der rechten Spina. Ileozökalgegend stark gespannt, Aufstoßen, nach 2 Stunden galliges Brechen, Dämpfung handtellergroß wie beim appendizitischen Abszeß. Laparotomie unter Annahme von Darmruptur: Kein Erguß von Blut oder Darminhalt im Bauch, kleine Sugillation am Coecum, dieses und der angrenzende Dünndarm stark kontrahiert, in der Lage genau der Dämpfung entsprechend, keine Darmverletzung. Heilung, Dämpfung nach 2 Tagen verschwunden.

Brehm[1]) sagt, daß man oft bei Stichverletzungen in der linken

---

[1]) Langenbecks Archiv Bd. 73, S. 248.

Seite durch Pleura und Zwerchfell eine Dämpfung in der linken seitlichen
Bauchregion finde, und es ihm nach der Beobachtung solcher ohne Operation geheilter Fälle zweifelhaft sei, ob da immer die Milz verletzt war,
oder nur eine Blutung aus verletzten Netzgefäßen vorlag. In meinen
beiden Fällen war die Dämpfung auch nicht einmal durch solchen Bluterguß, sondern lediglich durch kontrahierte Darmschlingen bedingt. Solche
Fälle mögen aber extrem selten sein und sollen nicht von der Laparotomie
bei deutlich vorhandener Dämpfung abhalten.

### 2. Unsichere Symptome von Eingeweideverletzungen.

a) V e r s c h w i n d e n bzw. V e r k l e i n e r u n g der L e b e r d ä m p f u n g
wird oft als Beweis für Eingeweideverletzung hingestellt. Mit Unrecht,
wie ich zeigen werde.

Das f r ü h e Verschwinden bzw. Kleinerwerden der Leberdämpfung
ist das klassische Zeichen der Magenperforation. Das austretende Gas
sammelt sich in den oberen Bauchpartien an, die Leber zudeckend. Manchmal ist es zunächst als tympanitischer Streifen zwischen dem Lungenschall und der verschmälerten Dämpfung der noch zum Teil der Bauchwand anliegenden Leber nachzuweisen. Leider aber ist dieses Symptom
des freien Meteorismus externus auch bei Magenperforation selten deutlich ausgesprochen. Zwei Bedingungen müssen erfüllt sein: Es muß eine
hinreichend große Menge Gas aus dem gefüllten Magen ausgetreten sein,
und die Bauchmuskeln dürfen nicht zu fest kontrahiert sein, weil sie sonst
das Gas nicht austreten lassen bzw. es flächenhaft beiseite drücken. Auch
ein gefüllter Magen kann trotz Perforation voll bleiben (314). In den
Schußverletzungen 324 und 326 war trotz Magenperforation die Leberdämpfung erhalten (es war auch nicht einmal Brechen erfolgt). Im
Rupturfall 553 war trotz Magenduodenumperforation die Leberdämpfung
nach 2 Stunden normal, trotzdem entleerte sich gleich nach dem Bauchschnitt Gas und flüssiger Darminhalt. Bei Darmperforation kommt ein
großer freier Meteorismus externus kaum vor.

Die Leberdämpfung kann auch früh durch allgemeinen Meteorismus
i n t e r n u s verschwinden, schon nach einfachen leichten Bauchkontusionen. Nach H e i n e k e spricht früh auftretender allgemeiner Meteorismus an und für sich sogar eher gegen als für eine schwere Verletzung;
der primäre Meteorismus fehle bei Magendarmruptur und innerer Blutung
wegen der dabei vorhandenen Bauchdeckenkontraktur, bei Meteorismus
nach einfacher Kontusion sei der Bauch nie bretthart gespannt. Er sah
diesen oft beträchtlichen Umfang erreichenden Meteorismus 2 und 4 Tage
anhalten, selbst nach vorübergehendem Nachlassen wiederkehren. Er
entsteht durch Reizung der retroperitonealen Nervenplexus mit oder ohne
retroperitoneale Blutungen. Entweder handelt es sich um Lähmung
des die Peristaltik erregenden Vagus, oder um Reizung des die Peristaltik
hemmenden Sympathikus. Auch bei retroperitonealer Phlegmone, z. B.
nach Perforation eines Ulcus duodeni, kann es zu allgemeinem Meteorismus
kommen. Ferner wird früher allgemeiner Meteorismus nach Hoden-
quetschung (L o r e n t), bei Wirbelfrakturen auch ohne retroperitoneale
Blutung, z. B. auch bei Hals- oder Brustwirbelfrakturen beobachtet
(S t o l p e r, L a u e n s t e i n, K ö r t e).

Ich sezierte einen Mann, der 4 Tage nach einem Hufschlag mitten vor den Bauch unter starkem Meteorismus durch Herzlähmung ohne schwere Anämiesymptome gestorben war. Der Meteorismus war schon am Tage nach der Verletzung hochgradig gewesen. Reine Pankreaszerquetschung vor der Wirbelsäule, 1 Liter Blut in der Bursa omentalis, retroperitoneale Blutsuffusion um die rechte Niere, hinter Colon ascendens, in Radix mesenterii. Kolossale Darmblähung, Zwerchfellstand beiderseitig 3. Rippe, Herz bis zur 2. Rippe hinaufgedrängt. Kein freier Bluterguß im Bauch. Tod nicht durch Blutverlust, keine Fettgewebsnekrose.

L e j a r s hat H e i n e k e s Beobachtungen bestätigt. Ich glaube nicht, daß früher allgemeiner traumatischer Meteorismus eine häufige Erscheinung ist, daß er aber auch bei innerer Blutung vorkommt, also niemals eine Kontraindikation gegen die Laparotomie abgeben darf.

Ein s p ä t e r e s Verschwinden bzw. Kleinerwerden der Leberdämpfung durch allgemeinen Meteorismus internus ist das klassische Zeichen der Peritonitis. Es kommt dadurch zustande, daß die gelähmten und geblähten Darmschlingen (besonders das Colon transversum — O p p e n h e i m) die Leber von unten um eine quere Achse nach oben vorn drehen, sie in Kantenstellung bringen. Das kommt aber auch bei innerer Blutung vor, denn auch der Bluterguß wirkt mechanisch-chemisch lähmend auf den Darm (N ö t z e l).

Auch durch l o k a l e n Meteorismus internus kann die Leberdämpfung verkleinert werden. Es kann das Trauma selbst bzw. lokal angesammeltes Blut den Darm auf eine Strecke lähmen und blähen, ohne daß er schwere Spuren von Quetschung aufzuweisen braucht. Betrifft die Darmblähung die Lebergegend, so wird die Leberdämpfung kleiner. Wenn vielfach behauptet wird (v. H i p p e l, H e i n e k e, F r a e n c k e l), daß der Darm durch einen traumatischen Reiz sich stets kontrahiere, eine vorhandene Blähung sekundär oralwärts von der kontrahierten Partie oder durch Lähmung und Blähung einer anfangs kontrahierten Schlinge entstehe, so trifft das nicht zu. Beides, Kontraktion und Blähung, ist möglich, abhängig vom Reizgrad und dem Zustande des neuromuskulären Systems des Darms. In einem Fall von L e x e r, der oft als Beweis für die traumatische Kontraktion des Darmes angeführt wird, war der Dünndarm streckenweise gebläht und streckenweise kontrahiert, ähnlich einem Hundedarm. Aber an der geblähten Schlinge waren Sugillationen, Abriß der Serosa und Perforation vorhanden. Also war doch der am schwersten getroffene Teil gebläht, der von einem geringeren Reiz getroffene kontrahiert. Ich habe 3mal bei Leberruptur eine deutliche Verkleinerung der Leberdämpfung 1—1½ Stunden nach der Verletzung gefunden und bei der Laparotomie gesehen, daß sie von einer enormen Blähung des oberen Teils des Colon ascendens, der Flexura coli hepatica und des angrenzenden Teils des Colon transversum herrührte. Der Darm zeigte keine Spur einer groben Quetschung. In einem Fall nahm die lokale Darmblähung in den nächsten Tagen nach der Operation noch zu, so daß die Leberdämpfung vollkommen verschwand. In anderen Fällen läßt die Blähung früh nach. In 544 war nach ½ Stunde keine Leberdämpfung vorhanden, nach 2 Stunden war sie wieder normal. Tetanische Darmkontraktion wurde noch 9—11 Stunden p. tr. konstatiert (v. A n g e r e r, R e h n, T r e n d e l e n b u r g). In einem Fall von S z u m a n n hielt sie sogar 3 Tage an und rief Ileussymptome hervor. Daß durch primäre Darmkontraktion sogar eine lokale Dämpfung entstehen kann, ist bereits erwähnt.

Posttraumatischer Meteorismus und Verkleinerung der Leberdämpfung ist also allein kein Beweis für Eingeweideverletzung. So gut wie sicher wird
die Eingeweideverletzung, wenn außerdem abnorme Dämpfung nachweisbar ist. Aber man weiß dann noch nicht, ob es sich um Magenperforation mit Austritt von Gas und flüssigem Inhalt handelt, oder um
innere Blutung mit lokaler Darmlähmung. Wenn nicht noch andere
Symptome hinzukommen, welche für Magenperforation (Blutbrechen)
oder für innere Blutung (rasche Pulsverschlechterung und Blutdrucksenkung, Blässe, Kühle der Akra) sprechen, kommt man über die Diagnose
Eingeweideverletzung nicht hinaus. Primäre abnorme Dämpfung bei
normaler Leberdämpfung spricht für innere Blutung. Man kann aber nicht
behaupten, daß primäre abnorme Dämpfung bei deutlich verkleinerter
oder verschwundener Leberdämpfung eine Magendarmperforation beweise.

In meinen Rupturfällen ist eine alsbaldige lokale Lähmung und
Blähung des Kolon ohne Perforation 13mal notiert. nur 2mal fand man
Sugillationen am Darm; lokale Blähung des Kolon und Magens 3mal;
des Magens allein 2mal. 4mal wurde ·der lokale Meteorismus internus
erst später, nach 8—32 Stunden festgestellt. Nur 1mal war das Kolon
vor einer der Verletzungsstelle entsprechenden kontrahierten Stelle gebläht. Meist ist in diesen 22 Fällen die Leberdämpfung verkleinert,
3mal verschwunden gewesen; nur 1mal war sie einfach hinaufgerückt,
ebenso die Herzdämpfung. 2mal war die Leberdämpfung zunächst durch
unter ihr angesammeltes Blut vergrößert, nach 2 bzw. 12 Stunden verkleinert durch Kolonblähung. Umgekehrt war 2mal die Leberdämpfung
zunächst durch die traumatische Darmblähung verkleinert, nach 3 Stunden
durch angesammeltes Blut vergrößert. Gerade der Wechsel des Befundes
bei mehrstündiger genauer Beobachtung gewinnt diagnostische Bedeutung. — Allgemeiner Meteorismus internus mit Verkleinerung der
Leberdämpfung vor der Operation war 2mal schon früh nach 4—6 Stunden
vorhanden (contra H e i n e k e), 7mal erst später nach 15 Stunden bis
zum 3. Tag mit Wind-, Stuhl- und Urinverhaltung. Nach der Operation
starben trotz gestillter Blutung 2 an allgemeiner Darmlähmung durch
den Bluterguß, die durch Herzschwäche zum Tode führte (651, 652 von
N ö t z e l). Meteorismus durch das Trauma selbst oder durch intraperitonealen Bluterguß ohne Magendarmperforation ist also gar nicht selten.

Alle anderen lokalen Abdominalsymptome sind an sich völlig unsicher bezüglich der Differentialdiagnose einfache Kontusion oder Eingeweideläsion. Beweisend werden sie erst für Eingeweideverletzung
durch ihr zeitliches Verhalten, also genau wie die allgemeinen Shocksymptome: 1. wenn sie über 3 Stunden in gleicher Intensität andauern,
2. oder gar sich steigern, 3. oder erst später auftreten bzw. nach vorübergehendem Nachlassen wieder erscheinen. Dann muß man annehmen,
daß sie nicht durch das einmalige Trauma, sondern durch weiterwirkende
peritonitische Reizung durch fremden Inhalt unterhalten bzw. hervorgerufen werden.

### Reflektorische Bauchdeckenspannung.

Das Wichtigste der nun folgenden Abdominalsymptome ist ohne
Zweifel die reflektorische Bauchdeckenkontraktur. Zuerst hat M o r i t z

1879 darauf hingewiesen; richtig gewürdigt wird das Symptom erst, seit bei uns T r e n d e l e n b u r g, v. A n g e r e r, K ö r t e u. a., in Frankreich H a r t m a n n, D e m o n s, G o s s e t seine Bedeutung betont haben. Man ist so weit gegangen, ausgesprochene, besonders einseitige und zumal umschriebene Spannung als pathognomonisch für Eingeweideverletzung hinzustellen. Nicht ganz mit Recht. Denn einerseits fehlt in allerdings seltenen Fällen jede Kontraktur, sowohl bei Magendarmperforation, als noch öfter bei innerer Blutung; anderseits wird sie auch bei einfacher Kontusion beobachtet. Entscheidend ist erst das zeitliche Verhalten.

Die Bauchdeckenkontraktur ist manchmal so stark, daß der ganze Leib eingezogen ist, die Inscriptiones tendineae der Rekti sichtbar einspringen. An der Bauchmuskelkontraktion nimmt auch der Kremaster teil, so daß die Hoden hoch gezogen vor den Leistenringen liegen können. Die Beine werden zur Entspannung des Bauches hochgezogen. In Halbnarkose vor der Operation findet man öfters, wenn der Leib schon im übrigen leicht einzudrücken ist, über dem verletzten Eingeweide noch lokale Kontraktur, was für Diagnose und Schnittführung von Bedeutung werden kann. Es kann aber auch die lokale Kontraktur an anderer Stelle stärker sein, wie in Fall 591 von v. H i p p e l (bei Ruptur des rechten Lappens Spannung im Epigastrium und linken Meso- und Hypogastrium), so daß man bezüglich der Organdiagnose irregeleitet werden kann.

Trotz Eingeweideverletzung fehlt die Bauchdeckenspannung zunächst öfters bei schwerem Shock (673, 676). Sie kann aber auch bei tiefer Bewußtlosigkeit vorhanden sein (2 Fälle bei H a g e n). Anderseits kann sie beim Fehlen jeglichen Shocks (z. B. trotz Lebermagenschusses in Fall 419) fehlen. Manchmal ist der Bauch nicht dauernd gespannt, sondern nur exspiratorisch fixiert (528). Die Atmung wird durch den Kontraktionszustand rein kostal, oberflächlich, beschleunigt, gepreßt und stoßend. Auf das Fehlen der Bauchatmung legt K r e c k e besonderes Gewicht. Mit Einsetzen der Peritonitis und zunehmendem Meteorismus läßt die bretthart reaktive Bauchdeckenkontraktur nach; der Leib wird im ganzen passiv gespannt.

Was die U r s a c h e d e r B a u c h d e c k e n s p a n n u n g anlangt, so erfolgt sie reflektorisch durch traumatische oder chemische Reizung des nervenreichen Peritoneum parietale. W i l m s und H e r t l e legen besonderen Wert auf den traumatischen Schmerz, weil die Spannung immer am Ort der Gewalteinwirkung am deutlichsten sei und das auch noch bleiben könne, wenn bereits der ganze Leib durch beginnende Peritonitis empfindlich und gespannt geworden sei. Doch zeigen die Fälle, in denen die Spannung erst nach Stunden eintrat, daß der Bluterguß allein genügt. B r e h m fand, daß bei einfachen penetrierenden Bauchverletzungen die Spannung fehlte, bei perforierenden so gut wie immer vorhanden war. Er schließt daraus, daß die Verletzung des Peritoneum parietale allein die reflektorische Spannung nicht erkläre. Aber es ist doch ein Unterschied, ob durch Stich oder Schuß das Bauchfell an kleiner Stelle verletzt wird, oder durch breite Kontusion in größerer Ausdehnung gereizt wird. H o f f m a n n hat den Ursachen der Bauchdeckenspannung experimentell nachgeforscht. Der Reflexvorgang entsteht durch Reizung der sensiblen N. intercostales und lumbosacrales an irgend einem Punkt ihres Verlaufs. Bei abdominalen Affektionen tritt sie nur ein, wenn das

Bauchfell der Vorderwand gereizt wird, fehlt also, wenn nur im kleinen
Becken ein Bluterguß vorhanden ist (ebenso wie sie bei Appendizitis fehlt,
wenn der Wurmfortsatz nach hinten unten ins kleine Becken geschlagen
ist, weit ab von der vorderen Bauchwand). Bei gesundem Bauchfell
kann Bauchdeckenspannung zustande kommen bei Pleuritis, Pneumonie,
auch Bronchitis (eigene Beobachtung) durch direkte Reizung der N. intercostales oder Irradiation; bei Rückenkontusionen, Wirbelfrakturen,
retroperitonealen Blutergüssen durch Reizung hinterer Wurzeln. Es ist
schon dabei unter Annahme einer Baucheingeweideläsion vergebens
laparotomiert worden (A n s c h ü t z). Bei ausgedehnter Läsion der
hinteren Wurzeln und Lumbalanästhesie, in tiefer Narkose tritt sie nicht
auf, wenn das Peritoneum parietale gereizt wird, wohl aber bei Rücken-
marksdurchtrennung in Höhe des oberen und mittleren Brustabschnittes,
solange der kurze Reflexbogen intakt ist. Bei einseitiger Reizung kann
durch Irradiation doppelseitige Bauchdeckenspannung auftreten, sie ist
aber auf der anderen Seite nicht so stark.

In meinen Rupturfällen war der Bauch meist sofort gespannt, oft
nur lokal, z. B. nur die obere Hälfte des rechten Rektus. Eingezogener
Leib ist nur in 11 Fällen notiert. 3mal war die Spannung gering trotz
großen Blutergusses, 8mal fehlte sie ganz (darunter 3 Fälle aus T r e n -
d e l e n b u r g s Klinik!), 1mal war der Bauch dabei vorgewölbt. 5mal
war der Leib anfangs weich, wurde erst nach 1—3 Stunden härter, aber
nicht bretthart trotz großen Blutergusses. 4mal war der Leib umgekehrt
anfangs gespannt, wurde nach 2—20 Stunden trotz jetzt auftretender
Dämpfung und Verkleinerung der Leberdämpfung weich.

### Lokaler Schmerz.

Ein noch unsichereres Zeichen von Eingeweideläsion ist der Schmerz,
da hier die individuell verschiedene Empfindlichkeit noch viel mehr mit-
spricht. Sowohl bei einfacher wie bei komplizierter Bauchkontusion
ist der primäre Schmerz immer als traumatischer aufzufassen, entstehend
durch Reizung des Peritoneum parietale. Es kann durch einen stets auf
denselben umschriebenen Punkt lokalisierten, bei Druck sich steigernden
Schmerz wohl der Verdacht auf Organverletzung wachgerufen werden.
Bestärkt wird der Verdacht, wenn der lokalisierte Schmerz lange anhält
oder sich steigert. Zu beherzigen ist aber, daß Fehlen und auch Nachlassen des Schmerzes nichts gegen Eingeweideverletzung beweist. Auch
bei großen Leberrupturen fehlte bisweilen der Druckschmerz. Der primäre
Schmerz kann nachlassen und ein stundenlanges schmerzloses Intervall
folgen, bis der sekundäre, durch Magendarminhalt oder durch einen Bluterguß erzeugte Schmerz einsetzt. Der durch einen Bluterguß entstehende
Schmerz kann sehr intensiv sein, wie durch Fälle von Nachblutung bewiesen wird, bei denen also das Trauma als solches nicht mehr wirksam
war. In Fall 720 rief eine am 3. Tage einsetzende Nachblutung aus einer
Leberruptur plötzlich so heftige Kolikschmerzen (mit 39,5°) hervor, daß
unter der Diagnose sekundäre Darmperforation zum zweitenmal laparotomiert wurde: der Darm war intakt, aber im Bauch eine große Menge
Bluts. Ähnlich kündigte sich in Fall 646 am 15. Tag der Durchbruch eines
intrahepatischen Hämatoms durch plötzlich in der Magengegend auf-
tretende heftige Schmerzen an.

Ist eine Leberverletzung an sich schmerzhaft? Hat die Leber sensible schmerzleitende Nervenfasern? Ohne den langen Streit um die Sensibilität der Baucheingeweide hier wieder aufzurühren, will ich nur folgendes konstatieren: Der L e n n a n d e r sche Satz, alle vom Sympathikus versorgten Organe seien nicht schmerzempfindend, ist durchbrochen, nachdem nachgewiesen ist, daß vom Mesenterium aus Schmerzgefühl ausgelöst werden kann, auch vom Darm, in den die Mesenterialnerven mit den Gefäßen übergehen. Es kommt nur darauf an, daß durch einen hinreichend kräftigen Reiz mit genügender Schnelligkeit eine genügende Anzahl von Nervenendigungen getroffen werden. Einfaches Stechen und Kneifen genügt nicht. Gegen L e n n a n d e r, für Schmerzgefühlsleitung in den sympathischen Bahnen spricht schon, daß Leute mit Syringomyelie oder Querschnittsmyelitis im unteren Dorsalmark trotz äußerlicher Analgesie am Bauch Kolikschmerzen haben können. Der Splanchnicus major entspringt vom 6.—9., der minor vom 10.—11. Brustganglion des Grenzstranges. Diese Ganglien stehen mit den entsprechenden Rückenmarkssegmenten durch Rami communicantes in Verbindung. Liegt die Rückenmarksverletzung im 4. Brustwirbel oder höher (dem 4. Brustwirbel entsprechen in der Lage das 5. und 6. Dorsalsegment des Rückenmarks), dann ist auch die zentripetale Leitung des Splanchnikus aufgehoben. Tatsächlich entstehen bei Leuten mit hoher Durchtrennung des Dorsalmarks nach Verabfolgung von starken Abführmitteln keine Leibschmerzen. Bei tieferem Sitz der Rückenmarksverletzung, bei Syringomyelie mit Analgesie nur am Bauch können dagegen Leibschmerzen auftreten, weil der Splanchnikus das Rückenmark oberhalb der Verletzung bzw. der Erkrankung erreicht. Gastrische und intestinale Schmerzkrisen, schmerzhafte Blasenkrisen, schmerzhafter Stuhlzwang bei Tabes entstehen durch Reizvorgänge im sympathischen System (Rami communicantes in den Rückenmarkswurzeln).

Ich stimme P r o p p i n g bei, daß Schmerzen bei Kolik der muskulösen Baucheingeweide unmittelbar in diesen Organen selbst ausgelöst werden und nicht mit einer Erregung der Nerven des Peritoneum parietale verbunden zu sein brauchen. Tast-, Lage- und Temperatursinn haben die Baucheingeweide nicht. Auch von den drüsigen Bauchorganen können Schmerzen ausgelöst werden, von der Leber besonders, wenn die nervenreiche G l i s s o n sche Kapsel verletzt ist oder gespannt wird. Die Kapsel erhält Fasern aus dem Plexus hepaticus (zusammengesetzt aus Ästen des rechten Vagus und des Plexus coeliacus, welch letzterer wieder von Ästen des rechten Vagus und der Splanchnici gebildet wird) und dem Plexus phrenicus, welcher vom N. phrenicus und Ästen des Splanchnikus und Plexus coeliacus gebildet wird. Die Endäste des Plexus phrenicus gehen ins Lig. suspensorium und die Leberkapsel. Das Leberparenchym besitzt nur wenig sensible Nervenfasern aus dem Plexus hepaticus. Der Phrenikus versorgt auch die zentralen Partien des Zwerchfells mit sensiblen Fasern (R a m s t r ö m).

## Brechen (galliges Brechen).

Primäres, sofort oder wenigstens in den ersten 2—3 Stunden einsetzendes Brechen ist auch nicht beweisend für Eingeweideverletzung, sein Fehlen läßt Eingeweideläsion nicht ausschließen. Selbst bei Magen-

perforation kann nicht nur Blutbrechen, sondern primäres Brechen überhaupt fehlen. Das Erbrochene kann auch bei Magenruptur frei von Blut
und gallig sein (Fälle von v. B e c k und B r e h m). Andrerseits kann,
wie ich selbst 2mal sah, auch bei einfacher Kontusion primäres galliges
Brechen vorhanden sein, was T r e n d e l e n b u r g, v. A n g e r e r,
H a g e n bestritten haben. Ob das primäre Brechen gallig ist oder nicht,
hängt wohl wesentlich vom Füllungszustand der Gallenblase zur Zeit
der Verletzung ab. Ist die Gallenblase längere Zeit nach der Nahrungsaufnahme bei leergewordenem Magen und Duodenum allmählich gefüllt,
so kann auch durch einfache Kontusion galliges Brechen ausgelöst werden.
Die Heftigkeit des Würgens und Brechens ist nicht bestimmend; auch
bei heftigem Würgen braucht das Erbrochene nicht gallig zu sein, wie
in einem Fall von L e x e r von Darmruptur. (Wann übrigens die Gallenblase den stärksten Füllungsgrad aufweist, scheint nicht bekannt zu
sein. In H e r m a n n s und N a g e l s Handbüchern der Physiologie
steht darüber nichts. Nur die periodische Produktion der Galle wird
besprochen. Produktion, d. h. Ausscheidung in die Gallenblase, und Ausscheidung in den Darm werden nicht scharf getrennt.)

### B l u t i g e r  S t u h l,  U r i n-,  W i n d-,  S t u h l v e r h a l t u n g.

Blutiger Stuhl ist ein sehr seltenes Frühsymptom, und nur diese
interessieren hier. Einer Urin-, Wind- und Stuhlverhaltung kommt im
Anfang keine differenzialdiagnostische Bedeutung zu. Einerseits kann
Verhaltung eintreten auch nach einfacher Kontusion (wie nach einer
aseptischen Laparotomie) durch die traumatische Läsion der Bauchwand und reflektorische Ruhigstellung der Bauchmuskeln, vielleicht
auch durch reflektorische Beeinflussung der sympathischen Plexus mes.
inferior, hypogastricus, haemorrhoidalis, von denen Blase und Mastdarm versorgt werden (V. M ü l l e r, Deutsche Zeitschr. f. Nervenheil-
kunde Bd. 21, 1902, S. 86). Andrerseits tritt Verhaltung bei Organruptur
oft erst sekundär als Symptom der Blasen- bzw. Darmlähmung durch
beginnende Peritonitis oder nichtinfizierten intraabdominalen Bluterguß
in Erscheinung. Aus einem mangelhaften Abgang von Flatus in der
ersten Zeit nach der Verletzung kann man noch nicht auf Darmparalyse schließen.

Im allgemeinen ist die Diagnose der inneren Blutung früher möglich
als die einer Magendarmperforation, weil das charakteristische lokale
Symptom der abnormen Dämpfung durch den Bluterguß und die allgemeinen Symptome der fortschreitenden Anämie früher hervortreten,
als es bei Magendarmperforation das lokale Symptom der abnormen
Dämpfung durch das peritonitische Exsudat (mit Verschwinden der
Leberdämpfung) und die allgemeinen Symptome der Peritonitis zu tun
pflegen. Kommt der Verletzte aus dem Kollaps gar nicht heraus, so
handelt es sich meist um innere Blutung. Denn selten schließt sich gleich
ohne Pause die Perforationsperitonitis an. Ist das doch einmal der Fall
(möglich schon nach 3—6 Stunden), so treten mehr die lokalen Abdominalsymptome (Schmerz, Meteorismus, Erbrechen) in den Vordergrund,
während bei innerer Blutung die allgemeinen Symptome der fortschreitenden Anämie vorherrschen.

Am schwierigsten ist wohl die Differenzialdiagnose zwischen innerer Blutung und Perforation des Duodenum, wie mir folgender Fall bewies:

Ein Fähnrich fiel vom Pferde auf den Rücken. Als Frühsymptom stellte sich galliges, nichtblutiges Erbrechen ein und beiderseitiger Schulterschmerz, Puls 72 kräftig. Lazarettaufnahme nach 8 Stunden: leichter Shock, Puls 90, Blutdruck 100, Atmung 48 rein kostal, Leib im Niveau, aber bretthart (also ein gewisser Grad von Meteorismus, denn sonst hätte der Leib durch die Bauchdeckenkontraktur eingezogen sein müssen), beiderseits Flankendämpfung, bei Seitenlage sich langsam aufhellend, beim Einnehmen der Rückenlage erst nach 4 Minuten wiederkehrend, Douglas trotz des großen Ergusses nicht vorgewölbt (Patient hatte seit der Verletzung gelegen), Leberdämpfung fast verschwunden bis auf einen fingerbreiten Streifen am rechten Rippenbogen, an der 5. Rippe ging der Lungenschall in Tympanie über, Herzdämpfung bis zur 3. Rippe hinaufgerückt. Die diagnostischen Überlegungen bewegten sich in folgender Richtung: Gegen innere Blutung mit Verschwinden der Leberdämpfung durch lokalen Meteorismus internus waren der gute Puls, das Fehlen von Anämiesymptomen bei großem Erguß, das fast völlige Verschwinden der Leberdämpfung in 8 Stunden anzuführen. Deshalb wurde auch dem Schulterschmerz nicht die Bedeutung beigemessen, daß er eine Leberruptur beweise, zumal das Trauma nicht auf die Lebergegend eingewirkt hatte. Gegen Magenperforation wurde das gallige, n i c h t blutige Brechen ins Feld geführt, gegen Dünndarmperforation die Größe des Ergusses nach so kurzer Zeit. Per exclusionem wurde richtig Duodenumperforation diagnostiziert; dabei ist frühzeitig ein großer Erguß und Verschwinden der Leberdämpfung durch Meteorismus externus zu erwarten, weil der Mageninhalt (der Sturz war kurz nach dem Mittagessen passiert) durch das Duodenumloch austritt; blutiges Brechen aber kann fehlen, wenn nur Mageninhalt erbrochen wird. Der Puls war erst durch die allmählich einsetzende Peritonitis etwas verschlechtert.

## IV. Spezialdiagnose der Leberruptur.

Wann und woraus kann man, wenn innere Blutung diagnostiziert ist, erkennen, daß sie aus der Leber stammt? Große intraabdominale Blutergüsse rühren vorwiegend von Rupturen der großen Unterleibsdrüsen, am häufigsten der Leber her. Zerreißung großer Gefäßstämme kommt erst in zweiter Linie in Betracht. Man muß aber daran denken, daß auch aus Netz,- Mesenterium- und Magendarmrissen schwere Blutungen stammen können. Einige Beispiele aus den Sanitätsberichten: 1903/04 Hufschlag, nicht operiert, Tod in 36 Stunden. Sektion: Verblutung aus dem Netz. 1904/05 Hufschlag, Laparotomie, 1 Liter Blut im Bauch, herrührend aus spritzender Arterie im Mesocolon ascendens. 1892/94 Hufschlag. Sektion: 2 Liter Blut aus einem 1 cm langen Loch im Jejunum. 1904/05 Hufschlag, Laparotomie, 1 Liter Blut, herrührend aus unvollständigem, nur bis auf die Schleimhaut gehendem Darmriß.

Die Feststellung, daß das Trauma die Lebergegend traf, Hautmarken in der Lebergegend (streifenförmige Exkoriationen bei Überfahrung, kreis- oder halbmondförmige Abschürfungen bei Pufferquetschung, Abdruck eines Hufeisens oder seiner Stollen), Brüche der unteren Rippen sind ein wichtiger Hinweis auf die Leber. Oft aber fehlt an der Haut jede Verletzungsspur, oder die Marken liegen entfernt von der Lebergegend, z. B. im linken Hypogastrium. Die Leber kann auch durch an entfernter Stelle angreifende Gewalt reißen.

### 1. Dämpfungsfigur.

M a l g a i g n e hat behauptet, daß bei Ruptur des rechten Leberlappens der Bluterguß sich in der rechten Fossa iliaca und Flanke ansammle, weil er durch den schrägen Ansatz des Dünndarmmesenteriums

nach rechts unten geleitet werde. T e r r i e r schließt sich ihm an. Aber
wenn es auch die Regel ist, daß bei Ruptur des rechten Lappens der Bluterguß zunächst die rechte Seite, bei Ruptur des linken Lappens die linke
Seite einnimmt, so kommen doch nicht seltene Ausnahmen vor. Mehrfach
ist bei offenen und subkutanen Verletzungen des rechten Lappens Dämpfung in der linken Seite nachgewiesen und umgekehrt. Es kommt offenbar
darauf an, welche Körperhaltung der Verletzte nach dem Trauma einnahm: bei flacher Rückenlage fließt das Blut wohl vom rechten Lappen
in die rechte Seite, bei linker Seitenlage aber nach links. Wenn der Verletzte noch umhergeht, häuft es sich in den abhängigen Teilen, oft zuerst
im kleinen Becken an, den Douglas vorwölbend. Untersuchung per
rectum sollte in keinem Fall unterlassen werden.

In typischen Fällen findet man bei früher Untersuchung eine Dämpfung
in der Nähe der Rupturstelle, z. B. unter dem rechten Rippenbogen oder
bei Ruptur des linken Lappens in der Magengegend, die Leberdämpfung
ist also nach unten vergrößert. Bei Ruptur hoch oben an der Konvexität
des rechten Lappens ist die Leberdämpfung nach oben vergrößert mit
nach oben konvexer Begrenzungslinie; die rechte Seite atmet flacher, die
rechte Zwerchfellhälfte steht hoch und still, die untere Lungengrenze
verschiebt sich nicht, das Atemgeräusch über dem rechten Unterlappen
ist durch Kompression verschärft. Ich habe daraus 2mal richtig eine
Ruptur an der Konvexität diagnostiziert. Bei ganz durchsetzendem Riß
kann anfangs die Leberdämpfung nach oben und unten vergrößert sein
(573), ehe Flankendämpfung eintritt. Sehr selten entsteht eine runde
Dämpfung mitten im Bauch, nämlich wenn der Lobus Spigelii verletzt
ist und das Blut (wie bei Pankreasruptur) in die Bursa omentalis läuft (700).
T r e n d e l e n b u r g hat auf die Verschiedenheit der Dämpfungs-
figuren bei Milz- und Leberrupturen hingewiesen. Bei Milzruptur pflegt
in der ersten Zeit die Milzdämpfung durch das lokal angesammelte Blut
besonders nach median unten vergrößert zu sein. Dann nimmt der Bluterguß von der linken Lumbal- und Unterbauchgegend Besitz. Weiterhin
zieht die obere Dämpfungsgrenze nach oben konvex vom rechten Leistenband zum linken Rippenbogen. Aber bei Ruptur des linken Leberlappens
kann die Dämpfung sich genau verhalten wie bei Milzruptur.

Liegt der Riß hinten im bauchfellfreien Teil der Leber, so entsteht
ein retroperitoneales Hämatom, welches sich nach und nach bis zur Leiste
senkt (637, 656) wie bei Nierenruptur. Diese aber gibt sich durch blutigen
Urin zu erkennen. In einem Fall von F a u r e (710) war das Blut zum
Teil frei in den Bauch, zum Teil in die Bursa omentalis, zum Teil ins
retroperitoneale Bindegewebe ergossen. Selten kann einmal die Ausreißung einer nichtrupturierten Niere mit Zerreißung des Peritoneum
dorsale gleiche Symptome wie eine Leberruptur machen. In Fall 11 von
N ö t z e l (Überfahrung, Leib vorgewölbt, starke reflektorische Spannung
und Druckschmerz rechts im Oberbauch, handbreite Dämpfung in der
rechten Flanke, Puls 120 bei 35° Temperatur) hätte wohl jeder Leberruptur diagnostiziert. Es handelte sich aber um Aushülsung der rechten
Niere. Durch g l e i c h z e i t i g e Ruptur der Niere, besonders der
rechten, kann das Erkennen einer Leberruptur recht erschwert werden,
weil durch den blutigen Urin die Aufmerksamkeit von einer anderen
Baucheingeweideverletzung abgelenkt wird, große retroperitoneale Hämatome auch peritonitische Erscheinungen auslösen können. Darauf hat

auch R i e d e l hingewiesen. Man wird dann leicht zu exspektativer Behandlung veranlaßt, welche bei Nierenrupturen zuerst immer indiziert ist, wenn nicht sogleich, besonders bei Zerreißung des Peritoneum dorsale, schwere Anämiesymptome auftreten. Im allgemeinen fehlen diese bei Nierenruputur, weil sich das Blut nicht frei in einen Hohlraum ergießt. Einmal fand ich bei Ruptur der linken Niere und Milz durch Hufschlag eine Dämpfung wie bei Milzruptur. Daraus und aus der rasch sich ausbildenden Anämie schloß ich überhaupt, daß die Milz mitzerrissen sei und es frei in den Bauch blute. Bei der Laparotomie konstatierte ich aber, daß die Dämpfungsgrenze genau dem retroperitonealen, aus der Nierenruptur stammenden Hämatom‑ entsprach, während das Blut aus der Milzruptur diffus zwischen den Darmschlingen verteilt war.

Schwer ist eine Leberverletzung zu diagnostizieren, wenn der Thorax mitverletzt ist, besonders auf beiden Seiten, wenn Rippenfrakturen mit schwerem Hämothorax die Bauchsymptome verschleiern. Denn die Thoraxverletzung allein kann auch Druckschmerz und reflektorische Muskelspannung im Oberbauch bedingen infolge Schmerzhaftigkeit des Zwerchfelles, Atmungsbehinderung und instinktiver Ruhigstellung des Zwerchfelles. N ö t z e l meint, daß bei reiner Thoraxverletzung Druckschmerz und Spannung höchstens bis Nabelhöhe herabreichen. Er führt ein Beispiel von Schußverletzung durch die linke Lunge an, in welchem andauernd brettharte Spannung und exzessive Schmerzhaftigkeit die Laparotomie veranlaßten, aber das Zwerchfell und die Baucheingeweide intakt befunden wurden.

## 2. Schmerz, ausstrahlender Schulterschmerz.

Umschriebener spontaner und Druckschmerz in der Lebergegend, ausstrahlender Schulterschmerz, Vergrößerung der Leberdämpfung nach unten oder oben durch lokal angesammeltes Blut, aber auch Verkleinerung der Leberdämpfung durch lokalen Meteorismus internus bei allgemeinen Erscheinungen von innerer Blutung, umschriebene Bauchdeckenkontraktur in der Lebergegend weisen auf die Leber als Quelle der Blutung hin. Das seit C e l s u s bekannte Ausstrahlen des Bauchschmerzes in die Schulter gilt als charakteristisch für Leberverletzung. Es entsteht nach L u s c h k a und H i l t o n dadurch, daß die Verästelungen der durch das Lig. suspensorium zur Leberkapsel ziehenden Phrenikusfasern lädiert werden und ihre Reizung auf die gleich dem N. phrenicus aus dem vorderen Ast des 4. Zervikalnerven entspringenden Schulterhautnerven (N. cutaneus scapularis) überspringt. Auch bei Abszessen, Echinokokken, Karzinomen der Leber wird der ausstrahlende Schulterschmerz beobachtet. Die Angaben von D u p u y t r e n, D e s s a u l t, B o y e r, daß bei Verletzung der konvexen Fläche der Schmerz nach der Schulter, dem Halse und Kehlkopf, bei Verletzung der konkaven Unterfläche gegen den Nabel und Schwertfortsatz ausstrahle, entsprechen nicht den Tatsachen. Rechtsseitiger Schulterschmerz weist in ‑ der Regel auf Leberverletzung hin, linksseitiger soll für Milzverletzung sprechen. Doch kann bei Verletzung des linken Leberlappens der Schmerz auch in die linke Schulter ausstrahlen (192). E d l e r erwähnt einen Fall von W a l t e r, in welchem bei Stichverletzung des linken Lappens ´doppelseitiger Schulterschmerz empfunden wurde. Der Schulterschmerz tritt in der Regel spontan auf,

wird aber durch Druck auf die Leber, auch durch Aufsitzen und Herabrücken der Leber (eigene Beobachtung) gesteigert. Er ist ein seltenes,
aber für Leberverletzung nahezu pathognomonisches Symptom. Einmal
erlebte ich bei Perforation eines Ulcus duodeni heftigen beiderseitigen
Schulterschmerz.

In meinen Rupturfällen ist Schulterschmerz nur 13mal erwähnt.
11mal war er gleich bei der ersten Untersuchung vorhanden, 2mal trat
er erst nach 12—14 Stunden mit Verschlimmerung des Allgemeinzustandes
auf. Nur 4mal ist angegeben, wann der Schulterschmerz verschwand:
2mal sofort nach der Lebernaht oder -tamponade, 1mal 12 Stunden nach
der Operation. 1mal am nächsten Tage.

Bei den Schußverletzungen ist 6mal Schulterschmerz notiert, bei
den Stichverletzungen 3mal. Einige Male trat er erst 5—7 Tage nach
Naht der Leberwunde auf. Er muß dann durch den Vernarbungsprozeß
ausgelöst sein, ähnlich wie bei Leberabszeß durch die Entzündung.

### 3. Ikterus.

Früher wurde auf primären I k t e r u s viel diagnostisches Gewicht
gelegt. Nach E d l e r trat er etwa bei jeder fünften Leberruptur auf,
meist am 2.—4. Tage, also zu spät, um für die Frühdiagnose und Indikations-
stellung Bedeutung zu gewinnen. Frühzeitiger, intensiver Ikterus macht
eine Ruptur der Gallenblase oder extrahepatischen Gallengänge wahrscheinlicher. Auch bei großem Leberriß ist selten schon nach 24 Stunden
Ikterus vorhanden. In meinen Rupturfällen ist nur 8mal Ikterus erwähnt,
nur 5mal war er vor der Operation vorhanden (1mal nach 24 Stunden,
4mal am 2. Tag).

### 4. Harnbefunde.

Wenn L a v a l behauptet, daß nach Leberverletzungen öfters Uro-
bilin im Harn gefunden werde, so trifft das nicht zu. Auch Glykosurie
(C l. B e r n a r d, N u ß b a u m, B r e t c s, O t i s) ist ein seltenes
Symptom, was nicht wundernimmt, da man auch bei Leberkrankheiten
nur dann Zucker im Harn findet, wenn eine allgemeine Schädigung des
Parenchyms vorliegt. Auch die quantitative Harnstoffbestimmung hat
keinen diagnostischen Wert, ebensowenig der Nachweis peptonartiger
Körper bzw. Albumosen im Harn als Ausdruck eines Unterganges von
Lebergewebe, der Nachweis von Albuminurie.

In meinen 260 Rupturfällen ist die Diagnose vor der Operation nur
67mal angegeben: Leberruptur wurde 33mal als sicher, 3mal als wahrscheinlich angenommen. 9mal schwankte die Diagnose zwischen Leberruptur und Milz- bzw. Magendarmzerreißung. 4mal kam man über die
Diagnose innere Blutung nicht hinaus, 1mal nicht über die Diagnose Eingeweideverletzung schlechthin. 2mal schwankte man zwischen innerer
Blutung und Darmruptur, weil Dämpfung und Anämie fehlten. 1mal
wurde Leberabszeß bei einem fiebernden Deliranten mit vergrößerter Leber
diagnostiziert. 11mal wurde Verletzung eines anderen Organs als der
Leber als sicher angenommen: 4mal Darmruptur (ausdrücklich ist gesagt „keine innere Blutung", 3mal Darmlähmung durch Bluterguß, 1mal

Hautmarke und Vorwölbung in der Blinddarmgegend), 2mal Magenruptur (es lag Duodenumperforation neben Leberruptur vor), 2mal Darm-
oder Blasenriß (Darmlähmung durch Bluterguß und Nierenruptur lagen
vor), 2mal Blasenriß (durch Nierenhilusblutung bzw. Blasenquetschung
komplizierte Leberrupturen), 1mal Milzruptur (Zerreißung nur des Lobus
quadratus).

Die Diagnose Leberruptur ist also selten sicher gestellt. Für die
Praxis ergibt sich daraus die Regel, daß man schon laparotomieren soll,
sobald überhaupt das Vorliegen von Eingeweideverletzung erkannt ist.
Man warte nicht darauf, zwischen innerer Blutung und Magendarmperforation entscheiden oder gar die Verletzung eines bestimmten Organs
diagnostizieren zu können. Dann wird man oft die beste Zeit für einen
operativen Eingriff verpassen.

Noch beim Bauchschnitt kann die Differentialdiagnose innere Blutung
oder Magendarmperforation schwierig sein: wenn das Bauchfell schwarz
durchscheint, so handelt es sich meist um einen intraabdominalen Bluterguß; aber auch freies Gas bei Magendarmperforation und Galleerguß
bei Gallenblasen- oder Duodenumperforation scheinen schwarz durch.

## V. Gefahren der Leberruptur.

### 1. Blutung.

Die Hauptgefahr bei der Leberruptur liegt in
der ersten Zeit in der Blutung. Von 260 Fällen sind trotz
Versorgung der Leberwunde 85 aus der Leber allein verblutet, 2 aus
übersehener Wunde, 4 an Weiterbluten der nicht gefundenen Leberwunde, 1 an Nachblutung; 2 sind an primärer Verblutung und Peritonitis,
15 an Verblutung aus der Leber und anderen Eingeweiden zugrunde
gegangen.

Die Blutung aus einer Leberwunde ist trotz des geringen Druckes
in der das meiste Blut zuführenden Pfortader (beim Hunde 7—16 mm Hg)
stark und anhaltend, weil 1. die klappen- und scheidenlosen dünnwandigen
Lebervenen glatt durchreißen und klaffen, ohne sich zurückzuziehen oder
einzurollen, weil 2. das mit Galle sich mischende Lebervenenblut schwer
gerinnt, 3. die Lebergefäße nur schwache Vasokonstriktoren haben im
Vergleich zu Niere, Milz, Darm (s. u.), 4. die respiratorischen Bewegungen
des Zwerchfells und der Bauchdecken fortwährende Druckschwankungen
unterhalten.

Dadurch, daß die Blutung aus einer Leberwunde nicht so leicht
spontan zum Stillstand kommt, erklären sich die zahlreichen Fälle von
langsamer Verblutung im Laufe von Tagen (z. B. 494, 682). In den
Sanitätsberichten der Königlich Preußischen Armee stehen eine ganze
Reihe von nicht operierten Fällen, in denen trotz großer Zertrümmerung
durch Schuß oder stumpfe Gewalt der Tod erst nach Tagen eintrat.

Die Menge des ergossenen Blutes ist manchmal ganz gewaltig. Oft
heißt es „die Därme schwimmen in Blut". 2—3 Liter wurden wiederholt
bei der Operation aus dem Bauch geschöpft. In einem nicht mehr
operierten, rasch zugrunde gegangenen Fall fand Tietze sogar 5 Liter
flüssiges Blut im Bauch. Die Blutung wird nach Eröffnung der Bauchhöhle stärker infolge des Wegfalls des durch reflektorische Kontraktion

gesteigerten intraabdominalen Druckes, infolge Wegfalls der Tamponade durch die dicht aneinanderliegenden Baucheingeweide, durch die Manipulationen an den Eingeweiden und das eventuelle Abstreifen von Gerinnseln. (E n g e l e r hat eine klinische Methode zur manometrischen äußeren Messung des Abdominaldruckes angegeben.) Anders ist es gar nicht zu verstehen, daß manche Leute die Verletzung so lange überstanden. D u b u j a d o u x hat 2 Patienten mit fast völliger Durchtrennung der V. renalis bzw. V. iliaca communis 3 Stunden nach der Verletzung mit Erfolg operiert. Die Leute wären gar nicht mehr zur Operation gekommen, wenn nicht der intraabdominale Druck bis dahin die Blutung verringert hätte. Eine blutstillende Wirkung der trockenen Luft nach dem Bauchschnitt kann sich nur bei kleinen Wunden geltend machen.

Meist ist in den Operationsberichten über reine Leberverletzungen nur von flüssigem Blut die Rede, seltener von Blut und Blutgerinnseln. Selten war das Blut mit Galle gemischt. In einem am 6. Tage operierten Fall der Münchener Klinik war das Blut teerartig, in einem Fall von S p r e n g e l (650) wie mit Mehl vermischt. Manchmal schwimmen Fetttröpfchen und zahlreiche kleine oder auch einzelne größere Leberfragmente im Blut. Ein intraabdominaler Bluterguß kann, wenn die Blutung spontan zum Stillstand kam, durch Abkapselung zu einer Pseudozyste werden (H o r w i t z , A l d r i d g e). L ä h r sah durch spontanes Platzen eines so abgekapselten Blutergusses eine tödliche Peritonitis entstehen, G r a s e r (in O b e r h o f e r s Dissertation) Vereiterung eines abgekapselten, drei große Lebersequester einschließenden Blutergusses mehr als 1 Jahr nach der Verletzung. Durch Verklebung des Leberrandes mit der Bauchwand abgekapselte subphrenische Blutergüsse haben M o o r und S c h ö n b o r n (Dissertation D a u e r s) operiert. T h o m a s entleerte 1 Monat p. tr. einen schokoladenfarbigen Erguß aus dem Netzbeutel dadurch, daß er den verdünnten linken Lappen durchbohrte; es handelte sich um eine Ruptur des Lobus Spigelii, das Foramen Winslowi war durch Adhäsionen verschlossen.

Risse an der Unterfläche, besonders nahe dem Hilus, bluten stärker, weil hier schon nahe der Oberfläche größere Gefäße die Leber durchziehen. Durch dicht bis an die Vena cava reichende Risse werden die großen, nach dem Durchreißen klaffenden Lebervenen eröffnet.[1] Risse in den Randpartien bluten weniger, auch Risse an der Konvexität: der Druck des Zwerchfells und die Adhäsion zwischen Leber und Zwerchfell drücken die Wunde zu und lassen das Blut nicht frei in den Bauch fließen. Manchmal wird erst nach Emporheben des Rippenbogens, beim Einführen der Hand zwischen Leber und Zwerchfell die Blutung stark, angesammeltes Blut stürzt herab (Fall 3).

### Selbständigkeit der Leberlappen.

Bei großen Sagittalrissen zwischen rechtem und linkem Lappen war manchmal die Blutung auffallend gering (515, 523), so gering, daß selbst totaler Abriß des linken Lappens mangels Zeichen innerer Blutung nicht zu diagnostizieren war, wie in den Fällen von G r a s e r und C h i a r i. Das hat die Frage nahegelegt: Sind die beiden Lappen in bezug auf Gefäßversorgung „s e l b s t ä n d i g" und ist zwischen ihnen eine gefäßarme Zwischenzone vorhanden? N e u m a n n und K r o n behaupten das. Sie haben die Arterie mit Zementmasse bzw. Wismutbrei injiziert, Röntgenphotographien von der Leber gemacht, und sahen den Gefäßbaum des rechten und linken Astes ganz getrennt, zwischen beiden entsprechend der Grenze zwischen beiden Lappen eine von sichtbaren Gefäßen freie Zone. Als Beweis für die gesonderte Gefäßversorgung werden weiterhin Fälle angeführt, in denen nach Unterbindung eines Hauptastes der A. hepatica oder V. portae scharf begrenzte Nekrose des zugehörigen Lappens eintrat.

B e r e s n e g o w s k i beschreibt die Leberveränderungen, welche nach versehentlicher Ligatur des rechten Astes der A. hepatica bei Exstirpation eines Gallenblasenkarzinoms (Tod nach 72 Stunden) eingetreten waren: rechter Lappen nekrotisch, lehmfarben, von zahlreichen weißgelben Herden durchsetzt, jeder von einem dunkelroten Ring umgeben, Stamm der V. portae durchgängig, die Zweige des rechten Astes thrombosiert. (Die A. hepatica ist Ernährungsgefäß der Pfortaderzweige.) So war der ganze rechte Lappen bis an eine 3 cm rechts vom Lig. suspens. gedachte Ebene hin verändert.

G u i b é et H e r r e n s c h m i d t unterbanden versehentlich den linken Ast der V. portae (vielleicht auch der A. hepatica) bei der Exstirpation einer gestielt vom Lobus quadratus ausgegangenen Echinokokkuszyste. Schon bei der Operation fiel auf, daß der linke Lappen dunkelrot wie eine Milz wurde. Tod am 3. Tag. Linker Lappen nekrotisch, rot und gelb gefleckt, Lobus Spigelii intakt.

Über die angebliche „S e l b s t ä n d i g k e i t  d e r  L e b e r l a p p e n" ist in Frankreich eine ganze Literatur entstanden, seitdem S é r é g é 1901 die Theorie vom Doppelstrom in der Pfortader aufgestellt hat. In die deutsche Literatur ist die Lehre nicht übergegangen. Ich verweise auf das kritische Referat von H e ß gleichen Titels in V o l k m a n n s Sammlung klinischer Vorträge, N. F., Nr. 576, 1900. S é r é g é behauptet, beide Lappen seien nicht nur anatomisch, sondern auch physiologisch bis zu einem gewissen Grade voneinander unabhängig. Der rechte Lappen gehöre zum Quellgebiet des Dünndarms, der linke zum Quellgebiet des Magens und der Milz. Der Lobus quadratus und Spigelii, klinisch gewöhnlich dem rechten Lappen zugeteilt, gehören anatomisch zum linken Lappen, wogegen aber die Beobachtung von G u i b é et H e r r e n s c h m i d t spricht.

Injektionsversuche haben gezeigt, daß der rechte Ast der V. portae 3 Äste zum rechten Lappen abgibt (Ramus ascendens, descendens und arcuatus), während der linke (welcher einen verbindenden Strebepfeiler zum Recessus umbilicalis, einem reservoirähnlichen Überrest der V. umbilicalis, darstellt) Rami omentales zum Lobus Spigelii abgibt, vom Recessus umbilicalis ein rechtes Astgefolge zum Lobus quadratus, ein linkes Astgefolge und einen Ramus angularis zum linken Lappen (R e x).

In der Tat ist eine deutliche Lichtung zwischen dem Gebiet des Ramus ascendens des rechten Pfortaderastes und dem rechten Astgefolge des Recessus umbilicalis vorhanden; aus dieser Lichtung entspringt zwischen beiden Leberlappen die V. hepatica media. Eine gleiche Lichtung liegt im rechten Lappen zwischen Ramus ascendens und arcuatus, im linken zwischen linkem Astgefolge und Ramus angularis, dem Quellgebiet der V. hepatica dextra bzw. sinistra entsprechend. Analoge kleinere Lichtungen finden sich aber an jeder beliebigen Stelle der Leber, überall da, wo eine Lebervene sich zwischen zwei Pfortaderastgebiete einschiebt. Alle diese Trennungen sind keine scharfen, gefäßlose Zonen sind nicht vorhanden. Viele Autoren sahen bei farbigen Injektionen (N e u m a n n und K r o n nahmen offenbar zu steife Injektionsmassen) in einen Pfortaderast auch die übrige Leber sich färben. D i e  S c h e i d u n g  d e r

Leber in zwei Lappen mit absolut getrennten Gefäßgebieten ist nicht richtig, die ungleiche physiologische Funktion beider Lappen nicht erwiesen. Mikroskopisch verhält sich die „Grenzzone" wie die Nachbargebiete: an jeder Läppchenperipherie liegen Arterienästchen zusammen mit Pfortaderästen und Gallengängen. (Bezüglich der Anatomie der Leber verweise ich auf Géraudel, La structure du foi.)

Wenn einmal die Blutung aus einem Sagittalriß zwischen beiden Lappen auffallend gering war (oft war sie übrigens recht erheblich: 576, 579, 580, 590, 608, 612, 616, 685, 686, 694, 696, 710, 717, 736), muß das auf Vagus- und Splanchnikuseinflüsse von temporärer Bedeutung bezogen werden, nicht auf Gefäßarmut. Ein Beispiel ist Fall 523, in welchem nach anfänglich gutem Befinden 4 Stunden später plötzlicher Kollaps eintrat. In einem von Heß publizierten Fall Czernys (Sagittalriß dicht rechts vom Lig. suspens. durch die ganze Leberdicke mit Durchreißung des linken D. hepaticus, Operation erst am 14. Tag wegen Gallenergusses, Tod am folgenden Tag) fand man in der durch Fibrin verklebten, in Vernarbung begriffenen Rißebene viele Gefäße verletzt.

Für den Blutgehalt der Leber ist die Abhängigkeit vom Gefäßnervensystem weitaus das wichtigste Moment. Der Blutgehalt wird unter Beschleunigung der Strömung vermehrt mit der Füllung des Magens und Dünndarms. Die Mehrzufuhr an Nahrung erzeugt als Nervenreiz eine Erweiterung der Magen-, Darm- und Lebergefäße. Die Pfortader und ihr Wurzelgebiet werden von den N. splanchnici innerviert.

Franck et Hallion haben in einer großen Arbeit an kurarisierten Hunden mit volumetrischen Messungen der Leber und gleichzeitigen manometrischen Messungen des arteriellen und venösen Blutdrucks den Einfluß von veränderter Herzaktion, von Kompression der Aorta über dem Zwerchfell, der A. hepatica, V. portae, V. cava, von zentrifugaler Splanchnikusreizung, Reizung sensibler Hautnerven und Eingeweidenerven (Vagus) auf die Blutfülle der Leber studiert und die Existenz und lokale Reizbarkeit von Konstriktoren und Dilatatoren der Lebergefäße erwiesen, welche durch die 6. Dorsal- bis 2. Lumbalwurzel mit dem Rückenmark zusammenhängen. Wolff Kolski hat, um den Verlauf der Läppchenkapillaren von der Peripherie der Acini bis zu den Venae centrales und ihre Beeinflussung durch die Splanchnici zu studieren, an Kaninchen vitale Injektionen von Anilinblau ohne und mit Durchschneidung des rechten und linken Splanchnikus im Thorax und Abdomen gemacht, und nachgewiesen, daß der Splanchnikus Konstriktoren und Dilatatoren für die Leber führt. Nach Durchschneidung des rechten Splanchnikus im Thorax waren die Kapillaren in den rechten Lappen erweitert und gestreckt, in den linken nicht, herrührend von einer Lähmung der Konstriktoren in den oberen Wurzeln und Reizung der Dilatatoren in den unteren Wurzeln des Splanchnikus. Nach Durchschneidung des Splanchnikus im Bauch trat nur eine geringe Erweiterung der Leberkapillaren auf als Ausdruck einer Lähmung der meisten Dilatatoren und Konstriktoren. Bis zum 11. Thorakalganglion prävalieren die Konstriktoren, von da abwärts die Dilatatoren. Nach Thachers Untersuchungen über den Einfluß kardialer Stauungen auf die Blutverteilung in den verschiedenen Organen sind die Vasomotoren der Leber „schwächer" als die von Nieren, Milz, Dünndarm, Extremitäten. Die Lebergefäße geben dem Druck der kardialen Stauung einfach passiv nach, sind also als ein Ausweichreservoir zu betrachten, während die Organe mit „starken" Vasomotoren ihr Volumen zunächst durch Konstriktion ihrer Gefäße vermindern, nach maximaler Konstriktion der Gefäße und Lähmung ihrer Nerven erst die Stauung in passiver Dehnung zum Ausdruck kommen lassen.

Aus all diesen interessanten Versuchen, auf welche näher einzugehen hier zu weit führen würde, geht jedenfalls hervor, daß der Blutgehalt der Leber dem Nerveneinfluß untersteht, der Grad der Blutung aus einer Leberverletzung mit vom jeweiligen Innervationszustand ihrer Gefäße abhängt.

Außer vom Gefäßnerveneinfluß ist der Blutgehalt der Leber abhängig von der Atmung: die Inspiration steigert den abdominalen Druck und beschleunigt den Pfortaderkreislauf, sie setzt den Druck im Thorax herab und beschleunigt die Ansaugung des Bluts aus den Lebervenen in die Cava. Drittens ist der Blutgehalt der Leber abhängig von der Durchströmung der Leberarterien und Gallengänge, insofern als durch stärkere Durchströmung der Leberarterien sowohl als durch Druckerhöhung im Gallengangssystem die Durchströmung der Pfortaderzweige beeinträchtigt wird, weil die Leber in ihrer Serosahülle nicht nachgeben kann.

Außer den individuell verschiedenen Nerveneinflüssen ist das individuell verschiedene grobanatomische Verhalten der Grenze zwischen rechtem und linkem Lappen zu berücksichtigen. Nach C h i a r i s Untersuchungen variiert die Verbindung zwischen rechtem und linkem Lappen in Größe zwischen 19—42 qcm im Querschnitt.

G r a s e r meint, daß bei Abriß des ganzen linken Lappens die Gefäße infolge starker Dehnung sich zusammenrollen, daß dadurch und durch starke Blutdrucksenkung infolge des Shocks bald eine obturierende Thrombose zustande käme. Für unvollkommenen Abriß des linken Lappens, für große unvollständige Sagittalrupturen zwischen rechtem und linkem Lappen mit geringer Blutung würde diese Erklärung nicht passen.

Das vorzugsweise Befallensein eines Lappens durch pathologische Prozesse erklärt sich aus dem verschiedenen grobanatomischen Verhalten der Gefäße: Abszesse findet man öfter im rechten Lappen, nicht nur, weil er größer ist, sondern auch, weil der rechte Pfortaderast weiter und kürzer, der Blutstrom im rechten Lappen rascher ist. Denn die Zwerchfell- und Thoraxbewegungen und die Bauchpresse beeinflussen die Blutströmung im rechten Lappen mehr, weil seine Venen spitzwinkliger in die Cava münden. Weil die Venen des linken Lappens unter stumpferem Winkel einmünden, machen sich andrerseits Stauungserscheinungen am linken Lappen früher und mehr geltend.

## Nachblutung.

Wenn ein Verletzter primäre Blutung aus einer Leberwunde glücklich überstand, droht ihm noch die Gefahr der Nachblutung, wenn der allgemeine Blutdruck sich wieder hebt, durch irgend eine Bewegung, einen Hustenstoß u. dgl., ein die Ruptur verschließender Thrombus gelöst oder der Riß vergrößert wird. Ein Patient B r y a n t s bot anfangs keine schweren Symptome; als er nach 36 Stunden aufstand, fiel er tot um, verblutet aus einem großen Riß im rechten Lappen. Im Sanitätsbericht 1892/94 S. 200 steht folgender Fall: Hufschlag gegen die Lebergegend, anfangs keine schweren Erscheinungen, später Ikterus; als der Mann am 12. Tag mit vornüber gebeugtem Oberkörper aus dem Fenster sah, plötzlich heftige Leibschmerzen, Zeichen innerer Blutung, freier Erguß; Heilung bei abwartender Behandlung, längere Zeit Resorptionsfieber. Rationeller wäre der Bauchschnitt und Verschließung der Leberwunde gewesen. Ein ähnlicher, ohne Operation geheilter Fall mit Nachblutung am 10. Tage steht im Sanitätsbericht 1898/99 S. 133. In einem Fall von H a r r i s hatten sich bei exspektativer Behandlung die Erscheinungen gebessert; als der Verletzte am 11. Tag zum erstenmal aufsaß, sank er um und war in wenigen Minuten tot. Sektion: Bauch voll von frischem, flüssigem und geronnenem Blut, herstammend aus nur 1$\frac{1}{2}$ Zoll langer

Leberruptur. In einem Fall von O p i n trat die Nachblutung am 8.,
von N u ß b a u m gar erst am 39. Tage auf. In den Fällen von R o u -
s t a n und G e b e l e (518) führten täglich sich wiederholende Nachblutungen nach 3 Wochen bzw. erst 2 Monaten zum Tode. R o u s t a n
führt die Nachblutungen auf die Blutvermehrung zur Zeit der Ver-
dauung zurück. B i e r n a t h erwähnt einen Fall von R i e s e, der
nach 8 Wochen an Nachblutung beim Stuhl zugrunde ging, und gibt
den guten Rat, bei allen intraabdominalen Blutungen nach der Blutstillung für leichten Stuhl zu sorgen. In Fall 514 der Münchner Klinik
und Fall 657 von T h i e m a n n zwang erst eine plötzlich unter Fieber
am 6. bzw. 13. Tag einsetzende Nachblutung zum operativen Eingreifen.
In Fall 720 der Leipziger Klinik hatte man bei der 3 Stunden p. tr. vorgenommenen Laparotomie nur einen kleinen Riß an der Unterfläche gefunden, welcher keine weitere Behandlung zu erfordern schien. Am
3. Tag setzte plötzlich eine Nachblutung ein und rief schwere peritonitische
Erscheinungen hervor: elenden Puls, 39,5°, Kolik, Erbrechen. Unter
der Diagnose sekundäre Darmruptur wurde der Leib wieder geöffnet, es
entleerte sich viel schwarzes Blut, Darmperforation und Peritonitis waren
nicht vorhanden. Der Fall zeigt deutlich, daß selbst kleine Rupturen,
auch wenn sie bei der Operation nicht mehr bluten, doch sicher versorgt
werden müssen.

Von meinen 752 Fällen sind nur 3 an Nachblutung zugrunde gegangen, 2 Schüsse und 1 Ruptur, letztere erst nach 2 Monaten bei eiternder
Leberwunde.

### D a r m l ä h m u n g   d u r c h   i n t r a a b d o m i n a l e n   B l u t e r g u ß.

Eine intraabdominale Blutung kann mechanisch-chemisch zu Darmlähmung und durch Herzlähmung zum Tode führen, ohne Infektion. So
sind 3 meiner Fälle zugrunde gegangen, in einem anderen wurde der Tod
mit hierdurch verursacht. Auch H o g a r t h   P r i n g l e verlor einen
Patienten an dynamischem Ileus ohne Peritonitis am 3. Tag. N ö t z e l,
welcher das auch nach Milzruptur erlebte und auf diese Gefahr besonders
hingewiesen hat, glaubt, daß bei den rasch tödlichen Fällen ebensosehr
die Reizung des Bauchfells durch den Bluterguß als der Blutverlust an
sich schuld am Tode ist, daß aber in den Fällen, welche die ersten Tage
überstanden haben, Verblutungstod weniger drohe als der Tod durch
Darmlähmung, Meteorismus, Kompression der Lungen, Verdrängung des
Herzens nach oben, Herzlähmung. Er leitet daraus her, wie wichtig es
ist, durch reichliche Kochsalzspülung den Bluterguß aus dem Bauch zu
entleeren, durch ein Knopfloch unter dem Nabel und Beckentieflagerung
nach R e h n das Becken zu drainieren. N e u m a n n legte 6 Tage p. tr.
bei einer spät wegen peritonitischer Erscheinungen und paralytischen
Ileus aufgenommenen Patientin eine Kolostomie an, dabei entleerte sich
viel dunkles Blut aus dem Bauch; Heilung in 5 Wochen. Mehrfach ist
in den unter peritonitischen Erscheinungen zugrunde gegangenen Fällen
bei der Sektion starke Darmblähung ohne Peritonitis festgestellt.

### V e r e i t e r u n g   e i n e s   i n t r a a b d o m i n a l e n   B l u t e r g u s s e s.

Ein intraabdominaler Bluterguß kann auch ohne Darmperforation
vereitern, wenn der durch die Kontusion bzw. den Bluterguß gelähmte

Darm Bakterientoxine durchtreten läßt. Schon nach 3 Stunden kann auf diese Weise Peritonitis entstehen (L e x e r). Bei Bauchquetschungen ist das um so mehr zu befürchten, weil durch die Kontusion die Resorptions- kraft des Bauchfells herabgesetzt zu werden scheint (O r t h, T h o m m e n). Selten ist das aus einer Leberruptur ausfließende Blut selbst von vorn- herein nicht steril, oder wird von den Gallenwegen aus infiziert (s. u.).

## 2. Gefahr des intraabdominalen Galleergusses.

Viel geringer als die Gefahr der Blutung ist bei Leberruptur die Ge- fahr des Ausfließens von Galle in den Bauch. Massenhafter reiner Galle- erguß kommt nur nach Ruptur der Gallenblase und extrahepatischen Gallengänge zustande (s. den 3. Abschnitt). Bei großen Rissen, nament- lich an der Unterfläche, kann der Erguß blutig-gallig sein, selten bei Rissen an der Konvexität (Fall Z o l e d z i o w s k i: erst am 11. Tag wegen Wiederansammlung des bereits punktierten Galleergusses operiert). (N.B. In den früh operierten Fällen ist nie ein reiner Galleerguß vorhanden, selten ist auch dem Blut sichtbar Galle beigemischt. Da ich Spät- operationen nicht in meine Statistik aufgenommen habe, fehlen auch Operationen wegen Galleergusses.)

Das Einfließen keimfreier Galle in den Bauch aus den durch die Ruptur eröffneten Gallengängen braucht keine schweren Erscheinungen zu machen. Schon 1735 hat K a l t s c h m i d t darauf hingewiesen, daß nicht immer allgemeine Peritonitis die Folge sei. Diese Bemerkung fand wenig Beachtung. L a r r e y, M a y e r, S c h ü p p e l erklärten noch den Galleerguß für absolut tödlich durch Peritonitis. Seitdem wissen wir aus zahlreichen klinischen Beobachtungen und aus B o s t r o e m s Experimenten, über welche v. L e s s e r auf dem Chirurgenkongreß 1879 berichtete, daß größere Galleergüsse ohne großen Schaden lange Zeit vertragen werden können. T h i e r s c h, L a n d e r e r, L ä h r, P r ö l s s, U h d e, A r b u t h n o t L a n e, F e r t i g, K r ö n l e i n, R o b e r t s, B r a u n, D i x o n, H e r m e s, M i c h a u x, R o u t i e r, C z e r n y u. a. haben große Galleergüsse durch wiederholte Punktion (L a n d e r e r z. B. hat in 29 Tagen 27 Liter durch 5 Punktionen entleert) oder Laparo- tomie abgelassen, die Leute hatten keine eitrige Peritonitis. Sie wurden zum Teil geheilt, während andere an Entkräftung zugrunde gingen. Man fand meist g a l l i g - f i b r i n ö s e E n t z ü n d u n g, das Bauchfell mit dicken gallig gefärbten Membranen bedeckt.

Diesen Beobachtungen standen andere gegenüber, in denen Verletzte durch den Galleerguß eine a k u t e e i t r i g e t ö d l i c h e P e r i - t o n i t i s bekamen. C o u r v o i s i e r und H a h n behaupten mit Un- recht, es sei kein Fall bekannt, in dem traumatischer Galleerguß zu eitriger Peritonitis geführt habe, abgesehen vom Bersten einer entzündeten Gallen- blase. Beweis Fall 3 von F u c h s i g: am 5. Tage wegen Galleerguß operiert, in der galligen Aszitesflüssigkeit Staphylococcus aureus und Bacterium coli, tot am nächsten Tag an Peritonitis. H a h n meint, daß bei gleichzeitig neben einer Gallenblasenruptur vorhandenem Leberriß die Beimischung des Pfortaderbluts unter Umständen den Galleerguß infizieren und so eine eitrige Peritonitis entstehen könne. Ich glaube:

wenn nach einer Leber- bzw. Gallenblasenruptur eine eitrige Peritonitis entsteht, dann stammt die Infektion so gut wie immer aus der vom Darm aus infizierten Galle, nicht aus dem Pfortaderblut (s. u.).

Eine 3. Gruppe von Verletzten sah man ohne akute eitrige und ohne fibrinös-plastische Peritonitis an C h o l ä m i e zugrunde gehen (H a y e m, T h o m a s, A r b u t h n o t L a n e, N a u n y n).

Wie sollte man diese Dinge in Einklang bringen? E h r h a r d t s Experimente vom Jahre 1901 haben folgende Antwort gegeben: 1. Bei Einfließen steriler Galle in den Bauch entsteht keine Peritonitis, die Galle wird resorbiert, es kommt zu Cholämie, wenn viel Galle in den Bauch floß. 2. Eine serofibrinöse plastische Peritonitis entsteht, wenn die Galle leicht infiziert war. Die chemische plastische Gallenperitonitis C o h n - h e i m s leugnet E h r h a r d t, er erklärt die plastische Peritonitis für eine bakteriitische. 3. Eine eitrige Peritonitis entsteht, wenn die Galle schwer infiziert war. S c h w a r t z, K a r s c h u l i n, B u l l i n g e r schließen sich E h r h a r d t an.

Im allgemeinen mögen seine Ausführungen stimmen; doch fand F e r t i g den am 17. Tag durch Punktion entleerten Galleerguß steril, trotzdem bei der Laparotomie am 19. Tag eine fibrinös-gallige Peritonitis, keine Cholämie. Durch Verklebung der Därme mit der vorderen Bauch- wand war allerdings die Galle in einer großen subphrenischen Höhle um die mit Fibringerinnseln ausgefüllte Ruptur im rechten Lappen ab- geschlossen. In den Fällen von Hepatikusruptur von M e i ß n e r und H i l d e b r a n d (s. Abschnitt 3) war ebenfalls der Galleerguß steril, und doch eine fibrinös-plastische Peritonitis vorhanden. Ebenso in einem Fall von R i t t e r - S c h i e v e l b e i n, in dem sterile Galle durch die Wand der unverletzten Blase durchfiltriert war. H i l d e b r a n d nimmt an, daß es schneller und stärker zu plastischer Peritonitis komme, wenn die Galle nicht steril sei, M e i ß n e r dagegen, daß sterile Galle eine plastische, infizierte stets eine eitrige Peritonitis hervorrufe. Das ist nun wohl sicher nicht richtig; es kommt auf die Menge und Virulenz der Bakterien an und auf die Reaktionsgröße der Nerven der Peritoneal- gefäße. Neuerdings schreibt übrigens E h r h a r d t auch der Galle selbst wieder eine größere Rolle hinsichtlich der Produktion von Pseudo- membranen zu. Auf der anderen Seite ging ein Patient K r ö n l e i n s (S c h l a t t e r, Fall 5) trotz serofibrinöser Peritonitis an Cholämie zu- grunde, trotzdem der Erguß erst durch Punktion, dann am 15. Tag durch Laparotomie abgelassen war. War hier die plastische Peritonitis nicht produktiv genug gewesen, den Körper vor der tödlichen Galleresorption zu schützen?

Durch plastische Peritonitis kann ein intraperitonealer Galleerguß so abgekapselt werden, daß das Bild einer Z y s t e entsteht (S p e n c e r, L e n n a n d e r, D r y s d a l, U h d e, W h i p p l e — beide Blätter des Lig. suspens. durch Galle auseinander gedrängt). M a r t e n s (publi- ziert von E n g e l m a n n) hatte 6 Tage p. tr. einen abgekapselten intra- abdominalen Galleerguß durch Laparotomie entleert, am 18. Tag einen subphrenischen Galleerguß, dann nach 6 Wochen Wohlbefindens einen subphrenischen Abszeß. Auch zwischen Leber und Zwerchfell und im Innern der Leber sind traumatische Gallenzysten beobachtet.

Marckwald fand bei einem 2 Jahre vor dem Tode überfahrenen, damals unter peritonitischen Erscheinungen erkrankten und allmählich hinsiechenden Manne bei der Obduktion an der Oberfläche des linken Lappens eine 10 cm lange Narbe, die Konvexität des rechten Lappens fest mit dem Zwerchfell verwachsen, eine große Zwerchfellfalte tief in die Leber hineingezogen, im Innern der Leber einen Hohlraum mit $^1/_2$ Liter trüber schleimiger Galle mit Steinen. Sie war gebildet von einem erweiterten Gallengang, dessen abführender Teil durch Narbengewebe verschlossen war.

Gallenausfluß n a c h d e r O p e r a t i o n ist nur in 28 Rupturfällen vermerkt, häufiger, wenn die Leberwunde tamponiert war (17 Fälle), als wenn sie genäht und nur ein Sicherheitstampon auf die Nahtlinie gelegt war. Meist entleerte sich nach dem ersten Entfernen des Tampons eine größere Gallenmenge, in 1—2 Wochen hörte der Gallenausfluß auf. In Fall 537 (Naht) floß 5 Wochen lang Galle aus, anfangs 1—2 Liter täglich. 7mal hielt der Gallenausfluß lange an bis zur Ausstoßung größerer Lebersequester, 4mal des ganzen linken Lappens. (Einmal war trotz Abreißung des linken Lappens nach Tamponade der Gallenfluß gering — 608.) Nur 2mal ist dabei Ikterus von 1—2 Wochen Dauer erwähnt. 3mal war der Gallenfluß so stark, daß die Stühle entfärbt waren. In Fall 673 war die Flüssigkeit nicht rein gallig, sondern „eierpunschartig" durch Beimischung von Eiter und zerfallenem Lebergewebe. Aus Wunden an der Unterfläche nahe dem Hilus mit Zerreißung eines größeren Gallenganges ist der Gallenausfluß stärker, auch wenn die Wunde klein ist (613, 650). Dann kann es sogar zur Ausbildung einer bleibenden Gallenfistel kommen. A b e l berechnet ihr Vorkommen auf 3,6 % der nicht operierten und operierten Fälle von Leberverletzung. In meinen Rupturfällen blieb nur 1mal eine Gallenfistel, bis am 72. Tag die Seidenfäden durch allmählichen Gewichtszug entfernt waren (694, S a m t e r).

### 3. Gefahr der Leberinfektion (Hepatitis, Leberabszeß, von der infizierten Leberwunde ausgegangene Peritonitis).

#### I n f e k t i o n s w e g e.

Auf welchen Wegen kann die Leber infiziert werden? Drei Wege kommen in Betracht: der Blut-, Lymph- und Gallenweg.

1. Über die Infizierung der Leber auf dem B l u t w e g e hat man sehr unklare Vorstellungen.

a) Bei allgemeiner Pyämie können Bakterien durch die A. h e p a t i c a in die Leber gelangen, Kapillarembolien, Hepatitis und multiple kleine Leberabszesse erzeugen. Früher war diese Leberinfektion bei allen möglichen Wunden sehr gefürchtet. Heutzutage wird sie äußerst selten beobachtet, am ehesten noch bei Endocarditis ulcerosa. Auch bei Pneumonie, Influenza, Typhus kommen auf diesem Wege Infektionen der Leber zustande.

b) Sehr selten gelangen Bakterien durch die L e b e r v e n e n vermittels retrograder Embolie in die Leber. Bei traumatischen Hirnabszessen kann ein Stückchen eines eitrigen Duralsinusthrombus durch die V. jugularis, Cava superior, den rechten Vorhof, die Cava inferior in eine Lebervene kommen. Das ist aber wohl nur möglich bei Inkontinenz der Trikuspidalis durch Klappenfehler oder Herzschwäche, wobei die Leber Pulsation zeigt durch rückläufige Welle bei jeder Kontraktion des rechten Ventrikels. Denkbar ist übrigens auch, daß beim Hirnabszeß die Mikroorganismen durch die A. hepatica verschleppt werden unter alleiniger Lokalisation in der Leber.

c) Größere Bedeutung hat die Infektion der Leber auf dem Wege der V. p o r t a e. Daher der Name: Vena porta malorum. Viele Autoren glauben (L a n g e n b u c h, S o c i n, H a h n, B u n g e, G r a s e r, F r i t z  K o e n i g, T e r r i e r et A u v r a y), daß auch beim gesunden Menschen das Pfortaderblut das unreinste im Körper, vom Darm her infiziert sei. Die Leber soll nicht nur ein Entgiftungsorgan sein, indem sie Gifte mit der Galle ausscheide oder durch chemische Bindung zerstöre (R o g e r); sie soll auch im Blut zirkulierende Bakterien und ihre Toxine ausscheiden und vernichten. Die tatsächlichen Unterlagen für diese Hypothesen sind sehr dürftig. Ich habe gelegentlich von Versuchen über Blutstillung bei Leberresektion 15mal das Pfortaderblut von Schweinen und Hunden bakteriologisch untersucht. Die Tiere hatten zum Teil gefastet, zum Teil gefressen; 3 hatten diarrhoischen Darmkatarrh, einem Hunde war 2 Stunden vorher die A. mesent. superior unterbunden. In allen Fällen erwies sich das Pfortaderblut steril.

Aber unter pathologischen Verhältnissen ist ein Keimgehalt des Pfortaderbluts und eine Infektion der Leber durch das Pfortaderblut möglich, und zwar auf zweierlei Art: Erstens können bei Ulzerationen in der Darmwand (Perityphlitis, Typhlitis, Dysenterie, Typhus) aus kleinen Darmvenen mit oder ohne Thromben Bakterien durch die V. mesent. und V. portae in die Leber verschleppt werden, mit oder ohne Thrombophlebitis der größeren Venen. Die auf diese Weise bei tropischer Dysenterie besonders im rechten Lappen entstehenden Leberabszesse sind besonders häufig und groß. Zweitens kann von einer benachbarten Entzündung oder von einem Abszeß im Wurzelgebiet der Pfortader durch kontinuierliches Übergreifen auf die Wand der Pfortader bzw. fortschreitende Pylephlebitis die Leber infiziert werden.

2. Infektion der Leber auf dem L y m p h w e g e. Bei primärer Infektion der Gallenwege, besonders bei Cholelithiasis schreitet die Eiterung in den intrahepatischen Lymphbahnen fort. Es entstehen meist multiple, gewöhnlich gallig gefärbte kleine Abszesse. Bei Pylephlebitis werden die periportalen Lymphbahnen von Mikroorganismen vollgestopft. Es entstehen konfluierende Eiterherde, vielbuchtige gangartige Hohlräume entlang den Pfortaderverzweigungen. Von einer Appendizitis aus kann durch die im retroperitonealen Bindegewebe verlaufenden Lymphbahnen der hintere bauchfellfreie Teil der Leber infiziert werden, ein intrahepatischer oder subphrenischer Abszeß entstehen.

3. Am häufigsten ist die Infektion auf dem G a l l e n w e g e entgegen der Stromrichtung der Galle durch aufsteigende Cholangitis. Der untere Abschnitt des Choledochus enthält immer Bakterien (N e t t e r, M a r t h a, D u c l a u x).

Gilbert und Lippmann trennen bei Gesunden fünf Zonen: 1. die Zone der Aëro- und Anaërobiose = V a t e r sche Ampulle und unteres Drittel des Choledochus; 2. die Übergangszone, in welcher die pathogenen aëroben Bakterien (Kolibakterien, Darmkokken) allmählich verschwinden und den anaëroben Platz machen = mittleres Drittel des Choledochus; 3. die Zone der reinen Anaërobiose = oberes Drittel des Choledochus; 4. die Zone der abnehmenden Anaërobiose = Beginn der Gänge; 5. die Zone der absoluten Sterilität = intrahepatische Gallengänge.

Bei jeder Gallenstauung vermehren sich die Bakterien und gelangen aus den unteren Abschnitten der Gänge in höhere. Sie erzeugen Cholezystitis und Cholangitis mit oder ohne Steinbildung, können weiterhin Hepatitis und Leberabszesse hervorrufen. Bei Cholelithiasis ist die Galle fast immer infiziert, am häufigsten findet man Bacterium coli allein, dann zusammen mit Staphylo- und Streptokokken, selten Pneumokokken, Influenza-, Typhus-, Tuberkelbazillen, Choleravibrionen. Nach N a u n y n , E h r e t und S t o l z , G i l b e r t et F o u r n i e r u. a. sind die Mikroben die Ursache der Steinbildung. Man hat sie im Innern der Steine nachgewiesen. (Ich verweise auf A s c h o f f und B a c m e i s t e r.)

Auch Leberwunden werden am häufigsten durch aufsteigende Cholangitis infiziert. Daß das bei Rupturen häufiger als bei offenen Leberverletzungen geschieht, findet seine Erklärung darin, daß durch eine grobe Kontusion die Leber in weiterem Umfange geschädigt wird, der sowieso geringe Druck der Galle im Choledochus bei stärkerem Gallenausfluß in die freie Bauchhöhle derart herabgesetzt wird, daß die in seinem unteren Ende stets vorhandenen Mikroben aufsteigen können.

Wenn nach Ruptur einer nicht von Abszessen durchsetzten gesunden Leber eine eitrige Peritonitis entsteht, ist diese zurückzuführen auf Lebernekrose oder das Ausfließen von Galle, welche vom Choledochus aszendierend infiziert war.

Traumatische Leberabszesse sind wenigstens zu der Zeit, wo sie diagnostiziert werden und einen operativen Eingriff erfordern, nur ganz ausnahmsweise multipel (S i r e d e y). Daher geben sie eine bessere Prognose als die disseminierten pyämischen, cholangitischen und thrombophlebitischen Abszesse. Bei einem Leberschuß sah S o c i n außer einem taubeneigroßem traumatischen noch fünf kleinere pyämische Abszesse. v. F o g a r a s s y entleerte 3 Wochen mit Hufschlag ein Pleuraempyem und einen großen Leberabszeß transpleural durch das nicht verletzte Zwerchfell; 1 Monat später wurde breitere Eröffnung der Abszeßhöhle durch Resektion der 8. und 9. Rippe nötig; es wurden verfettete Lebersequester von im ganzen Mannsfaustgröße entfernt; in 8 Wochen war der Mann geheilt.

Ein traumatischer Abszeß kann noch nach Monaten und Jahren entstehen, manchmal als primäres Leiden imponieren, wenn die Ruptur nur geringe Erscheinungen machte, lange zurückliegt und aus dem Gedächtnis schwand.

Ein Patient W e n d e l s war nach Fall aus dem 2. Stock nur 4 Tage arbeitsunfähig gewesen; nach 2½ Monaten wurde er ikterisch und bettlägerig; durch Eröffnung eines Abszesses ist er geheilt. Ein Patient R o s e s wurde 3 Monate nach Sturz aus dem 3. Stock wegen Ileus aufgenommen: Kein Fieber, Leber vergrößert, ein mannskopfgroßer Tumor im Epigastrium erwies sich als eine 1½ Liter graubrauner flockiger Flüssigkeit enthaltende Höhle, deren Wand von der Kapsel und einer dünnen Parenchymschicht des linken Leberlappens gebildet wurde; Heilung durch Tamponade. Es hat sich da um eine geheilte Leber-Magenruptur gehandelt und spätere Bildung eines Abszesses durch Infektion von der Magenwunde aus, welche hinten mit der Leber verwachsen war. Der durch Kolonkompression hervorgerufene Ileus war das erste klinische Symptom des Leberabszesses.

In den Sanitätsberichten der Königlich Preußischen Armee steht eine ganze Reihe von traumatischen Leber- und subphrenischen Abszessen, in denen das Trauma 5 Wochen bis 2 Jahre zurücklag.

S m i t h berichtet: Erkrankung 6 Monate nach Schlag mit einem Besenstiel mit Brechen und Schüttelfrösten; aufgenommen mit subphrenischem Abszeß, zu dem später ein Psoasabszeß hinzukam, der sich nach der rechten Leiste senkte; trotz Eröffnung beider Abszesse Tod nach 6 Wochen. Sektion: Noch ein dritter faustgroßer

Abszeß in der Leber selbst, mit den beiden anderen nicht in Zusammenhang; Entstehung durch Vereiterung von Hämatomen.

S c h w e n i n g e r sah noch 4 Jahre nach einem Trauma einen Menschen an in die Bauchhöhle durchgebrochenem Leberabszeß sterben.

Über eine seltene Ätiologie eines traumatischen Leberabszesses berichtet S e n n e r t aus v. B r a m a n n s Klinik: Fall aus der Höhe, Quetschung der 6. und 7. Rippe, keine Erscheinungen von seiten der Leber; dann machte der Patient einen ambulanten Typhus durch, in dessen Verlauf durch Eindringen von Typhusbazillen auf dem Blutwege in ein zentrales Hämatom der Leber ein Leberabszeß entstand.

G a g e berechnet, daß nur in 5 % der Leberverletzungen sich Abszesse bilden, nach E d l e r wurden bei exspektativer Behandlung in 11,3 % Leberabszesse beobachtet (bei 65 Stichwunden 5, bei 116 Schußwunden 6, bei 189 Rupturen 12). Meist trat durch Perforation in die Bauch- oder Brusthöhle der Tod ein, selten erfolgte Spontanheilung durch Durchbruch in den Darm oder die Lunge.

In meinen 752 Fällen kam es nur 4mal zur Bildung von Leberabszessen: bei 292 Stichwunden 2mal nach 1 Monat bzw. 1 Jahr (außerdem 2 subphrenische Abszesse durch primäre Infektion); bei 200 Schußwunden 1mal nach Thrombophlebitis purulenta der V. lienalis und portae (außerdem führte 3mal eitrige Hepatitis zum Tode, von 5 subphrenischen Abszessen wurden 4 geheilt, während einer an Nachblutungen aus dem Abszeß starb); bei 260 Rupturen kam es nur 1mal (712) zur Bildung multipler Abszesse und Infarkte nach Abklemmen der A. hepatica propria (außerdem 5 subphrenische Abszesse, von denen einer durch Pyämie zum Tode führte, und 2mal starke Eiterung der Leberwunde, 1mal mit tödlichem Ausgang durch Nachblutungen).

Bei operativer Behandlung der Leberverletzung ist also die Gefahr der Vereiterung der Leberwunde gering, einerlei ob sie tamponiert oder genäht wird. Die Gefahr wird von F r i t z K o e n i g entschieden überschätzt, wenn er jede Leberschußwunde und Ruptur tamponieren will, um der Infektion entgegenzutreten und etwa sich bildenden Eiter nach außen abzuleiten.

Von einer besonders auf dem Gallenwege vereiterten Leberruptur und Eiterung um Lebersequester kann es auch zu tödlicher eitriger P e r i t o n i t i s kommen. Ob bei Leberruptur eine Peritonitis so entstand, oder durch Vereiterung des in die Bauchhöhle ergossenen Blutes infolge Infektion durch Darmbakterientoxine läßt sich selbst bei der Sektion nur entscheiden, wenn die Peritonitis um den Leberriß herum deutlich am stärksten und weitesten vorgeschritten ist. Das war in meinen Fällen 5mal der Fall, in 6 anderen haben wahrscheinlich Darmbakterientoxine die tödliche Peritonitis ausgelöst.

### 4. Verschleppung von Lebergewebe in die Blutbahn, Leberzellen- und Fettembolie in den Lungenkapillaren.

Als nicht so seltene Folge einer subkutanen Leberverletzung droht die Verschleppung von größeren Leberbröckeln in die Blutbahn oder eine Leberzellen- bzw. Fettembolie in den Lungenkapillaren. S c h m o r l fand ein 3,5 cm langes, 3 cm breites, 2 cm dickes Leberstück im rechten Vorhof, W i l m s ein 21 g schweres Stück im rechten Vorhof, M a r s c h a l l einen 5 g schweren Leberbrocken in der A. pulmonalis. Öfters

gelangen isolierte Leberzellen in die Blutbahn und führen dann zu Leberzellenembolie in den Lungenkapillaren (K l e b s, J ü r g e n s, Z e n k e r).
H e ß fand in vielen Lebervenenästen einzelne oder in Gruppen zusammen-
geschlossene Leberzellen, in mehreren Ästen der A. pulmonalis und den
Lungenkapillaren weiche Thromben mit einzeln oder in Gruppen gelegenen Leberzellen. Auch W i l m s fand eine Lebervene mit Leberparenchym angefüllt (727). P a y e r hat bei Lebernaht mit Magnesiumplatten bei Kaninchen Leberzellenembolien in den Lungen gesehen infolge der Quetschung des Lebergewebes. Auch bei Intoxikationen und
Infektionskrankheiten, die zu Blutungen, Nekrosen, Abszeßbildung in
der Leber führen, ist Leberzellenembolie beobachtet (L u b a r s c h).

Noch häufiger ist Fettembolie der Lungenkapillaren. In meinen
Rupturfällen ist sie 6mal notiert, 2 sind daran gestorben. Diese Embolien
kommen rasch zustande, wurden selbst in Fällen, die in einigen Stunden
tödlich endeten (604, 731), gefunden. Wahrscheinlich führen sie viel
öfter den Tod herbei, es wird zu selten darauf untersucht. Fettembolie
kommt bei Ruptur einer Fettleber leichter zustande (H a m i l t o n),
auch bei Ruptur einer normalen Kinderleber. E n g e l will nachgewiesen
haben, daß das Fett nicht aus dem direkt zertrümmerten Lebergewebe
stammte, sondern aus den intakten Zellen durch die Zusammenpressung
der Leber ausgepreßt war. Er sah Fetttropfen zwischen normalen Leberzellen liegen. Übrigens kann Fett in den Lungenkapillaren auch aus ge-
quetschtem Fettgewebe des Netzes und Mesenteriums, sowie dem retroperitonealen Fettgewebe stammen, wie in einem Fall von Nierenruptur
N ö t z e l s.

W o l o s c h i n beschreibt einen eigentümlichen Fall retrograder
Verschleppung von Leberzellen in die Pfortaderwurzeln, die zu phleg-
monöser Enteritis und eitriger Peritonitis (ohne Leberruptur) führte:

Ein Arbeiter bekam beim Schwerheben plötzlich heftige Schmerzen im Bauch,
war $1/2$ Stunde bewußtlos; nach 5 Tagen wegen Brustbauchschmerzen ins Krankenhaus aufgenommen, starb er nach 3 Tagen. Sektion: Fibrinös-eitrige Peritonitis,
phlegmonöse Entzündung einer Dünndarmschlinge, deren submuköse und subseröse
Kapillaren von Thromben verstopft waren, welche im Zentrum Leberzellen enthielten; in den interlobulären Gefäßen der fettig degenerierten Leber ebenfalls
Thromben mit Leberzellen.

In einem Fall von N ö t z e l (683) kam es vom 6.—8. Tag zu Fieber
und heftigem Blutbrechen, das auf embolische Prozesse von der Leberwunde aus bezogen wurde. Vielleicht hat es sich da auch um retrograde
Verschleppung von Leberzellen gehandelt.

### 5. Andere Lungenaffektionen.

Auch andere Lungenaffektionen sind nicht selten nach Leberrupturen.
4 meiner Fälle sind an Pneumonie gestorben, 6 Geheilte machten Pneumonie durch, 4 eine schwere Bronchitis, 4 aus anderer Ursache Gestorbene
hatten Pneumonie. Meistens handelte es sich um Aspirationspneumonie.
4 starben an Lungenembolie nach Eindringen eines Blutthrombus in die
A. pulmonalis (1 erst am 20. Tag), 2 wurden trotz Lungenembolie und
Infarzierung fast der ganzen rechten Lunge geheilt. T i e t z e hat fast
alle seine Rupturfälle durch mehr oder weniger ausgedehnte Lungen-
infarkte kompliziert gesehen.

Über die Ursachen der Pneumonien, welche bekanntlich nach Laparotomien mit und ohne Allgemeinnarkose (v. M i k u l i c z, H e n l e, G o t t s t e i n) öfters als nach anderen gleich schweren Operationen vorkommen, ist auf dem Chirurgenkongreß 1905 im Anschluß an K e l l i n g s Vortrag diskutiert worden. Die Mehrzahl dieser postoperativen Pneumonien sind auf dem Luftwege entstandene Aspirations- oder Schluckpneumonien. Sie kommen gleich in den ersten Tagen zur Erscheinung. Alles, was die Expektoration erschwert, begünstigt die Entstehung postoperativer Pneumonien. Durch Eingriffe im Oberbauch, zumal wegen Leberverletzungen, wird eine Prädisposition geschaffen: der Schmerz durch die Verletzung selbst veranlaßt den Kranken, oberflächlicher zu atmen und erschwert die Expektoration. Infolgedessen kommt es leicht zu Hypostase besonders in dem der Leber naheliegenden rechten Unterlappen, zur Verhaltung und Aspiration von Schleim und Erbrochenem in die feineren Bronchien. Der operative Eingriff in der Nähe des Zwerchfells, der Druck eines Tampons, Schmerzhaftigkeit der die G l i s s o n sche Kapsel drückenden Lebernähte bei jeder tieferen Atembewegung sind von Einfluß, die Exkursionen des Zwerchfells und die gehörige Lüftung der Lunge zu hindern. T r e n d e l e n b u r g gab an, daß auch an der Leipziger Klinik nach Kontusionen der Bauchwand und Baucheingeweide relativ häufig Pneumonien vorkamen, was auf die Schmerzhaftigkeit der Atmung zurückzuführen sei. Daß eine lokale Infektion unter dem Zwerchfell auf dem Wege der Lymphbahnen durch die Pleura hindurch direkt die Lunge infizieren soll, wie K e l l i n g und auch v. M i k u l i c z annehmen, glaube ich nicht. Für die Pleuritis spielen häufig infektiöse Vorgänge in der Bauchhöhle eine Rolle (F r i e d r i c h), nicht für die Pneumonie. Embolische Pneumonien entstehen wie die groben Embolien der Pulmonalgefäße durch Verschleppung von Thromben oder Bakterien. Sie sind weit seltener als die Aspirationspneumonien. Erkältung bei der Operation schafft auf vasomotorischem Wege eine Disposition.

Nach Leberverletzungen kann es zu serösem, galligem, eitrigem rechtsseitigen Pleuraerguß kommen, ohne Zwerchfellruptur. Es gehen von der Leber Lymphgefäße durch die Leberbänder direkt unter die Pleura diaphragmatica. In meinen Fällen sind Pleuraexsudate nur nach transpleuraler Operation (495), bei subphrenischem Abszeß (572), bei gleichzeitiger Lungenzerreißung (554), bei Lebernekrose (601) vorgekommen. Im Sanitätsberichte 1882/84 S. 129 und 1884/88 S. 222 stehen Fälle von Empyem bei Leberruptur ohne Leberabszeßbildung. In einem Falle des Sanitätsberichtes 1889/90 S. 172 vereiterte eine zentrale Ruptur, der Leberabszeß brach durch einen Zwerchfellriß in die Pleurahöhle durch.

## 6. Venenthrombose.

Auch für postoperative Thrombosen spielt die Behinderung der Atmung und Zirkulation eine größere Rolle als etwaige Infektion, daher ihre Häufigkeit nach Laparotomien, besonders nach Operationen im Oberbauch, an der Leber (F r i e d e m a n n). A l b a n u s berechnet, daß in 4—5 % der Laparotomien Thrombosen und Embolien, in 2 % Embolien der A. pulmonalis beobachtet werden. Schenkelvenenthrombose ist in meinen Rupturfällen nicht vorgekommen, nur 2mal bei den offenen Leberverletzungen. In den zur Sektion gekommenen Rupturfällen ist mehrfach Thrombose der V. lienalis, renalis, suprarenalis, portae festgestellt.

Meist hat man zur Erklärung dieser, mit Vorliebe die linke V. femoralis betreffenden Thrombosen sich mit der Annahme einer verlangsamten Blutzirkulation infolge Schwächung der Herzkraft begnügt (marantische Thrombose). Bei sofort in den ersten Tagen nach der Operation einsetzenden Thrombosen mag der Narkose eine gewisse Schuld beizumessen sein. Für solche Thrombosen aber, welche erst mehrere Wochen nach der Operation einsetzen, kann die Operation bzw. Narkose nicht mehr verantwortlich gemacht werden. L e n n a n d e r hat auf den schädlichen Einfluß der lange Zeit innegehaltenen horizontalen Lage hingewiesen. Weshalb aber treten die Thrombosen häufiger links auf? Durch Kotstauung in der Flexura sigmoidea, wie L e n n a n d e r will, läßt sich das nicht erklären.  R i e d e l hat richtig auf das verschiedene topographisch-anatomische Verhalten der beiden V. iliacae zu den entsprechenden Arterien aufmerksam gemacht. In der Tat kreuzt die rechte A. iliaca communis fast rechtwinklig die linke V. iliaca communis, genau unter der Teilung der Vena cava, und liegt ihr dicht auf, so daß an der Leiche die Vene unterhalb dieser Kreuzungsstelle viel stärker gefüllt zu sein pflegt als oberhalb.  Auf diese Kreuzung möchte ich besonderes Gewicht legen.  Der rechten Vena iliaca communis liegt die Arterie nur medial und vorn an; ohne die Vene zu drücken, schiebt sie sich allmählich vor ihr her auf die Außenseite der V. iliaca externa.  Dagegen habe ich gefunden, daß die Arteria hypogastrica beiderseits in fast rechtem Winkel über die V. iliaca externa unmittelbar unter der Teilung der V. iliaca communis hinweg ins kleine Becken zieht.  Auch rechts liegt die Arterie der Vene an dieser Kreuzungsstelle dicht an, ist sogar durch Bindegewebe mit ihr verbunden.  Allerdings besteht auch hier ein Unterschied zwischen rechts und links zuungunsten des Venenabflusses auf der linken Seite: die A. iliaca communis liegt links lateral von der V. iliaca communis, die A. hypogastrica greift also von ihrem Ursprung an hakenförmig nach innen über die Vena iliaca externa herüber und drückt sie mit diesem Bogen gegen den medialen Psoasrand.  Rechterseits dagegen liegt die A. iliaca an ihrer Teilungsstelle vor und eher noch etwas medial von der Vene, die A. hypogastrica zieht in gerader sagittaler Richtung an der medialen Seite der V. iliaca externa vorbei ins kleine Becken.  Sie liegt weiter medial als links und drückt deswegen die Vene nicht gegen den Psoas, weicht vielmehr nach innen aus.  Dadurch wird zum zweitenmal, allerdings in nicht so hohem Grade als an der Teilungsstelle der V. cava, der Venenabfluß linkerseits erschwert.

Aber noch auf eine weitere Ursache der Thrombose ist hinzuweisen.  C l a r k hat zuerst die Ansicht geäußert, daß manchmal die Thrombose auf eine Verletzung der oberflächlichen und tiefen Vasa epigastrica bei der Operation zurückzuführen sei.  Auch W i t z e l hat die Thrombose der linken V. femoralis nach Appendikektomie auf operative Verletzung der V. epigastrica inferior profunda bezogen.  Die in dieser Vene peripher von der Verletzung oder Unterbindung entstandene Thrombose solle sich auf die linke V. epigastrica und von dieser in die linke V. femoralis fortsetzen.  Die Erklärung mag für manche Fälle zutreffen, aber jedenfalls nur für solche Fälle, bei welchen die tiefe V. epigastrica wirklich verletzt war.

K e l l i n g s Annahme, daß Infektionsmaterial aus der Bauchhöhle durch die Lymphgefäße resorbiert werde, den kleinen Kreislauf passiere und dann an „prädisponierten Stellen" der Venen zu Thrombosen Veranlassung gebe, rechnet mit zuviel Hypothesen.

## 7. Leberinfarkte und Lebernekrose.

Das eine Ruptur umgebende Lebergewebe ist, besonders wenn eine Stoßfortpflanzung zur Geltung kam, mehr oder weniger weit von diffusen Blutungen, geschlossenen Hämatomen, Sprüngen im Verlauf größerer Gefäßstämme, roten hämorrhagischen oder gelbweißen anämischen keilförmigen Infarkten durchsetzt (507, 535, 549, 584, 601, 617, 633, 716, 719, 720). Die eine Ruptur begrenzenden Wundflächen sind 1—2 cm tief nekrotisch, die Leber sieht sehr bunt aus, zumal bei Gallenimbibition die Farbentöne noch mannigfaltiger werden.

F u c h s i g (584) fand, als sein Patient nach 2 Tagen an Schluckpneumonie gestorben war, mikroskopisch das Gewebe um die Ruptur in 4 Zonen verschieden verändert: 1. Nekrose in einer angrenzenden opaken Schicht, Zellen noch gut erkennbar, Kerne weder in den Leber- noch Bindegewebszellen gefärbt. 2. In der angrenzenden Zone der Thrombose Kerne der Bindegewebs- und Gefäßzellen größtenteils gefärbt, die kleinsten Gefäße durch Fibrin verstopft, Leberzellkerne nicht gefärbt. 3. In einer dritten Schicht Bindegewebe und Gefäße normal, Leberzellkerne nur zum Teil gefärbt, Leberzellen verquollen oder verschmälert. 4. Anschließend normales Lebergewebe mit eingesprengten nekrotischen Flecken, deren Pfortaderäste thrombosiert; in einzelnen Leberzellen die Kerne besonders chromatinreich als Ausdruck beginnender „Rekreation".

Ähnliche Veränderungen fand ich nach 46 Stunden bei einem Schwein, bei welchem nach Keilresektion die beiden mit dem Paquelin verschorften Wundflächen aufeinandergenäht waren. Hier hatte der Gefäßnervenreiz des in die Tiefe wirkenden Paquelins gleiche Folgen gehabt wie dort das Trauma: unter dem strukturlosen Schorf eine Schicht morphologisch erkennbaren, aber nekrotischen Lebergewebes; darunter eine Schicht mit alleiniger Nekrose der Leberzellen; darunter im anstoßenden fast normalen Lebergewebe Mitosen in den Kernen der Leber- und Bindegewebszellen.

In späteren Tagen findet man Proliferation der kleinsten Blut- und Gallengefäße. Leberzellwucherungen, ohne daß indes neue Leberzellbalken gebildet werden. In Fall 706 fand K ö r t e, als nach 6 Wochen der Tod an Peritonitis infolge Duodenumperforation erfolgt war, die Leber noch von zahlreichen Granulationsgängen und fetzigen Höhlen durchzogen. v. B e c k sen. sah sogar $6^{1}/_{2}$ Monate nach spontan geheilter Ruptur des rechten Lappens bei der Sektion (Tod an Darmtuberkulose) diesen Lappen noch von zahlreichen kleinen Hämatomen durchsetzt. Um diese war es zu Hepatitis und Perihepatitis, dann zu Pleuritis und Pleuraempyem gekommen. Auch bei Schußverletzungen der Leber findet man gelegentlich weitab vom Schußkanal makro- und mikroskopische Zertrümmerungsherde in der Leber. In einem Fall von F r i t z K ö n i g schloß sich die Bildung multipler Leberabszesse an, welche von ihm auf das Eindringen toxischer aus dem zertrümmerten Lebergewebe stammender Substanzen und von Bakterien des Pfortaderbluts oder der Gallenwege bezogen werden.

I n f a r k t e entstehen durch Gefäßzerreißung und -verstopfung. Über embolische Infarktbildungen in der Leber handelt eine Arbeit von R u c z y n s k i aus C h i a r i s Institut. H e i l e meint, daß ein roter hämorrhagischer Infarkt durch den thrombotischen Verschluß von Ästen der Pfortader o d e r Leberarterie entstehe, ein anämisch-nekrotischer Infarkt durch gleichzeitigen Verschluß b e i d e r Gefäßarten. Doch fand W a k a s u g i nach einer Stichverletzung, durch welche nur ein Arterienast durchschnitten war, einen anämischen Infarkt. R u c z y n s k i sagt, daß die atrophischen roten Infarkte (Z a h n) durch Verschluß von größeren Pfortaderästen entstünden, die anämischen durch Verschluß von Ästen der A. hepatica. Eine dabei vorhandene Thrombose von Pfortaderästen erklärt er für sekundär. Wenn durch Verschließung der kleinsten Pfortaderäste (V. interlobulares) die inneren Pfortaderwurzeln abgesperrt sind, kommt zu dem Infarkt eine Nekrose der Leberzellen hinzu, weil dann auch von der A. hepatica her kein Blut mehr in die intralobulären Kapillaren gelangt. Wie H e i l e, ein Schüler S p r e n g e l s, haben S p r e n g e l und N i e d e r s t e i n den hämorrhagischen Infarkt des Darms auf Verstopfung eines bestimmten arteriellen o d e r venösen Bezirks, den anämischen Infarkt auf Verlegung b e i d e r bezogen. Ich habe in meinem Buch „Das vitalistisch-teleologische Denken in der heutigen Medizin" (Enke 1909, S. 181) das Unrichtige dieser Ansicht nachzuweisen gesucht und auf die Bedeutung des neuromuskulären Systems der Darmgefäße für die Folgen von Kreislaufstörungen hingewiesen. Auch in der Leber dürfte die individuell und lokal verschiedene

Reizbarkeit des Gefäßnervensystems für die Folgen einer Gefäßverstopfung bestimmend sein. Ich verweise auf T i s c h n e r s Untersuchungen und auf R i c k e r. Man kann jedenfalls nicht sagen, daß ein gelbweißer Infarkt immer aus einem roten hervorgehe durch Auslaugung des Blutfarbstoffs. In Fall 716, der nach Resektion des linken Lappens am nächsten Tage letal endete, fand man bei der Sektion einen großen graugelben Infarkt, von der Resektionsfläche keilförmig in die Tiefe gehend, im zuführenden Pfortaderast einen grauroten Thrombus. Wenn die Blutzufuhr ganz abgesperrt ist, entsteht ein anämischer Infarkt, wenn sie nur behindert ist, ein hämorrhagischer.

Die infarzierten und sequestrierten Partien werden allmählich resorbiert unter Hinterlassung von Narben, wenn keine Infektion hinzutritt. D i e  R e s o r p t i o n  e r f o l g t  a u f  d e m  L y m p h w e g e.  T i l l m a n n s sah die Leberläppchen im ganzen Organ von ziegelroten Streifen eingefaßt, welche sich mikroskopisch als mit Blutpigment vollgestopfte Lymphbahnen erwiesen; daneben war das Bindegewebe vermehrt (traumatische Zirrhose). Auch große, ganz abgetrennte Leberstücke können resorbiert werden.

In einem von C h i a r i mitgeteilten Fall, der am 22. Tag durch Verblutung aus einem peptischen Magenulkus endete, fand man bei der Sektion den linken Lappen ganz abgetrennt und mit Zwerchfell, Magen und Milz verwachsen. Mikroskopisch waren Parenchym und Bindegewebe nekrotisch, nur nahe der Bindegewebskapsel noch einzelne gut erhaltene Leberzellen und Kerne im Bindegewebe, den Gefäßen und Gallengängen, die Gefäße mit Thromben gefüllt. Die Wundfläche des rechten Lappens zeigte an der Oberfläche kleinzellig infiltriertes Bindegewebe, in tieferer Schicht Reste von Leberzellen und Pigmentkörner, mit Pigment beladene Leukocyten, Gallengangsproliferationen; in noch tieferer Schicht normales Lebergewebe mit vielen zweikernigen Mitosen. Im großen Netz lagen pigmenthaltige Zellen in den erweiterten Lymphgefäßen, welche auch nekrotische Leberzellen und zu Bändern aneinander gereihte Epithelien von Gallengängen enthielten, damit gewissermaßen injiziert waren. Im Peritoneum braune, eisenhaltige Pigmentkörner in Leukocyten und Endothelzellen. Klinisch war die Leberruptur mangels schwerer Blutung nicht zu diagnostizieren gewesen, man hatte Verdacht auf Pankreasverletzung. Es wäre, so meint C h i a r i, Spontanheilung der Leberruptur durch allmähliche Resorption des linken Lappens wie eines anämischen Infarkts eingetreten, wenn nicht die Blutung aus dem Magenulkus zum Tode geführt hätte.

In anderen Fällen kommt es zu E i t e r u n g und günstigenfalls zu Ausstoßung der S e q u e s t e r (F e r t i g, G r a s e r), wenn nicht Sepsis rasch oder langsam zum Tode führt (N e u m a n n). In meinen Fällen wurde 8mal die Heilung durch zum Teil erst in der 6. bis 7. Woche erfolgte Sequesterausstoßung verzögert. 1mal gingen Lebersequester und Galle mit dem Stuhl ab; es erfolgte Heilung, obwohl die Kolonperforation bei der Operation übersehen war. 3mal stieß sich unter Eiterung und Fieber der ganze linke abgetrennte Lappen am 24., 35. und 54. Tage ab (686, 598, 579), 1mal wurde er, nachdem er gangränös geworden war, am 20. Tag ohne Blutung entfernt (558), aber am 21. Tag erfolgte eine starke arterielle Blutung, die mit Mühe durch Tamponade gestillt wurde. 4 Fälle sind an Sepsis zugrunde gegangen durch Resorption der sequestrierten Massen: 1 ganz akut nach 40 Stunden bei Verwesung des ganzen linken Lappens (576), 2 am 4. bzw. 12. Tag bei zahlreichen kleinen thrombotischen Infarkten (549, 607), 1 am 20. Tag, nachdem sich am 10. Tag ein fingerlanger Sequester ausgestoßen hatte, mehrfache Blutungen aufgetreten waren, ein apfelgroßer Abszeß eröffnet war (712). Bei der Sektion zeigte sich die A. hepatica propria zwischen Abgang der

Gastroduodenalis und Coronaria dextra quer durchrissen (sie war mit Dauerklemmen gefaßt gewesen), die V. portae frei von Thromben, aber angedaut und perforiert, in der Leber viele Abszesse, kleine, trockene, gelbe Nekroseherde und rote Infarkte um Pfortaderthrombosen.

Die Fälle von F e r t i g, G r a s e r, R i e s e, R o s e, S p r e n g e l, N e u m a n n zeigen, wie gefährlich es ist, ein größeres fast abgetrenntes Leberstück im Bauch zurückzulassen, auf allmähliche Resorption bzw. Ausstoßung zu rechnen. Fieber, Eiterung, Gallenfluß, Ikterus, Nachblutung, Diarrhöen, Delirien, chronische Sepsis führen nach langem Siechtum den Tod herbei.

R e s o r p t i o n s f i e b e r kommt auch bei glatter Heilung öfters vor, auch ohne Sequesterausstoßung, durch Resorption von Blut und zerquetschtem Lebergewebe von den großen Wundflächen. Meist hielt das Fieber dann nur einige Tage an, einige Male verbunden mit Ikterus. In Fall 520 dauerte es vom 4.—13. Tag; als man wegen Verdachts auf subphrenischen Abszeß noch einmal operieren wollte, wurde die Temperatur normal. In Fall 673 bestand 1 Monat lang Fieber mit Delirien.

Nebenbei sei erwähnt, daß sich nach Leberruptur auch ein i n t r a - h e p a t i s c h e s A n e u r y s m a bilden und durch Platzen nach langer Zeit zum Tode führen kann. Ein Patient von G a r r è (publiziert von B o d e) bekam 1 Jahr nach Pufferquetschung der rechten Brustseite Blutbrechen, das auf ein Ulcus ventriculi bezogen wurde. Gastroenterostomie, Tod nach 7 Tagen. Sektion: Walnußgroßes Aneurysma am rechten Hauptast der Leberarterie in einen großen Gallengang durchgebrochen, Blutung ins Duodenum; alte quere Narbe in der Leber und rechten Niere. Fall 488 von H o t c h k i s s starb plötzlich 11 Monate nach geheiltem Pistolenschuß durch den rechten Lappen. Sektion: Därme voll Blut, wahrscheinlich geplatztes Aneurysma.

### 8. Veränderungen am Augenhintergrunde.

In 2 Fällen von T i e t z e (532, 660) sind eigentümliche Veränderungen des Augenhintergrundes beobachtet. T i e t z e hat darüber auf dem Chirurgenkongreß 1911 berichtet, M a r q u a r d t einen gleichen Fall erwähnt. Ich glaube, daß die Netzhautveränderungen bei Leberruptur so aufzufassen sind, wie die bei sogenannter Druckstauung durch Rumpfkompression beobachteten. Im ersten Fall von T i e t z e waren Ekchymosen im Gesicht, im zweiten nur unter der Konjunktiva vorhanden. Unter 45 Fällen von Druckstauung in der Literatur sind 10mal Veränderungen des Visus bzw. Augenhintergrundes erwähnt; 2mal lag gleichzeitig Leberruptur vor. In den Fällen von rasch vorübergehender Amaurose ohne sichtbare Veränderungen des Augenhintergrundes (Fälle von P e r t h e s und B r a u n) dürfte es sich um bald ausgeglichene Zirkulationsstörungen am Sehnerven gehandelt haben. Fälle von irreparabler Amaurose durch Optikusatrophie ohne Ekchymosen und weiße Flecke in der Retina (Fälle von K o c k und R ö n n e, B e a t s o n) sind auf Blutungen zwischen die Fasern des retrobulbären Sehnervenabschnittes zu beziehen.

Am häufigsten wurden Blutungen und weiße Flecke auf der Retina gesehen, ein Bild wie bei der sogenannten „Retinitis albuminurica". Man weiß, daß bei dieser die weißen Flecke aus kapillären Ekchymosen hervorgehen. Zur Entfärbung genügen 2 Tage, die Ekchymosen werden daher leicht übersehen. Die weißen Flecke entstehen durch Umwandlung des Myelins in Fett auf Grund der verlangsamten Blutströmung bzw. Stase. Derselbe im Blut zirkulierende chemische Reiz, welcher, am Gefäßnervensystem der Niere angreifend, in dieser anfangs typische Hyperplasie, später mit eintretender Stromverlangsamung Ödem, kapilläre Stasen und Blutungen, Fettsynthese, Bindegewebshyperplasie und Parenchymhypoplasie herbeiführt, ruft, an den Nerven der Netzhautgefäße angreifend, die gleichen Veränderungen hervor. Es handelt sich um koordinierte Vorgänge (vgl. R i c k e r , Entwurf einer Relationspathologie, Jena 1905, S. 29). Die Bezeichnung Retinitis ist also unzutreffend, es handelt sich nicht um Entzündung. Bei Syphilis, Leukämie, perniziöser Anämie, chronischen Lebererkrankungen (L i t t e n), Diabetes, Bleivergiftung, Septikopyämie, Kachexie sind es andere chemische Reize, welche gleiche Netzhautveränderungen bedingen. Um einen mechanischen Gefäßnervenreiz handelt es sich bei Schädelbasisbrüchen, Geschwülsten der Augen- oder Schädelhöhle, Druckstauung. Ob bei Druckstauung die weißen Flecke auch stets aus (leicht übersehbaren) kapillären Ekchymosen hervorgehen, oder ob kapilläre Stasen ohne Diapedese zur Umwandlung des Myelins in Fett hinreichen, vermag ich nicht zu entscheiden. Zur Erklärung der Netzhautveränderungen bei Leberruptur kann noch die plötzliche Anämie herangezogen werden. Leberzellenembolien, wie sie in den Lungen nach Leberruptur nicht selten vorkommen, müßten an der Retina erst nachgewiesen werden.

Auch die gelegentliche A l b u m i n u r i e bzw. H ä m a t u r i e ist bei Leberrupturen, wenn direkte Verletzung der Nieren auszuschließen ist, wie bei Druckstauung aufzufassen und zurückzuführen auf Stromverlangsamung und Stase in den Nierenkapillaren mit Epithelzerfall und Fettsynthese im Parenchym. Bekannt ist die Albuminurie bei kardialer Stauung, der Stauungsharn der Herzkranken. S c h r e i b e r hat nachgewiesen, daß schon die Palpation des Bauchs durch Reizung der Nierengefäßnerven Albuminurie erzeugen kann. Die Albuminurie bei Druckstauung, bei welcher das Blut in die klappenlosen Nierenvenen plötzlich zurückgestaut wird, hat also nichts Wunderbares. In den 45 Fällen von Druckstauung ist Albuminurie nur 4mal, Hämaturie nur 1mal erwähnt, in meinen Leberrupturfällen nur 3mal Albuminurie beim Fehlen von Nierenruptur.

### 9. Weitere Folgezustände.

Verwachsungsbeschwerden (Schmerzen und Atembehinderung — 643, gebückte Haltung — 519, 668, Störungen der Darmpassage) durch Verwachsung der Lebernarbe mit Zwerchfell, Magen, Darm, Netz, Bauchwand sind nach Tamponade mehr zu befürchten als nach Naht. B e c k e r (3) fand 6 Jahre nach Naht eines Leberstiches bei der Sektion des an Tuberkulose gestorbenen Mannes die Leberoberfläche in ganzer Ausdehnung mit Operationsnarbe und vorderer Bauchwand verwachsen. Z o l e c z i o w s k i sah 5 Monate nach Tamponade einer Konvexitätsruptur mit glattem Verlauf bei der Operation einer nachträglich entstandenen Narbenhernie den Leberrand und das Netz mit der Narbe breit verwachsen. B r e n n e r (359) konnte andrerseits nach Tamponade einer Schußwunde, wonach die Leber zunächst fest mit der Bauchnarbe ver-

wuchs, 5 Monate später im Bereich der Narbe tympanitischen Schall bei
normaler Leberdämpfung konstatieren. Die Verwachsungen hatten sich
also gelöst oder gedehnt. Ähnlich nach der Resektion eines Gallenblasen-
Leberkarzinoms durch H o c h e n e g g.

3mal entwickelte sich im Verlauf der Heilung eine Psychose (531,
549, 615), die wohl mit der Leberverletzung an sich nichts zu tun hat,
sondern als Folge des schweren Traumas aufzufassen ist.

———

## Kapitel IV.

# Die Heilung von Leberwunden. Narbenbildung. „Rekreation".

Schon frühzeitig hat man experimentelle Studien über den Aus-
gang von Leberverletzungen und die Heilung der Leberwunden gemacht.
H o l m hat bereits 1867, bald darauf haben J o s e p h, K o s t e r,
H ü t t e n b r e n n e r, M a y e r, U l w e r s k y, T i l l m a n n s, T e r-
r i l l o n, H o f m e y e r, T h i e r s c h diesbezügliche Experimente und
Untersuchungen angestellt. In neuerer Zeit haben sich C o r n i l und
C a r n o t, L a p e y r e, P o d w y s s o z k y, d e B a r y und besonders
zahlreiche Italiener, wie T i z z o n i, C o r o n a, C o l l u c i, G r i f f i n i,
C a n a l i s, C l e m e n t i, C a t t e l a n i, C a r r a r o mit dem Gegen-
stande beschäftigt[1]).

Nicht klaffende Schnittwunden und Rupturen, auch wohl enge
Schußkanäle, sind in wenig Tagen durch geronnenes Blut und Fibrin verklebt und bald verheilt. Wenn ein Defekt oder ein weitklaffender Riß
vorliegt, wird der Substanzverlust durch Narbengewebe wenigstens teilweise ausgefüllt. Früher schrieb man dabei dem Leberparenchym ein
rein passives Verhalten zu. C o r n i l und C a r n o t wollen in ihren
Hundeexperimenten nur bindegewebige Narben ohne Wucherung des
Parenchyms erhalten haben. Das trifft jedenfalls für den Menschen
nicht zu. Allmählich werden das Blut und Fibrin, die sequestrierten
Parenchymmassen resorbiert. Das Bindegewebe der Nachbarschaft
produziert Blutgefäßsprossen und junges Bindegewebe. Daneben findet
man schon im Beginn der Vernarbung neugebildete zylindrische Stränge
von polygonalen Zellen. Ihre Deutung ist schwierig. Einige (W a g n e r,
L i e b e r m e i s t e r) haben sie für umgewandelte Gefäße, die meisten
neueren Untersucher für neugebildete Gallengänge (C o r n i l und
H a n o t), noch andere für neugebildete (W a l d e y e r, Z e n k e r,
P o s n e r, C o r o n a) oder auch für atrophische (K l e b s) Leberzell-
schläuche erklärt. In H e ß' Fall gingen sie größtenteils von den Gallengängen, zum Teil aber auch von den Leberzellbalken aus. Einige Autoren
behaupten, die epithelialen Zellen der neugebildeten Gallengänge wan-
delten sich später zum Teil in Leberzellen um. Andere (C a r r a r o)
bestreiten das entschieden und leiten neugebildete Leberzellen nur von
Sprossung erhaltener Parenchymzellen ab. Darin stimmen alle überein,
daß das neugebildete Lebergewebe niemals die Struktur des normalen

---

[1]) Die ältere Literatur findet sich zusammengestellt bei M a r c h a n d, Deutsche
Chirurgie, Lief. 16, 1901.

hat. Auch in die zirkumskripten traumatischen Nekroseherde dringen Gallengangssprossen und Leberzellwucherungen ein, und zwar schon vor dem Auftreten von Bindegewebs- und Gefäßneubildungen (S t o l z).

Ich habe 4mal nach Keilresektion aus der Tierleber die Lebernarbe in verschiedenen Stadien untersucht. In einem Falle war 46 Stunden nach dem Verschorfen und Zusammennähen der Wundflächen von einer Wucherung des Bindegewebes, der Blutgefäße, Gallengänge und Leberzellen noch nichts zu sehen. Aber es zeigten in der unter dem Schorf und dem anstoßenden Nekrosebezirk gelegenen Schicht die Kerne sowohl der Bindegewebs- und Blutgefäßzellen, als der Gallengangs- und Leberzellen eine Vermehrung des Chromatins und Kernteilungsfiguren.

In einem anderen Fall handelte es sich um eine 21 Tage alte Narbe, herrührend vom Zusammennähen zweier nicht verschorfter Leberwundflächen. Die benachbarten Acini zeigten unregelmäßige Form, das Bindegewebe zwischen ihnen war vermehrt und stellenweise von neugebildeten Blutgefäßen und Gallengangssprossen durchzogen.

Zwei andere Narben waren 2 bzw. 3 Monate alt, entstanden nach Keilexzision mit und ohne Vernähung der Wundflächen. Hauptsächlich waren die Narben von gewuchertem Bindegewebe und neugebildeten Gefäßen gebildet. Dazwischen aber waren noch zweierlei neue Gebilde sichtbar: Zunächst hohle epitheliale Zellschläuche, welche sich deutlich als seitliche Gallengangssprossen dokumentierten, und ferner in spärlicher Menge solide knospenförmige Auswüchse und Zapfen, welche von den peripherischen Zellen der anstoßenden normalen Acini ausgingen und als Wucherungen der Leberzellen selbst anzusprechen waren. Sie traten gegenüber den Gallengangssprossungen in den Hintergrund. Die neugebildeten Leberzellen waren kleiner und dunkler gefärbt, ihre Kerne zeigten vermehrten Chromatingehalt und zahlreiche Mitosen. Viel bedeutender als die lokale Gewebsneubildung an Stelle des Defekts war die allgemeine typische Hyperplasie des Gesamtlebertorsos (s. u.). Mit beiden Narben war Netz verwachsen. Auch in das angewachsene Netz hinein setzten sich die Gallengangsneubildungen und Leberzellsprossungen fort neben neugebildeten Blutgefäßen und Bindegewebszügen. T i z z o n i hat dies Einwachsen von neugebildeten epithelialen Elementen in das angewachsene Netz ebenfalls beobachtet.

Wenn ein großes Leberstück durch das Trauma abgequetscht ist, wird der Leberrest mit der Zeit größer, hyperplastisch. In einem Fall von U h d e zeigte sich bei dem 12 Jahre nach einer Ruptur erfolgten Tode der verletzt gewesene linke Lappen auf ein Viertel des Normalen geschrumpft, der rechte erheblich vergrößert. H e l l e r hat in 2 Fällen, in welchen durch Trauma und nachfolgende Narbenbildung fast der ganze rechte Lappen verloren gegangen war, eine derartige Hyperplasie des linken Lappens gesehen, daß er die Größe eines normalen rechten erlangt hatte.

M e k u s fand, als er 5 Wochen nach einer Leberruptur wegen Galleergusses laparotomierte, die Leber verkleinert; nach T a l m a scher Operation vergrößerte sich die Leber allmählich. Nach 5 Monaten war die Leberdämpfung, welche vorher 2 Querfinger über dem Rippenbogen aufhörte, wieder normal; die vorher durch die Lebernarbenbildung hervorgerufenen Stauungserscheinungen im Pfortadergebiet (Aszites, heftige Koliken) verschwanden. R o s e beobachtete nach Zertrümmerung des linken Lappens zunächst Anschwellung der Milz wie bei Leberzirrhose, dann nach $1/2$ Jahr allmähliche Vergrößerung des rechten Lappens und Abschwellen der Milz. Diese Hyperplasie des Lebertorsos geht langsam vonstatten. S c h ö n h o l z e r (715) und L a u e n s t e i n (598) fanden $2^1/_2$ bzw. 3 Monate nach Resektion bzw. Ausstoßung des abgequetschten linken Lappens den rechten noch nicht vergrößert. Auch in den Fällen, in welchen der abgequetschte linke Lappen als Sequester ausgestoßen wurde, ist von einer Hyperplasie des rechten nach erfolgter Heilung nichts gesagt; es ist nur erwähnt, daß der Verlust an Lebergewebe den Leuten keinen Schaden brachte, daß die Nahrungsstoffe ebensogut wie von Gesunden ausgenutzt wurden.

P o n f i c k s Experimente aus dem Jahre 1889 haben gezeigt, daß man bei Kaninchen bis zu drei Viertel der Leber ohne Schaden resezieren kann, daß der Leberrest zu einem Organ von normaler Größe und Funktion wieder auswächst.

Mit der Annahme einer „Rekreationskraft" ist keine naturwissenschaftliche Erklärung der Hyperplasie geliefert. Die Erklärung liegt in der vermehrten Blutzufuhr zum Lebertorso, die als mechanischer Gefäßnervenreiz wirkt. Der Zufluß bleibt absolut derselbe, durch die verkleinerte Leber fließt also relativ mehr Blut und zwar unter Erhaltung des Tonus, unter Erhaltung der mit der Nahrungsaufnahme und -verdauung zusammenfallenden periodischen Steigerungen der Blutzufuhr. Von dieser typischen Hyperämie hängt die Hyperplasie ab, das Wachstum hört auf, wenn Gleichgewicht zwischen Blutzufuhr und Gewachsenem erreicht ist. Auf die plötzliche starke Steigerung des Blutdruckes sind die Abweichungen der Architektur und Leberzellform im Hyperplastischen zurückzuführen. Die Lobuli sind abnorm groß und unregelmäßig, es liegen mehrere Zellreihen in gewundenem Verlauf nebeneinander zwischen den Kapillaren der Pfortader. Funktionell aber verhält sich das neugebildete Parenchym durchaus wie normales; die Form ist eben für die Funktion von geringerer Bedeutung, als die Beziehungen zwischen Parenchym und einem in bestimmter Weise fließenden Blut.

# Die operative Behandlung der Leber-
# verletzungen.

## Kapitel I.

## Indikationen zu operativem Vorgehen.

Die Frage, wann wir bei Leberverletzungen operativ vorgehen sollen,
fällt zusammen mit der Frage, wann wir bei offenen und subkutanen
Bauchverletzungen überhaupt operieren sollen.

### A. Indikationen zu operativem Vorgehen bei offenen Leber-
### verletzungen.

Wenn eine o f f e n e Bauchverletzung frisch innerhalb 24 Stunden
in Behandlung kommt, haben wir sofort festzustellen, ob die Wunde penetriert, d. h. ob sie das Peritoneum eröffnet hat oder nicht. Schon diese
Feststellung ist, wenn kein Eingeweideprolaps vorliegt oder kein Ausfluß
von Galle, Magendarminhalt, Urin besteht, exakt nicht möglich,
ohne daß die Wunde auseinandergezogen bzw. erweitert wird. Sonden-
und Fingeruntersuchung sind als gefährlich und unsicher zu verwerfen.
Zeigt sich beim Auseinanderziehen bzw. nach Erweiterung der Wunde
das Bauchfell eröffnet, so können wir in der Regel nur durch Erweiterung
der Bauchfellwunde, d. h. durch Laparotomie darüber klar werden, ob
ein Eingeweide verletzt ist oder nicht. Wir müssen demnach bei einer
frischen offenen Bauchverletzung sofort aus d i a g n o s t i s c h e n
Gründen operativ eingreifen, um alsbald absolute Sicherheit zu gewinnen,
ob die Wunde penetriert und ob sie mit Eingeweideverletzung kompliziert
ist oder nicht. Diesen Grundsatz hat schon 1896 M a d e l u n g entschieden verfochten. Der Entschluß zu operativem Vorgehen wird uns
durch das Vorhandensein einer Wunde leicht gemacht. Diese selbst weist
uns auf den rechten Weg. Wollten wir erst operieren, wenn durch Beobachtung des Verlaufs klinische Zeichen einer Eingeweideverletzung
nachweisbar werden, hätten wir die beste Zeit verpaßt. Wir operieren
sofort, weil es sichere Initialsymptome einer Eingeweideverletzung nicht
gibt. Gerade durch die alsbaldige diagnostische Erweiterung der Wunde,
die frühzeitige Laparotomie, sind die Behandlungsresultate der offenen
Bauchwunden so viel bessere geworden.

Über dieses Behandlungsprinzip der offenen Bauchwunden herrscht
ungefähr Einigkeit unter den Chirurgen. B r e h m will allerdings vor

der Laparotomie doch die Frage, ob einfache oder komplizierte Bauchverletzung vorliegt, so weit beantworten wissen, als er nur bei sicherer oder wahrscheinlicher Eingeweideverletzung dem Patienten die Operation als notwendig hinstellt, bei nichtwahrscheinlicher Eingeweideverletzung ihm die Operation zwar als den sichereren Weg vorschlägt, den Patienten aber selbst entscheiden läßt. Als Gründe, warum er nicht schematisch bei jeder Bauchwunde operiert, führt er an: die Laparotomie sei besonders bei Betrunkenen ohne die üblichen Vorbereitungen kein gleichgültiger Eingriff; die Operation komme in Mißkredit, wenn man sie als notwendig proponiert habe, der Patient sie verweigere und in kurzer Zeit geheilt das Krankenhaus verlasse. Ich meine, eine so schwierige Frage soll der Arzt, nicht der Patient entscheiden; im Anfang ist die Entscheidung, ob Eingeweideverletzung wahrscheinlich oder unwahrscheinlich ist, nicht zu treffen. Bei B r e h m s Vorgehen wird manche Operation zu spät kommen und das Leben nicht·mehr retten. Man wird dadurch mehr Verletzte verlieren als durch Narkosenschädigung.

Kommt ein Mensch mit offener Bauchverletzung erst nach 24 Stunden in Behandlung, ist sein Allgemeinbefinden ungestört, kein lokales Zeichen von Eingeweideverletzung nachweisbar, dann dürfen wir uns exspektativ unter genauester stündlicher Kontrolle verhalten; denn Zeichen von Peritonitis nach Magendarmperforation treten in der Regel innerhalb 24 Stunden, Zeichen innerer Blutung noch früher auf. Z i e g l e r will die Frist für prinzipielle Operation noch über 24 Stunden ausdehnen. Ich glaube nicht, daß das nötig und möglich ist; ein Verletzter, der sich nach 24 Stunden noch ganz·wohl fühlt, dürfte kaum die Notwendigkeit einer (diagnostischen) Operation einsehen.

N e u m a n n hält nicht bei jedem frisch zugehenden Bauchschuß operatives Vorgehen für notwendig. Sofort laparotomieren will er, wenn Ein- und Ausschuß vorhanden und so gelegen sind, daß daraus auf Durchquerung des Bauchs zu schließen ist. Ist letztere nach Lage der Wunden zweifelhaft, oder ist nur ein Einschuß am Bauch vorhanden und aus Art der Bauchdeckenwunde (Hämatom im Verlauf des Schußkanals, Lage des fühlbaren Geschosses) zu schließen, daß das Geschoß nur in den Schichten der Bauchwand vorgedrungen ist, oder ist nach Art des Schusses (Schrot, Tesching) eine Penetration der Bauchhöhle unwahrscheinlich, oder ist nur ein Einschuß außerhalb des Bereichs der Bauchwandungen, z. B. am Thorax, vorhanden, dann empfiehlt er exspektativ-operatives Vorgehen wie·bei subkutanen Rupturen. Ich bleibe mit M a d e l u n g dabei, daß es sicherer ist, in j e d e m Falle sich operativ davon zu überzeugen, ob eine Schußwunde am Bauch die Bauchhöhle eröffnet und ein Eingeweide verletzt hat·oder nicht.

Bei offenen B r u s t verletzungen wird von den meisten Autoren ·zunächst ein exspektatives Verhalten empfohlen, sofortige Operation nur bei großem, besonders zunehmenden Hämothorax und Spannungspneumothorax, bei Verdacht auf Mitverletzung des Zwerchfells und von Baucheingeweiden, spätere Operation bei andauernden und wiederholten Lungenblutungen (s. G a r r è, A m b e r g e r). Im Obuchowkrankenhaus (Z e i d l e r) geht man ganz radikal vor wie bei offener Bauchverletzung: jede frische bis 12 Stunden alte Thoraxwunde wird diagnostisch erweitert, weil man einen Hämothorax mit selbst 500 ccm Blut oft physikalisch nicht nachweisen könne,·und besonders deshalb, weil eine noch nicht diagnostizierbare Mitverletzung von Baucheingeweiden vorliegen könne (Stuckey, Lawrow). Bei höher gelegener Thoraxwunde ist aber diese Gefahr doch nicht leicht vorhanden.

Liegt aber die Wunde am Thorax unten im Grenzgebiet zwischen Brust- und Bauchhöhle, dann halte ich im Hinblick auf die Möglichkeit einer Baucheingeweideverletzung ein sofortiges operatives Vorgehen für ebenso notwendig wie bei einer Wunde am Bauch selbst, nicht erst bei Verdachtssymptomen einer Mitverletzung der Baucheingeweide. Bei Verletzung des T r a u b e schen Raums treten übrigens die Erscheinungen von Thoraxverletzung oft zurück gegenüber den Erscheinungen von Bauchverletzung, weil nur ein dünner Lungenrand getroffen wird oder ein Hämothorax nach Verletzung einer Interkostalarterie entsteht, Herzbeutel und Herz selten getroffen werden (A u v r a y).

Diese allgemeinen Grundsätze gelten für mich auch für die Behandlung o f f e n e r L e b e r v e r l e t z u n g e n. Weil die Leberverletzung oft vor der Erweiterung der Wunde bzw. dem Bauchschnitt gar nicht zu erkennen ist, kann folgerichtig von einem besonderen Behandlungsprinzip der Leberverletzungen gar keine Rede sein, man müßte denn aus der Lage der Wunde schließen können, daß sie n u r die Leber und kein anderes Eingeweide verletzt haben kann, und dann die Überzeugung haben dürfen, daß die so gelegene Leberwunde nicht lebensgefährlich sei. In der Tat hat F u c h s i g bei hoch in der Seite oder hinten gelegenen Bauchstichen, welche also voraussichtlich nur die Leberkonvexität verletzten, ein operatives Vorgehen für überflüssig erklärt, weil die Blutung durch den Druck des Zwerchfells gestillt werde. B a r d e n h e u e r (S o n n e n s c h e i n) will ganz allgemein bei „leichten" Schußverletzungen der Leber ohne sofort nachweisbare größere Blutung nicht sofort, sondern erst „auf zwingende Indikation" hin (d. h. bei fortschreitender Anämie) operieren. Auch V i d a l, T r e v e s, S i c k, G o l j a c h o w s k i, R ö s e r, F e n n e r wollen nicht bei jedem Leberschuß operieren, bei „leichten" nicht. K ö r t e (K r o n e r) meint, die Laparotomie sei bei Leberschüssen nicht sowohl wegen der hier meist geringen Blutung aus der Leber, als wegen möglicher Nebenverletzung des Magendarmkanals indiziert. Ich frage: wie will man vor dem Bauchschnitt erkennen, ob die Leberverletzung derart ist, daß Spontanheilung wahrscheinlich ist? Wartet man, bis deutliche Anämiesymptome ausgeprägt sind, dann ist die beste Zeit dahin. Ist denn die diagnostische Erweiterung der Bauchwunde ein so schwerer Eingriff? Bei Kontraindikation gegen Allgemeinnarkose kann man sie ja in Lokalanalgesie ausführen, die Allgemeinnarkose anschließen, wenn eine Leberverletzung gefunden ist und ohne dem nicht versorgt werden kann.

Spontanheilung selbst großer Leberverletzungen ist ja möglich; das wissen wir aus nichtoperierten Fällen, in denen aus einem Bauchschuß Galle und Leberfetzen sich entleerten, aus operierten Fällen, welche ohne weitere Versorgung der Leberwunde heilten, aus Fällen, in denen nach Bauchkontusion Vergrößerung der Leberdämpfung mit Ikterus und Leberschmerzen und später ein Leberabszeß entstand, aus zufälligen Sektionsbefunden, dem Auffinden von Lebernarben bei aus anderer Ursache Gestorbenen. K l o b (bei E d l e r, Fall 84) fand bei der Sektion eines Selbstmörders, der nach 3 Wochen an Nephritis starb, daß alle 3 Schüsse, welche er auf sich abgegeben hatte, die Leber durchbohrt hatten.

Alle waren in Heilung und Vernarbung begriffen. Es erübrigt sich, von den zahlreichen in der Literatur niedergelegten Fällen weitere anzuführen. Daß eine Kugel in der Leber einheilen kann, und nicht entfernt zu werden braucht, weil sie in der Leber sitzt, ist bereits gesagt. B a r d e n - h e u e r hat einmal 2 Jahre nach einem Leberschuß wegen Stechens beim Atmen und Beschwerden bei der Arbeit eine in der Leber eingeheilte Kugel mit der umgebenen Lebernarbe exzidiert, aber bei der Operation die Überzeugung gewonnen, daß die Beschwerden nur durch Verwachsung der Leber und Lunge mit dem Zwerchfell, nicht durch die eingeheilte Kugel hervorgerufen waren. Auch N e u m a n n hat eine Kugel aus dem Ende eines langen Schußkanals in der Leber ausgeschnitten. Die Operation wurde erst am 5. Tage vorgenommen, als Verdacht auf Leber- eiterung auftauchte und die Kugel in der Leber mit Röntgenstrahlen nachgewiesen war. Transpleurale Operation, Tamponade, Heilung. In anderen Fällen kommt es zu Eiterung um die in der Leber stecken- gebliebene Kugel. So hat K o c h e r (bei H a l t e r) einmal 2 Wochen p. tr. transpleural ein Geschoß aus einem hühnereigroßen Leberabszeß entfernt.

Aber ebenso sicher wissen wir, daß Leute auch aus kleiner Leber- wunde verbluten können. Die exspektative Behandlung wäre also immer ein gewagtes Hazardspiel.

## Kriegsschüsse.

Es ist bis jetzt unmöglich, begründete Prinzipien aufzustellen, wie wir uns bei Kriegsverletzungen des Bauches und im besonderen der Leber durch die modernen Kleinkalibergeschosse verhalten sollen. Das wird erst möglich sein, wenn wir in einem zukünftigen größeren europäischen Kriege umfangreichere Erfahrungen sammeln werden. Durch die im Burenkriege und dem russisch-japanischen Kriege gemachten Be- obachtungen ist man schwankend geworden, ob an den für die Friedens- praxis gültigen Grundsätzen auch im Kriege festzuhalten sei. Die meisten Autoren, welche zu der Frage Stellung genommen haben, sind für ex- spektativ-operative Behandlung der Kriegsbauchschüsse, nachdem M c C o r m a c die Äußerung tat: „In diesem (Buren-) Kriege stirbt ein durch den Bauch Geschossener, wenn er operiert wird, er bleibt am Leben, wenn man ihn in Ruhe läßt." Das war nun sicher ein Trugschluß, eine unrichtige Verallgemeinerung von Beobachtungen, welche in weit ab- gelegenen Lazaretten an Leuten gemacht waren, welche erst tagelang nach der Verletzung in Behandlung kamen. Außerdem sind von diesen nach den Berechnungen von T r e v e s , K ü t t n e r u. a. noch rund 50 % bei exspektativer Behandlung zugrunde gegangen. Von 17 Bauch- schüssen, welche B r e n t a n o im russich-japanischen Krieg erst nach 5—15 Tagen in Lazarettbehandlung bekam, starben noch 6 = 35 % an Peritonitis, Pyämie und Nachblutung (1 nach 70 Tagen an Nachblutung aus einem Leberschuß mit konsekutiver Peritonitis; 1 nach 45 Tagen an Pyämie, im linken Leberlappen lag die von Eiter umspülte Schrapnell- kugel). Es steht außer Frage, daß viele Bauchverletzte sofort nach der Verletzung auf dem Schlachtfelde oder bald auf den Verbandplätzen, bzw. in den nächsten Lazaretten der primären Verblutung oder Per- forationsperitonitis erlagen. S t h a m e r und H i l d e b r a n d , welche hier, in den ersten Reihen, ihre Erfahrungen im Burenkriege sammelten, berechnen die Mortalität bei konservativer Behandlung der Bauchschüsse denn auch auf 85 %, ebenso hoch wie in früheren Kriegen. Alle in der Schlacht am Spionskop und bei der Belagerung von Mafeking in den Bauch Geschossenen sind gestorben (T r e v e s). Von 116 perforierenden Bauchschüssen des kubanischen Feldzugs sind nach H i l d e b r a n d t 81, d. h. 70% gestorben. v. O e t t i n g e n meint auch, daß viele, bevor sie das Lazarett erreichen, der primären Verblutung erliegen, und daß die Gefahr der Nachblutung und Vereiterung groß sei.

Was speziell die Leberschüsse im Kriege anlangt, so ist auch hier Spontanheilung unter Umständen wohl möglich. L a n g e n b u c h behandelte während des serbischen Krieges einen Soldaten, dem ein Schuß genau sagittal durch den rechten Lappen gegangen war. Der Schußkanal erweiterte sich allmählich durch Sequestration des angrenzenden Gewebes dergestalt, daß man, wenn der Verletzte zum Verbinden auf dem Tisch saß, durch seine Wunde wie durch einen Tubus die Gipfel der Balkankette am Horizont betrachten konnte. L a n g e n - b u c h meint, die Wunde wäre sicher, wenn auch langsam geheilt, wenn nicht eine Dysenterie dem Träger den Tod gebracht hätte. M a k i n s will bei exspektativer Behandlung von 8 Leberschüssen 6 mit dem Leben davonkommen gesehen haben. Wie groß die Leberverletzung hier war, wissen wir nicht; ob eine solche überhaupt in allen 6 Fällen vorlag, erscheint bei genauer Prüfung zweifelhaft. F r e s s o n erzählt einen Fall, in dem ein russischer Offizier von einem japanischen Geschoß (6,5 mm Durchmesser, Entfernung nicht angegeben) quer durchschossen war in einer Richtung, daß die Leber durchbohrt sein mußte; er kam erst nach 6 Tagen ins Spital und war nach 3 Wochen geheilt. Auch v. O e t t i n g e n nimmt die Möglichkeit einfacher feiner Durchlöcherung durch Kleinkalibergeschosse an. Das steht in direktem Widerspruch zu den Ergebnissen der Schießversuche und den gelegentlich bei Unglücksfällen auf Posten und Scheibenständen im Frieden gemachten Erfahrungen (s. o. S. 12 ff.). Durch Sektion ist im Krieg die einfache feine Durchlöcherung jedenfalls nicht nachgewiesen. Die bisherigen Kriegsbeobachtungen berechtigen uns nicht, an der Gültigkeit der Ergebnisse der Schießversuche zu zweifeln.

v. O e t t i n g e n hält bei anhaltenden Blutungen die primäre Laparotomie im Kriege für diskutabel. Freilich ist in der Mandschurei kein Fall durchgebracht, und im Burenkriege sind von 16 Laparotomierten 12 gestorben. Dies schlechte Resultat erklärt sich aber zum Teil daraus, daß die Laparotomie zu spät und unter ungünstigen äußeren Verhältnissen vorgenommen wurde. Ich bin überzeugt, daß auch bei prinzipieller Frühlaparotomie die Zahl der im Kriege zu rettenden Bauchschüsse klein sein wird, möchte aber doch die primäre Laparotomie für den Krieg nicht ganz verwerfen.

## B. Indikationen zu operativem Vorgehen bei subkutanen Leberverletzungen.

Viel schwerer läßt sich feststellen, wann wir bei Bauchkontusionen, bei subkutanen Leberrupturen im Speziellen operativ eingreifen sollen; denn hier sind wir darauf angewiesen, bei geschlossenem Bauch aus allgemeinen und lokalen (abdominalen) Symptomen wenigstens die Wahrscheinlichkeitsdiagnose Eingeweideverletzung zu stellen, ehe wir zum Messer greifen.

Einige Franzosen (G u i n a r d , D e m o n s , V a n v e r t s) sind so weit gegangen, schon auf den anamnestischen Anhalt hin, daß eine „schwere" Gewalteinwirkung den Bauch getroffen hat, zu operieren. Aber es erscheint unwissenschaftlich, auch nicht gleichgültig, die Indikation zur Operation von den oft unsicheren anamnestischen Daten abhängig zu machen. Bei subkutanen Bauchverletzungen können wir 1. nicht a priori eine Wirkung der verletzenden Gewalt in größere Tiefe regelmäßig annehmen, wie bei offenen Bauchverletzungen, zumal bei Kleinkaliberschüssen; 2. ist bei dem Fehlen einer äußeren Wunde für Patient und Arzt der Entschluß zur Operation schwerer zu fassen; 3. ist eine unnötige Laparotomie zumal bei einem Bauchverletzten kein gleichgültiger Eingriff.

H i l d e b r a n d und T h o m m e n weisen mit Recht darauf hin, daß das gequetschte Peritoneum gegen Infektion sehr empfindlich ist.

Es kommt also alles darauf an, möglichst frühzeitig die Wahrscheinlichkeitsdiagnose Eingeweideverletzung zu stellen; ist das geschehen, dann ist nur von der Laparotomie Rettung zu erwarten. Es gibt zahlreiche Fälle, in denen wir zunächst über die Diagnose Eingeweideverletzung nicht hinauskommen. Für die Therapie ist das belanglos. Die sofortige Laparotomie ist mit dieser Diagnose indiziert. Man warte nicht darauf, zwischen innerer Blutung und Magendarmperforation erst sicher entscheiden oder gar die Verletzung eines bestimmten Organs diagnostizieren zu können.

Damit ist alles über die Indikation zur Operation bei subkutanen Leberrupturen zu Sagende gesagt. Spontanheilung ist möglich, aber ein unsicheres Hazardspiel. Läßt sich die Leberruptur früh diagnostizieren, um so besser für den Gang der Operation. Läßt sich nur innere Blutung oder gar nur Eingeweideverletzung diagnostizieren, so wird die Laparotomie aufklären, woher die Blutung stammt, bzw. welches Eingeweide verletzt ist. Ich betone nochmals: Wenn initiale Shocksymptome vorhanden sind — und das ist bei Leberrupturen meist der Fall — dann kann und muß man mit Ablauf der 3. Stunde den Entschluß zur Operation fassen. Fehlen initiale Shocksymptome, dann müssen wir das Auftreten wenigstens verdächtiger lokaler Abdominalsymptome abwarten.

N u r   d u r c h   V e r a l l g e m e i n e r u n g   f r ü h z e i t i g e r   P r o b e l a p a r o t o m i e   a u f   G r u n d   v o n   V e r d a c h t s s y m p t o m e n   e i n e r   E i n g e w e i d e v e r l e t z u n g   s c h l e c h t h i n   k a n n   d i e   n o c h   i m m e r   t r a u r i g e   P r o g n o s e   d e r   B a u c h k o n t u s i o n e n   u n d   L e b e r r u p t u r e n   i m   b e s o n d e r e n   g e b e s s e r t   w e r d e n.   Es kommt alles darauf an, die Diagnose der Eingeweideverletzung zu verfeinern, damit operiert wird, ehe es zu Peritonitis oder ausgesprochener Anämie kommt.

Shock soll nicht von der Operation abhalten. K ö r t e will bei starker nervöser Depression diese erst beseitigen, nur wenn die Anämie vorherrscht, gleich operieren. Wie will man aber im Anfang entscheiden, ob die Depression ein Zeichen einfachen nervösen Shocks oder eine Folge der Anämie ist? Liegt innere Blutung vor, dann kann nur die frühzeitige Operation mit der Ursache des Shocks die Shocksymptome rechtzeitig beseitigen. Ich möchte mit N e u m a n n und N ö t z e l den Shock nur so weit berücksichtigen, daß der operative Eingriff möglichst schonend und kurz gestaltet wird. Stumpfes grobes Arbeiten an den Eingeweiden, besonders Zerrung des Peritoneum parietale setzen reflektorisch Herzkraft und Blutdruck herab, in Chloroformnarkose mehr als in Äthernarkose (M u m-m e r y and S y m e s).

Wie sehr die Mortalität bei Bauchverletzungen mit jeder Stunde Zuwartens steigt, geht außer aus einfacher Überlegung auch aus einer Reihe von Statistiken hervor, über offene Bauchverletzungen von L ü h e, R e c l u s, C o l e y, A d l e r, S i e g e l, L a t h r o p, H o x i e, G e b e l e, B e s t e l m e y e r, über Bauchkontusionen von P e t r y, K i r s t e i n, T h o m m e n. Die Mortalität der Leberschüsse war nach G i o r d a n o, wenn in den ersten 8 Stunden operiert wurde, 39,13 %, bei späterem Operieren 50 %; die Mortalität der Leberrupturen 31,25 : 87,5 %.

Ich habe meine Fälle nach 4 Perioden gesondert: 1. Operationen bis zur 6. Stunde, 2. Operation in der 7.—12., 3. in der 13.—24. Stunde, 4. nach 24 Stunden und finde:

|  |  |  |
|---|---|---|
| bei Stichverletzungen in der 1. | Periode 14,5 % | Mortalität |
| 2. | 20,7 % | |
| 3. | 33,3 % | |
| 4. | 50 % | |
| bei Schußverletzungen in der 1. | 39,2 % | |
| 2. | 45,5 % | |
| 3. | 50,3 % | |
| 4. | 75,4 % | |
| bei Rupturen in der 1. | 39,5 % | |
| 2. | 50,4 % | |
| 3. | 66,6 % | |
| 4. | 86,3 % | |

Gegen den Wert solcher Berechnungen ist aber einzuwenden, daß die Zahl der Operationen in den einzelnen Stundenperioden zu ungleich ist; daß für viele Fälle die Operationszeit nicht angegeben ist; daß, wenn man den Wert der Frühoperation für Leberverletzungen erweisen wollte, man nur die Todesfälle zählen dürfte, welche der Leberverletzung selbst zur Last fallen. Dann aber werden die der Berechnung zugrunde liegenden Zahlenreihen viel zu klein. Logische Überlegung ist zwingender und überzeugender, als statistische Berechnung.

Übrigens sind in den letzten Jahren mit Verbesserung der Technik und besonders mit dem Allgemeinerwerden der Frühoperationen bei offenen Bauchverletzungen, mit der Verfeinerung der Diagnostik bei Bauchkontusionen die Resultate immer besser geworden.

P e t e r s e n berechnet aus den großen Statistiken für alle Bauchverletzungen

von 1885—90    eine Mortalität von 60—70 %,
   1891—95    „    ca.   45 %,
„  1896—1900  „    „    „   30 %.

Nach H o x i e ging die Mortalität der operierten offenen Bauchverletzungen an der Züricher Klinik von 57,4 % in den Jahren 1882/85 auf 50 % in den Jahren 1886/92 und auf 34 % in den Jahren 1893/1900 herunter. An der Münchener Klinik betrug nach Z i e g l e r bis 1897 die Mortalität bei den Bauchstichen 18,1 %, bei den Bauchschüssen 57,1 %; nach G e b e l e 1897/1902 bei Bauchstichen 16,7 %, bei Bauchschüssen 46,7 %.

Wenn ich meine Leberfälle nach Jahresperioden ordne, finde ich ebenfalls einen deutlichen Fortschritt, besonders bei den Stichverletzungen, auch den komplizierten. Bei den Schußverletzungen dürfte die Häufigkeit der Peritonitis durch gleichzeitige Magendarmperforation bzw. primäre Infektion eine erhebliche Herabsetzung der Mortalität nicht zulassen. Für die Rupturen aber, besonders die weniger schweren einfachen, ist eine wesentliche Besserung der Prognose zu erhoffen, wenn der Probelaparotomie auf begründete Verdachtssymptome einer E i n g e w e i d e - v e r l e t z u n g   s c h l e c h t h i n  ein größeres Feld eingeräumt wird.

<br>

### Kapitel II.

# Technik der operativen Behandlung der Leberverletzungen.

## A. Narkose und Vorbereitung.

Ohne Analgesie kann man nur operieren, wenn bei dem Verletzten nicht nur das Bewußtsein, sondern auch die Bauchdeckenspannung aufgehoben ist (4 Fälle). Mit Lokalanalgesie kam man in 8 relativ einfachen Fällen meiner Kasuistik aus, 3mal mußte wegen Pressens zu Allgemeinnarkose übergegangen werden. Diese ist besser mit Äther (W i t z e l s Morphium-Äthertropfnarkose) als mit Chloroform zu machen wegen der durch die innere Blutung verminderten Herzkraft. Äther regt die Herz- und Gefäßtätigkeit an, Chloroform schwächt sie. Besonders bei Leberverletzungen sollte man Chloroform vermeiden, weil es eine parenchymatöse Hepatitis hervorrufen kann. D o y o n und B i l l e t, A u b u r t i n, W e i l, V i g n a r d und M o u r i q u a n d haben bei Tieren durch minimale Chloroformdosen Nekrose der Leberzellen entstehen sehen. D o y o n konstatierte Lebernekrose und Ungerinnbarkeit des Bluts durch Verschwinden des Fibrinogens aus dem Blutplasma.

Beim Desinfizieren ist Abkühlung möglichst zu vermeiden, was durch das zurzeit übliche mehr trockene Rasieren und Desinfizieren mit Alkohol bzw. Jodtinktur leicht möglich ist. Die Extremitäten werden warm eingewickelt (dicke gestrickte Ärmelweste und Beinlinge), bei schwerer Anämie die Beine ausgewickelt oder wenigstens hochgelagert. Operieren auf gewärmtem Tisch ist besser als in überheiztem Raum, weil da der Blutdruck herabgesetzt wird. Während der Operation wird das Bett vorgewärmt.

Bei großer Herzschwäche kann man schon vor der Operation gezwungen sein, durch Kampferäther-Koffein-Digalen- oder besser eine momentan wirkende intravenöse Strophantininjektion die Herzkraft anzuregen, selbst auf die Gefahr hin, dadurch eine innere Blutung zu verstärken. Wegen dieser Gefahr beginne ich aber mit Salzlösunginfusion erst, wenn alles zur Operation fertig ist. Ein Assistent macht subkutane Dauerinfusion während der Operation.

Die Lösung muß in der Konzentration dem Blut möglichst gleich sein. Die von Z a c h r i s s o n empfohlene Lösung von 9 g NaCl und 3 g Traubenzucker auf 1 Liter Wasser habe ich lange Jahre gebraucht; sie wird rascher resorbiert als die meist benutzte reine Kochsalzlösung. Jetzt richte ich mich nach T h i e s' eingehend begründeten Vorschriften (NaCl 8,5 . KCl und CaCl$_2$ 0.3 auf 1 Liter Wasser), setze 10 Tropfen Suprarenin hinzu. K ü t t n e r, v. B e c k u. a. wollen von der intravenösen Infusion einer Salzlösung mit Sauerstoff (K ü t t n e r s Apparat wird von B ü h l e r in Tübingen fabriziert) noch besseren Nutzen gesehen haben.

Bei innerer Blutung macht man vor der Operation eine subkutane Injektion von bis 200 ccm steriler Gelatine Merck. Vor allem gebe man kein Morphium oder Opium während der Beobachtungszeit, solange die Diagnose noch nicht geklärt ist.

## B. Schnittführung.

v. M i k u l i c z und G u i n a r d haben empfohlen, bei nicht sicherer Diagnose in Lokalanalgesie eine kleine Probeinzision in der Linea alba zu machen, gerade groß genug, um einen Zeigefinger einzuführen. Wenn Blut, Gas, Magendarminhalt sich entleeren oder den Finger beschmutzen, wird die breitere Laparotomie in Allgemeinnarkose angeschlossen. Nutzen bringt offenbar nur der positive Ausfall der Probeinzision, besonders um einen sich subjektiv noch wohl fühlenden Verletzten von der Notwendigkeit der Laparotomie zu überzeugen. Zieht man einen mit Kornzange eingeführten Tupfer blutig oder mit Magendarminhalt durchtränkt heraus, dann wird auch der vorher abgeneigte Laie die Dringlichkeit der Operation einsehen. Ist der Ausfall aber negativ, und hat man die Operation auf richtige Indikation hin beschlossen, so könnte ich den Bauch nicht ruhig wieder schließen, ohne mich durch Verlängerung des Schnitts ehrlich von der Intaktheit der Baucheingeweide überzeugt zu haben. Die Verlängerung der Probeinzision zum großen Laparotomieschnitt ist also immer nötig. Nur um einen widerstrebenden Patienten von der Notwendigkeit der Operation zu überzeugen, kann der Probeinzision bei positivem Ausfall Wert beigemessen werden.

Gehen wir von den e m p i r i s c h e n E r g e b n i s s e n aus: welche Schnitte wurden in den publizierten Fällen angewandt und was leisteten sie?

### 1. Bei subkutanen Leberverletzungen.

1. Am häufigsten kamen vordere L ä n g s s c h n i t t e zur Anwendung. In 68 Fällen ist das ausdrücklich gesagt, und in vielen Fällen, in welchen die Schnittrichtung nicht angegeben ist, wird ein Medianschnitt gemacht sein. 63mal wurde ein Längsschnitt gemacht: 41mal in der Linea alba, 16mal pararektal, 5mal transrektal, 1mal weiter in der rechten Seite (592: Schnitt über dem Cökum, wo Hautmarke, stärkste Spannung, Vorwölbung, Dämpfung — später nach oben verlängert). — 4mal wurden 2 Längsschnitte gemacht: 3mal Median- und Pararektalschnitt, 1mal Median- und Transrektalschnitt. — 1mal wurden 3 Längsschnitte gemacht, Medianschnitt unter und über dem Nabel, dazu Längsschnitt in der rechten Brustwarzenlinie. 11mal wurde zunächst u n t e r dem Nabel die Linea alba gespalten: 7mal weil die Diagnose ganz unklar war (in 1 Fall trotz Zeichen innerer Blutung und Druckschmerz in der Milzgegend!), 1mal weil hier die Hautmarke lag, 1mal weil die Diagnose Blasenruptur gestellt war, 2mal trotz Diagnose Leberruptur! Das ist ganz unverständlich. Der tiefe Medianschnitt wurde dann bis zum Schwertfortsatz verlängert, nachdem die Leberverletzung erkannt war.

7mal mußten weitere Schnitte zum einfachen Längsschnitt hinzugefügt werden, um an die Leberverletzung heranzukommen: 5mal wurde ein zweiter bzw. dritter Längsschnitt hinzugefügt (s. o.), 2mal ein Rippenrandschnitt, weil trotz Medianschnitts vom Schwertfortsatz bis zur Symphyse und Eventeration der Därme die hinten oben an der Konvexität des rechten Lappens gelegene Wunde nicht zu erreichen war. 1mal wurde der Pararektalschnitt im Sinne von K e h r s Wellenschnitt nach oben bis zum Schwertfortsatz verlängert.

Oft erwiesen sich die Längsschnitte als unzureichend: 13mal fand man bei der Sektion den Riß viel größer, als es bei der Operation den Anschein hatte, 4mal wurden multiple Rupturen, 1mal Nebenverletzungen übersehen. In mehreren dieser letal endenden Fälle ist außer dem primären Blutverlust ein Weiterbluten der nicht zu überblickenden Leberwunde für den Tod verantwortlich zu machen. 1mal wurde wegen Durchblutens des Verbandes die Wunde am nächsten Tag wieder geöffnet, die Blutung durch neue Tamponade gestillt (607). Und dabei lag der Riß wiederholt genau in der Mittellinie! Zum Beispiel war in Fall 619 von L e x e r nur ein Riß an der Unterfläche gesehen und versorgt, bei der Sektion aber zeigte sich, daß er bis an die Konvexität durchging, der rechte und linke Lappen fast völlig getrennt waren.

Erschreckend oft wurde die Leberruptur nach einfachem Längsschnitt überhaupt nicht gefunden, in 248 trotz dreier Längsschnitte. Dabei war z. B. in Fall 735 die Leber zwischen rechtem und linkem Lappen halbiert. Alle diese Fälle endeten letal.

Ausreichend erwies sich der mediane Längsschnitt in 5 Fällen, in denen der linke Lappen fast oder ganz abgerissen war (da liegt eben der Riß in der Mittelebene), selten bei großer sagittaler Ruptur im rechten Lappen (679, 701). Sonst genügte er nur zur Versorgung kleiner Risse am Leberrande oder an der Unterfläche, manchmal erst nach Eventeration. S c h l a t t e r (548) konnte nach Medianschnitt einen großen, bis in den Lobus Spigelii reichenden Riß an der Unterfläche erst nach langem Suchen finden, er mußte einen Querschnitt aufsetzen, um ihn nähen zu können. S t e i n t h a l (651) hebt hervor, daß auch nach Durchschneidung des rechten Rektus die Bauchwundränder nicht genügend auseinander ziehen ließen, um einen dicht am Lig. suspensorium, also denkbar günstig gelegenen Riß zu überblicken. Wenn die Verletzung höher oben an der Konvexität oder an der rechten Seite des rechten Lappens lag, wurde sie durch einfachen Längsschnitt nie genügend zugänglich.

2. Einer der speziellen für Operationen an den Gallenwegen angegebenen Schnitte wurde nur 14mal angewandt: 13mal der C o u r v o i s i e r sche R i p p e n - r a n d s c h n i t t , 1mal K e h r s W e l l e n s c h n i t t . Nur 6mal wurde mit solchem Schnitt gleich auf die Leber losgegangen bei feststehender Diagnose. 7mal war vorher ein Medianschnitt gemacht (2mal vom Schwertfortsatz bis zur Symphyse, 2mal unter dem Nabel, 3mal vom Schwertfortsatz bis zum Nabel). 1mal war vorher ein Schnitt über dem Cökum gemacht.

F i n k e l s t e i n (580) konnte nach dem Rippenrandschnitt eine große Ruptur rechts neben dem Lig. suspensorium mit Erfolg tamponieren. Öfters aber erwies sich der Schnitt als unzureichend: 4mal fand man bei der Sektion den Riß viel größer, 1mal wurden Milz- und Nierenruptur übersehen. W i l m s (601) konnte erst nach Aufrichten des Oberkörpers eine nicht hoch neben dem Lig. suspensorium gelegene Ruptur für Tamponade erreichen. R i e s e (716) mußte dem Rippenrandschnitt einen Transrektalschnitt zufügen (L a n g e n b u c h s Schnitt für schwierige Gallengangsoperationen), um den fast abgerissenen linken Lappen resezieren zu können.

Für die Versorgung einer höher oben gelegenen Leberverletzung besonders durch Naht gaben der Rippenrand- und Wellenschnitt nicht genug Platz.

3. Die Unzulänglichkeit des einfachen Längsschnitts gab oft Veranlassung, durch Aufsetzen eines Quer- oder Schrägschnitts ihn zum L a p p e n s c h n i t t zu erweitern. In 62 Fällen ist das angegeben. 47mal war erst ein Medianschnitt gemacht; als die Leberverletzung festgestellt war, wurde 41mal ein Querschnitt, 1mal ein Schrägschnitt nach rechts gemacht. v. H i p p e l (591) setzte erst einen Querschnitt nach links auf, weil er Milzruptur vermutete, dann nach Feststellung von Leberruptur in gleicher Höhe einen Querschnitt nach rechts; trotz dieses Kreuzschnitts nach 2 Jahren kein Bauchbruch. 4mal wurde nur nach links ein Querschnitt aufgesetzt: 2mal lag die vermutete Milzruptur nicht vor, 2mal wurde die zerrissene Milz exstirpiert; in den 4 Fällen ließ sich die Leberruptur ohne weiteren Querschnitt nach rechts versorgen. 3mal war der Medianschnitt zunächst unter dem Nabel gemacht, wurde dann bis zum Schwertfortsatz verlängert.

7mal war erst ein Pararektalschnitt gemacht, auf diesen wurde 6mal ein Querschnitt nach rechts, 1mal nach links aufgesetzt. 1mal zunächst Längsschnitt in der rechten Brustwarzenlinie, Querschnitt nach links.

T i e t z e (532) machte einen Winkelschnitt (Medianschnitt vom Schwertfortsatz bis halbwegs zum Nabel, dann rechtwinklig nach rechts bis zur Axillarlinie, s. Allgem. med. Zentralzeitung 1907), er konnte einen den rechten und linken Lappen fast trennenden Riß mit Erfolg nähen. Der L a n g e n b u c h sche Lappenschnitt (Medianschnitt Schwertfortsatz—Nabel, vom oberen Ende fingerbreit oberhalb des Rippenbogens diesem parallel nach rechts unten mit Abrasieren der Muskelansätze vom Rippenkorb) wurde 4mal von T h ö l e gemacht.

Nach dem Winkelschnitt setzte K i r s t e (507) auf das laterale Ende des Querschnitts noch einen senkrechten nach oben auf und durchtrennte den Rippenbogen. Auch E n d e r l e n (534, 700) spaltete den Rippenbogen und klappte ihn nach oben um, 1mal knickte er ihn nur ein (535). In Fall 641 wurden die beiden untersten Rippen definitiv reseziert. Ich habe einmal (639) nach dem L a n g e n b u c h - schen Schnitt die Rippenrandresektion nach L a n n e l o n g u e gemacht, und als das noch nicht ausreichte. an die hoch oben außen an der Konvexität gelegene Ruptur heranzukommen, einen Thoraxwandlappen nach M i c h e l i s Methode (s. u.) auf- zuklappen versucht. Der Verletzte starb auf dem Tisch, als plötzlicher Pneumo- thorax eintrat.

Durch die breite Freilegung der Leber mittels Lappenschnitts war es möglich, sagittale, den rechten Lappen fast halbierende Risse zu nähen (497, 520, 529), auch wenn der Riß weit nach der rechten Seite lag (534, 700). Noch leichter konnte man mit großen nach der Mitte zu gelegenen Rissen (694), Abreißung des linken Lappens (598. 686, 715) fertig werden. Einige Male waren weit rechts und oben gelegene Rupturen erst zu versorgen. als die Leber nach Durchschneidung ihrer Bänder vor- gewälzt werden konnte (497, 550).

Indessen wurden nicht selten auch durch Lappenschnitt Rupturen nicht zu- gänglich, welche hoch oben auf die Konvexität oder die rechte Seite reichten, selbst nicht nach Rippenranddurchschneidung (507). 11mal zeigte sich bei der Sektion der Riß viel größer, 2mal war die fast völlige Abreißung der Kuppe des rechten Lappens bei der Operation nicht klar geworden (635, 682). 1 Fall endete letal, weil multiple Rup- turen an der Konvexität übersehen, nur ein Riß an der Unterfläche tamponiert war (586). In manchen anderen Fällen hat wohl außer dem primären Blutverlust das Weiterbluten der nicht versorgten Wunden bzw. Wundteile mit dem Tod herbei- geführt. Oft war offenbar der Lappenschnitt, besonders sein querer Schenkel noch nicht groß genug. Öfters wurden Risse für die Naht nicht zugänglich. so daß man sich mit Tamponade begnügen mußte (629, 633. 649, 696). Es nimmt nicht wunder, wenn durch Medianschnitt und Querschnitt nach links eine Ruptur an der Konvexität des rechten Lappens nicht genäht werden konnte (633), wenn nach Medianschnitt und Durchschneidung nur des rechten Rektus die Bauchwundränder sich nicht hin- reichend zur Seite ziehen ließen, um einen hoch auf die Konvexität reichenden, aber nicht einmal weit seitlich gelegenen Riß nähen zu können (651).

4. 6mal wurden die am schwersten zu erreichenden Rupturen auf der Leber- kuppe t r a n s p l e u r a l versorgt. In A b b e s Fall (663) lag dies Vorgehen auf der Hand: es war eine große durch Deichselstoß entstandene offene Wunde mit Zer- schmetterung der 10. Rippe vorhanden. Die Rippe wurde reseziert, die Zwerchfell- wunde erweitert, die Leber-Nierenwunde tamponiert; Heilung. D i e h l (495), T i e t z e (659), v. B e c k (713) legten die Leberkuppe durch Resektion der 7. und 8. bzw. nur der 7. Rippe frei, nachdem sie vorher durch mediane Laparotomie sich überzeugt hatten, daß die hoch gelegene Ruptur vom Bauch aus nicht zu erreichen war; durch Naht bzw. Tamponade konnten sie die Verletzten retten. v. B e c k hat noch 2mal (666, 705) ohne vorherige Laparotomie nach Thorakotomie wegen gleichzeitiger Lungenverletzung nach der Lungennaht das Zwerchfell gespalten, weil deutliche Symptome einer Leberverletzung vorlagen. Der erste Fall ging durch Tamponade in Heilung aus. Im zweiten letal endenden Fall exstirpierte er noch nach lumboabdominaler Laparotomie die zerrissene rechte Niere und nähte einen tiefen Längsriß hinten im rechten Leberlappen.

5. Außer v. B e c k hat noch B a r d e n h e u e r von einem L u m b a l - s c h n i t t aus eine Ruptur an der Leberhinterfläche versorgt. Als er durch vordere Laparotomie einen Bluterguß im Bauch und ein großes retroperitoneales Hämatom gefunden hatte, exstirpierte er von seinem Türflügelschnitt aus die zerrissene rechte Niere und fand dann bei Ausräumung des Hämatoms einen Riß im Perit. dorsale, nach dessen Erweiterung eine Ruptur in der hinteren Leberfläche. Heilung durch Tamponade. N a s s a u (678) exstirpierte die zerrissene rechte Niere von einem bis in die Lende geführten Rippenrandschnitt und tamponierte einen bis zum Zwerch- fell reichenden Riß in der hinteren Leberfläche; Tod am vierten Tag an Pneumonie.

## 2. Bei offenen Leberverletzungen.

Über die bei offenen Leberverletzungen gewählten Schnittführungen kann ich mich kürzer fassen.

1. Lag die Wunde unter dem Schwertfortsatz nahe dem Rippenbogen, nahe dem Rektusrande, so hat man sich meist mit ihrer Erweiterung zum Median-, Rippen- rand-, Pararektal- bzw. Transrektalschnitt begnügt, bei Schußverletzungen mehr- fach unter Resektion frakturierter Rippen. Die Leberstichwunden lagen dann fast

immer nahe dem Rande, die Schußwunden aber waren öfters schwer zu erreichen: 7mal wurde bei völliger Perforation der Leber die zweite Leberwunde übersehen, 12mal wurden Verletzungen anderer Eingeweide, besonders des Magendarmkanals übersehen, weil bei dem engen Zugang Verlauf und Ende des Schußkanals nicht klar wurden. Immerhin gelang es nach einfacher Erweiterung der vorhandenen Wunde mehrfach, nach Versorgung der Leberwunde noch eine Magen- oder Darmwunde zu nähen. 5 Todesfälle bei Schußverletzungen sind der ungenügenden Schnittführung zur Last zu legen; in allen diesen Fällen wäre ein Freilegen des ganzen Schußkanals nur durch großen Lappenschnitt möglich gewesen.

K n o c h (235) hat nach Erweiterung einer Wunde in der Lende eine Leberwunde mit Erfolg tamponiert: ein glühender Eisenspan war rechts neben dem 12. Brustwirbel eingedrungen; durch Lumbalschnitt wurde die Nieren-Leberverletzung für Tamponade zugänglich. Außerdem hat noch v. B e c k (381) bei Schuß in die rechte Lende nach Resektion der 10. Rippe eine faustgroße Zertrümmerungshöhle hinten in der Leber tamponiert; der Verletzte starb an Tetanus.

2. Nur 20mal wurde nach Erweiterung der vorhandenen Wunde noch ein weiterer Schnitt angelegt; dabei lag die Leberwunde oft an der Vorderfläche des linken Lappens, also so günstig wie möglich. Meist wurde ein Winkel- oder Lappenschnitt gebildet, selten zwei oder gar drei isolierte Schnitte angelegt.

Die Unzweckmäßigkeit dieser multiplen geraden Schnitte illustriert Fall 479 von K ö r t e: Zunächst wurde die neben der Wirbelsäule zu fühlende Kugel exzidiert und diese Wunde erweitert; dann erfolglos der Bauch von hinten durch Schrägschnitt unter der 12. Rippe eröffnet; dann ein dritter Schnitt pararektal gemacht. Auch so fand man die Wunde der Niere und Leber nicht, obwohl Erguß von galligem Blut in den Bauch auf die Leber hinwies, und der Mann verblutete.

Ein Winkel- oder Lappenschnitt gibt besseren Zugang. v. B e c k (123) konnte danach bei Stichperforation des linken Lappens die Wunden an der Vorder- und Unterfläche nähen, noch eine Magenperforation nähen und so seinen Patienten retten. G e b e l e (243) konnte die Stichverletzung in der vorderen Axillarlinie erst überblicken, als er auf den Rippenrandschnitt einen Pararektalschnitt aufgesetzt und die 9. Rippe reseziert hatte. Die Wunde an der Konvexität des rechten Lappens wurde genäht, die an der Unterfläche tamponiert, weil sie für Naht nicht erreichbar war; der Verletzte starb durch den primären Blutverlust. H a y n e ß (365) machte bei Einschuß unter dem Schwertsatz die mediane Laparotomie, konnte aber die Verletzung des linken Lappens erst nach Durchschneidung des Rektus und 7. und 6. Rippenknorpels tamponieren. N o r d m a n n (469) legte bei Einschuß im 8. rechten Interkostalraum in der Brustwarzenlinie die Leberverletzung durch einen 20 cm langen nach oben konvexen Bogenschnitt frei, der vom Knorpelansatz der 10. Rippe über den Schwertfortsatz weg bis zum Nabel herunterzog (also ähnlich L a n g e n b u c h s Lappenschnitt). In einem Fall der Münchener Klinik (303) waren trotz großen Ankerschnitts die Verhältnisse wegen der versteckten Lage schwer sichtbar. Die Kugel hatte beide Pleurahöhlen und den Oberbauch quer durchschlagen. Es wurde nur der Einschuß an der Unterfläche des linken Lappens gefunden und genäht, der Ausschuß an der Seitenfläche des rechten Lappens nicht entdeckt; Tod an Peritonitis durch primäre Infektion. N e h r k o r n (87) machte bei einer Stichverletzung im 9. rechten Zwischenrippenraum einen Quer- und Pararektalschnitt, klappte den Rippenbogen auf, zog die Leber herab und konnte dann die Wunde an der Konvexität mit Erfolg nähen. Außerdem hat nur noch S p r e n g e l (308) bei einem Schuß in die Herzgegend durch einen Querschnitt durch beide Rekti den Bauch eröffnet, dann die Wunde im linken Lappen erfolgreich genäht. S i e g e l (328) machte bei Einschuß vorn an der 9. rechten Rippe den Schrägschnitt von K a u s c h, konnte alsdann den Lebereinschuß und -ausschuß nähen; eine Kolonperforation wurde übersehen, wie aus dem späteren Abgang der Kugel per rectum hervorging.

Bei Schußverletzungen war die Anlegung eines Lappenschnittes besonders wegen komplizierender Nebenverletzungen viel häufiger nötig als bei den meist einfachen Stichverletzungen. Vom einfachen Längs- oder Rippenrandschnitt aus konnte man in der Regel das Ende des Schußkanals nicht überblicken.

3. Sehr oft wurde besonders bei transpleuralen Stich- aber auch Schußverletzungen t r a n s p l e u r a l vorgegangen: bei 55 Stich- und 19 Schußverletzungen, zuerst 1886 von B i l l r o t h (483).

Bei 49 Brustbauchschüssen wurde 30mal laparotomiert, wenn der Einschuß tief lag an der 6. Rippe und darunter, meist wegen im Vordergrund stehender Bauchsymptome. 1mal wurde auf Grund der Röntgenbilder, welche die Kugel im Mesogastrium nachwiesen, bei Einschuß im 4. linken Zwischenrippenraum ohne Bauch-symptome laparotomiert (463). Bei 57 Brustbauchstichen dagegen wurde 55mal transpleural vorgegangen, nur 2mal laparotomiert. Das erklärt sich aus der großen Zahl italienischer und russischer Fälle von transpleuralen Stichen. In Italien ist die transpleurale Operation sehr geläufig, am Obuchowkrankenhaus geht man bei ʼallen Bruststichen aktiv vor wie bei Bauchstichen.

Von den 55 transpleural operierten S t i c h e n (47 einfache, nur 8 komplizierte) endeten 13 letal (10 einfache, 3 komplizierte). Todesursache:

| | | |
|---|---|---|
| bei den 10 einfachen | 5mal | primäre Verblutung, |
| | 2 | Empyem, |
| | 1 | Weiterbluten der Leberwunde, |
| | 1 | peritoneale Sepsis, |
| | 1 | Leberabszeß nach 3 Monaten, |
| 3 komplizierten | 2 | Schwere der Verletzung (Verblutung), |
| | 1 | Peritonitis. |

Von den 19 transpleural operierten S c h ü s s e n (11 einfache, 8 komplizierte) endeten 9 letal (4 einfache, 5 komplizierte). Todesursache:

| | | |
|---|---|---|
| bei den 4 einfachen | 1mal | primäre Verblutung, |
| | 1 | Empyem, |
| | 1 | Peritonitis, |
| | 1 | primäre Infektion der Schußwunde, |
| bei den 5 komplizierten | 4 „ | Schwere der Verletzung (Verblutung), |
| | 1 | Pleuroperitonitis. |

Empyem bekamen 5 Stiche, 2 Schüsse; daran starben 2 Stiche und 2 Schüsse.

Einige Male kam man ohne Rippenresektion aus. Meist brauchte nur 1 Rippe reseziert werden. 3mal wurden 2 Rippenknorpel (3 Schüsse), 7mal 2 Rippen (5 Stiche, 2 Schüsse), 2mal 3 Rippen (1 Stich, 1 Schuß) reseziert. 2mal wurde bei Stich ein größerer Thoraxwandlappen gebildet durch Resektion der 8. und 9. Rippe bzw. Resektion der 8. Rippe und Durchschneidung des 9. und 10. Knorpels (23, 275). 1mal wurde auf einen Schnitt im 7. Interkostalraum bis zur Axillarlinie ein vorderer Längsschnitt aufgesetzt, ein großes fast ausgerissenes Leberstück reseziert und durch Tamponade Heilung erzielt (438).

Die T h o r a k o t o m i e wurde immer vorn seitlich gemacht, nur 1mal hinten (357): Jauchender Revolvereinschuß hinten im 10. rechten Interkostalraum. Spät-aufnahme mit Peritonitis, Laparotomie, Tamponade des Leberausschusses an der Konvexität des rechten Lappens; Freilegung des Einschusses an der hinteren Leber-fläche transpleural: Tamponade, Tod durch Infektion. Auch in Fall 216 der Münchener Klinik war zunächst laparotomiert; weil die hoch gelegene Leberstich-wunde vom Bauch aus nicht zu erreichen war, Resektion der 8. Rippe, Tamponade. Umgekehrt machte Z e i d l e r in Fall 353 bei einer Schußverletzung, als er durch Thorakotomie Zwerchfellperforation festgestellt hatte, die Laparotomie und tam-ponierte die Leberwunde vom Bauche aus. In anderen Fällen wurden Brust- und Bauchschnitt vereinigt: L e j a r s (300). T e r r i e r und A u v r a y (310, 331) machten erst Thorakotomie, nach Feststellung von Zwerchfellperforation die Lapa-rotomie. Dann verbanden sie zur Versorgung der Leberschußwunde den Brust-und Bauchschnitt und gewannen auf die Weise einen guten breiten Zugang, so daß sie die hoch an der Kuppe gelegenen Wunden nähen konnten. I s r a e l (62) ver-längerte nach transpleuraler Naht der Leber- und Zwerchfellstichwunde den Rippen-resektionsschnitt in den Bauch, um diesen auf weitere Verletzungen zu revidieren und den Bluterguß auszuräumen.

Alle Operateure rühmen den guten Zugang zu den oberen Partien der Leber bei transpleuralem Vorgehen, auch schwere, sehr komplizierte Bauchverletzungen wurden erfolgreich transpleural versorgt, außer der Leberverletzung Magen-, Darm-, Milz-, Nierenstiche genäht, die zerschossene Niere exstirpiert, Magenschußwunden genäht. In 142 wurden Leber, Magen, Pankreas genäht und die Milz exstirpiert, der Verletzte starb aber bald infolge der Schwere der Verletzung.

Ein großartiger Fall ist 384: Ein Soldat war aus 20 Schritt durch 2 scharfe Schüsse aus dem Dienstgewehr verwundet. Der eine Schuß war durchs Becken ge-gangen, ohne die Bauchhöhle zu eröffnen; der andere aber hatte von hinten rechts im 9. Interkostalraum nach vorn im 8. Interkostalraum die Brusthöhle, das Zwerch-fell und die Leberkuppe durchschlagen. Thorakolaparotomie mit Resektion der

8. Rippe und des 9. und 10. Knorpels, Tamponade einer 15 cm langen und 5 cm breiten Leberwunde, Naht eines 15 cm langen Zwerchfell-Pleurarisses. Heilung.

1mal wurde nach Resektion der 7. Rippe das Zwerchfelloch und die Quelle der Blutung (einfacher Leberstich) nicht gefunden, 2mal bei Schuß die Leberverletzung nicht gefunden (478, 483).

Die meisten Operateure spalteten bei schon bestehendem Pneumothorax Pleura und Zwerchfell ohne vorheriges Vernähen; nach Versorgung der Leberwunde nähten sie das Zwerchfell, die Pleura aber nicht ganz zu. meist wurden Bauch- und Brusthöhle drainiert. Z e i d l e r (s. B o l j a r s k i) isoliert nach Versorgung der Leberwunde die Pleurahöhle durch Vernähung von Zwerchfell und Pleura parietalis, schließt die äußerliche Thoraxwunde ganz, entfernt den Pneumothorax durch Aspiration mit P o t a i n s Apparat. Trotzdem kam es in Fall 124 zu Empyem. Mit Druckdifferenzverfahren hat nur S a u e r b r u c h operiert (413): Schuß in die rechte Brustseite mit Symptomen von Lungen- und Leberverletzung. Schnitt im 6. Interkostalraum. Naht der verletzten Lunge. Spaltung der Zwerchfellwunde und Tamponade einer Zertrümmerungshöhle in der Leberkuppe. Tampon zu einem kleinen Bauchschnitt heraus, Brustwunde vollkommen ohne Drainage geschlossen. Heilung per primam.

Auf Grund der aus den Operationsberichten sich ergebenden Erfahrungen und zahlreicher Operationen an Leichen rate ich zu folgenden Schnittführungen.

## I. Bei subkutanen Leberverletzungen.

1. Wenn die Diagnose nicht über innere Blutung oder Eingeweideverletzung schlechthin hinauskommt, die Laparotomie also einen p r o - b a t o r i s c h e n Charakter hat, beginnt man fraglos am besten mit e p i g a s t r i s c h e m Medianschnitt. Unter dem Nabel einzuschneiden, hat bei innerer Blutung unklaren Ursprungs keinen Sinn, denn in den meisten Fällen handelt es sich dabei um Leber- oder Milzruptur. Der epigastrische Medianschnitt ist nicht nur am raschesten und fast ohne Blutung auszuführen und leicht nach Bedarf zu verlängern, sondern gibt auch die beste allgemeine Übersicht, besser als ein Para- oder Transrektal- oder Kulissenschnitt. Ein etwas längerer Rektalschnitt trennt nicht nur die die Rektusscheide bildenden Aponeurosen quer zu ihrer Faserrichtung, er macht auch das Schonen der Interkostalnerven unmöglich. Die Folge ist Atrophie der medial gelegenen Rektuspartie. Nachgiebigkeit der Bauchwand, eventuell Bruchbildung. Diese Gefahr kommt ja allerdings bei den in Rede stehenden Verletzungen, bei denen es sich um Leben oder Tod handelt, erst in zweiter Linie in Betracht, und man könnte schon einen Bauchbruch in Kauf nehmen, wenn man anders den Verletzten nicht retten könnte. Wenn die Schnittführung aber so einzurichten ist, daß der Bauchbruch vermieden wird, dann ist das um so besser. Wenn man nach dem Schnitt in der Linea alba die Aponeurosenränder sorgfältig vernäht, ist ein Bauchbruch nicht zu befürchten, wie aus N e h r k o r n s Arbeit aus v. C z e r n y s Klinik, aus der Arbeit von S i l b e r m a r k und H i r s c h aus v. M o s e t i g - M o o r h o f s Klinik hervorgeht. Die seitlichen Längsschnitte aber, auch L e n n a n d e r s Kulissenschnitt sind zu vermeiden, weil sie physiologisch inkorrekte Gewebsquerschnitte sind und die Nerven verletzen.

Fühlt oder sieht man nach epigastrischem Medianschnitt einen Leberriß als Quelle der Blutung und ist er nicht vollkommen zu übersehen und exakt zu versorgen, so bilde man einen L a p p e n s c h n i t t. Lappenschnitte geben viel freiere Übersicht als noch so lange oder multiple Längs-schnitte. Die Hauptsache ist gute Übersicht.

Wie soll der Lappen gebildet werden? Ich war früher für den L a n g e n b u c h schen W i n k e l s c h n i t t (ähnlich ist L e j a r s Hufeisenschnitt) eingenommen, habe ihn 4mal beim Menschen, ferner für Leberresektionen beim Schwein angewandt. Fraglos gibt der auf das obere Ende des Medianschnitts fingerbreit über dem Rippenbogen diesem parallel aufgesetzte und eventuell bis zur Achsellinie reichende Schrägschnitt, welcher die Bauchmuskeln und -sehnen vom Rippenbogen abrasiert, guten Zugang. Die Schrägnarbe selbst, welche auf den Rippen-korb zu liegen kommt, ist auch keiner Dehnung ausgesetzt. Aber der ganze dreieckige Lappen mit unterer Basis wird mit der Zeit nachgiebig und wölbt sich vor, weil die Ausläufer der Interkostalnerven (4.—8. oder 9.) durchschnitten werden und damit die von ihnen versorgte obere Rektus-hälfte atrophiert. Die so Operierten müssen eine Bauchbinde tragen.

S p r e n g e l, der auf dem Chirurgenkongreß 1910 prinzipiell für physio-logisch korrekte Bauchschnitte eingetreten ist, welche die Gewebe möglichst in ihrer Spaltrichtung durchtrennen und die Nerven schonen, hat für Gallen-wegs- und Leberoperationen einen H a k e n s c h n i t t angegeben: Der lange mediale Schenkel verläuft wie C o u r v o i s i e r s Rippenrandschnitt parallel dem Rippenbogen fingerbreit unter ihm vom Schwertfortsatz bis zur Knorpelknochengrenze der 9. oder 10. Rippe. Er durchschneidet die Externusaponeurose quer zu ihrer Faserrichtung, den Rektus schräg, trennt aber den Internus, auf welchen S p r e n g e l und S i c k das Haupt-gewicht legen, in seiner Faserrichtung; den Transversus durchschneidet er wieder schräg. Wollte man auch diesen nach Verziehung der Internus-wundränder (wie beim appendizitischen Wechselschnitt) in seiner Spal-tungsrichtung durchtrennen, so würde der Schnitt komplizierter und zur Einblick in die Bauchhöhle beschränkt. Vom Endpunkt dieses schrägen Schenkels zieht im rechten Winkel der kurze Arm des Hakenschnitts nach oben außen hinauf; er durchtrennt den Muskelbauch des Externus in seiner Faserrichtung, aber den Internus quer.

Man sieht, physiologisch korrekt ist auch dieser Schnitt in allen Teilen nicht. Alle Komponenten der Bauchwand kann kein Schnitt von genügender Länge — und zur Versorgung einer Leberverletzung brauchen wir einen größeren Schnitt als zu einer typischen Gallengangsoperation — korrekt durchtrennen, weil sie in bezug auf ihre Spaltungsrichtung ge-kreuzt sind. Schnittkreuzung aber würde, wie gesagt, bei größeren Ein-griffen unzureichenden Zugang gewähren. S p r e n g e l ist beizupflichten, wenn er meint, die quere Durchschneidung der Externusaponeurose schade hier nicht viel, weil im Oberbauch die Aponeurosen des Externus und Internus vor dem Rektus fest miteinander verschmelzen. Aber S p r e n g e l s Schnitt kann die Interkostalnerven nicht schonen, eben-sowenig wie die anderen Rippenrandschnitte bei größerer Länge.

Das tut K a u s c h s s c h r ä g e r G a l l e n b l a s e n s c h n i t t. Er wird leicht schräg von oben außen nach unten innen angelegt, bildet mit der Horizontallinie einen Winkel von etwa 30°, beginnt dicht über dem Rippenrand und hört dicht über dem Nabel auf. Für Gallenwegs-operationen kreuzt er den Rippen- und Leberrand in der Gallenblasen-gegend; wenn man bei Leberverletzung einen größeren Teil der Leber freilegen will, läßt man ihn den Rippenrand weiter nach außen kreuzen.

Der Schnitt trennt den Externus und seine Aponeurose in ihrer Faserrichtung, verletzt auch keinen Interkostalnerven, trennt dagegen den Internus quer und den Transversus schräg. K a u s c h legt also mehr Gewicht auf den Externus und die Rektusnerven, S p r e n g e l auf den Internus. K a u s c h behauptet, daß im Bereich seines Schnitts der muskuläre Abschnitt des Externus stärker ausgebildet sei als der des Internus, S p r e n g e l behauptet das Gegenteil. Ich habe gefunden, daß die Verhältnisse individuell sehr verschieden sind. Den Hauptwert des K a u s c h schen Schnitts sehe ich im Schonen der Rektusnerven. Schadet denn die Durchschneidung des inneren Bauchmuskels viel, wenn er wieder vernäht wird? Der Rektus wird doch auch bei beiden Schnittführungen schräg durchschnitten.

Wenn dieser gerade Schnitt nicht genügt, so setzte K a u s c h früher einen Schnitt in der Linea alba nach oben auf. Jetzt schneidet er vom Endpunkt in der Mittellinie im gleichen Winkel schräg nach oben außen links durch den Rektus, eventuell noch weiter nach außen, weil bei jener Schnittführung ein zu spitzer Lappen entstehe, dessen Spitze leicht nekrotisch werde. Ich meine, das kann man vermeiden, wenn man das letzte Ende des Schrägschnitts quer verlaufen läßt, etwa die mediale Hälfte des Rektus genau quer durchschneidet. Ich habe so den K a u s c h schen Schnitt zu voller Zufriedenheit bei Gallenblasen- und Gallengangsoperationen (auch Hepatikus- und Choledochusdrainage) angewandt. 2mal habe ich bei Milzruptur bzw. Milz-Nierenruptur auf den orientierenden epigastrischen Medianschnitt das Spiegelbild des K a u s c h schen Schnitts nach links oben außen aufgesetzt. Der Schnitt gab guten Zugang, Milz und Niere ließen sich rasch exstirpieren, er ließ sich ohne Spannung leicht und fest vernähen, die Spitze des dreieckigen Lappens mit oberer Basis wurde nicht nekrotisch, der Lappen in der Folgezeit nicht atrophisch oder vorgewölbt. Die Narbe war fest, die Leute brauchten keine Bauchbinde zu tragen und hatten keine Narbenschmerzen.

Bei Leberverletzung hatte ich noch keine Gelegenheit, K a u s c h s Schnitt auszuprobieren. Auf Grund theoretischer Überlegungen, jener klinischen Erfahrungen und der Ergebnisse von Leichenoperationen aber empfehle ich trotzdem, wenn nach dem orientierenden epigastrischen Medianschnitt eine zwar vom Bauch, aber nicht vom Medianschnitt aus zu erreichende Leberverletzung erkannt ist, a u f s e i n u n t e r e s E n d e d e n K a u s c h s c h e n S c h r ä g s c h n i t t a u f z u s e t z e n. S p r e n g e l meint, er läge reichlich tief. Wenn aber durch gleichzeitigen Medianschnitt ein Lappen gebildet ist, läßt sich dieser gut nach oben umschlagen, besser sogar als der kurze Lappen des S p r e n g e l schen Schnitts. Für die Versorgung ganz hoch gelegener Leberwunden würden beide Schnitte ohnehin nicht genügen. Wenn auch durch Aufklappung des Rippenbogens und Durchschneidung der Haltebänder die Verletzung nicht erreichbar wurde, kommt bei dem heutigen Stande der Technik, wenn der Operateur im Besitz eines Unter- oder Überdruckapparats ist, die transpleuraldiaphragmatische Freilegung der Leberkuppe in Betracht — davon später.

2. Sollen wir bei klinisch sicher diagnostizierter Leberruptur gleich mit K a u s c h schem Schrägschnitt auf die Leber losgehen?

Die geraden Schrägschnitte von C o u r v o i s i e r , K o c h e r , K ö r t e , nur durch den Grad ihrer Steilheit verschieden, die geraden Längsschnitte von L a ws o n T a i t (am Rektusrande) oder R i e d e l (im Rektus), die aus beiden kombinierten Winkelschnitte von L a n g e n b u c h, K ö r t e, M a y o R o b s o n, die Wellen- bzw. Zickzackschnitte von K e h r und B e r a n verletzten alle bei der für die Ver- sorgung größerer Leberverletzungen nötigen Länge die Interkostalnerven.   Unser Lappenschnitt ist gewissermaßen eine Erweiterung des von K o c h e r für schwierige Gallengangsoperationen angegebenen physiologisch korrekten Winkelschnitts; bei C z e r n y s Schnitt liegt der kurze Querschnitt durch den Rektus tiefer, bei T i e t z e s Schnitt liegt der längere fast quere Schrägschnitt höher.

Ich meine: nein.   Gründe: 1. Von K a u s c h s Schrägschnitt aus könnte man nur nahe am Rande oder an der Unterfläche gelegene Risse versorgen. 2. Für einen Schnitt, welcher zunächst die Lage des Leber- risses aufdecken soll, ist er zu blutig im Vergleich zum Medianschnitt, auch weniger übersichtlich bezüglich Erkennens von Nebenverletzungen. Läge die Ruptur hoch oben an der Kuppe, daß sie nur auf transpleuralem Wege zu erreichen wäre, dann wäre der Schnitt nur ein Probeschnitt, und dafür ist er nicht nur zu kompliziert, sondern auch unzweckmäßig, weil er die Leberkuppe schlecht abtasten läßt. 3. Vom K a u s c h schen Schnitt allein aus kann man die Leber nicht überall auf multiple Rup- turen abtasten. leicht Nebenverletzungen (besonders Milz-Nierenrupturen) übersehen.   Öfters hat man sich nach einfachem Schnitt zum Schaden des Verletzten damit begnügt, die Ruptur, auf welche man gerade stieß, für die einzige Verletzung zu halten und zu versorgen und den Kranken an Verblutung aus anderen Leberrissen oder Nebenverletzungen verloren. Genügende Orientierung gewährt nur ein Lappenschnitt.

Nach G r a n t s Zusammenstellung von 253 perforierenden laparotomierten Bauchschüssen sind unter 133 Todesfällen 28 auf ungestillte Blutung bzw. unvernähte Perforation infolge unzureichender Schnittführung zurückzuführen.

Deshalb würde ich auch bei sicher diagnostizierter Leberruptur mit dem anderen einfacheren Schenkel des Lappenschnitts, dem epigastrischen Medianschnitt beginnen in dem Bewußtsein, daß stets der erste Schnitt bezüglich Feststellung der Lage der Ruptur einen probatorischen Cha- rakter hat.   Das weitere Vorgehen richtet sich danach, wo man die Rup- tur fühlt.   In weitaus den meisten Fällen wird man mit dem Bauch- lappenschnitt auskommen.

Kann man einmal aus klinischen Symptomen eine Verletzung der Kuppe — meist sind das große Zertrümmerungen — vor der Operation diagnostizieren (mir gelang das 2mal: Vergrößerung der Leberdämpfung nur nach oben, Kompressionsatmen, Stillstand der rechten Zwerchfell- hälfte), dann könnte man versucht sein, gleich transpleural vorzugehen, zumal dann Nebenverletzungen von Baucheingeweiden nicht zu befürchten, oft Rippen und Lunge mitverletzt sind.   Sicherer bleibt es, stets mit dem Medianschnitt zu beginnen, um sich über Lage und Ausdehnung der Ruptur möglichst rasch zu orientieren.

3. Liegt die Ruptur hoch oben außen an der Konvexität des rechten Lappens, so daß sie auch durch Schräglagerung und Aufrichten des Körpers, Hochziehen des Rippenbogens, Bänderdurchschneidung und Vorziehen der Leber nicht zu erreichen ist, dann kommt zunächst die A u f k l a p p u n g   d e s   R i p p e n b o g e n s   v o m   B a u c h   a u s ohne Eröffnung der Pleurahöhle in Betracht.   Die Resektion von Stücken der untersten Rippenknorpel, die einfache lineare Durchschneidung der untersten 1—2 Rippen erweitern den Zugang nicht mehr als starkes Hoch- ziehen des Rippenbogens durch die eingehakten Finger eines Assistenten.

L a n n e l o n g u e hat 1888 zuerst eine Methode ersonnen, die ganzen unter dem Pleuraumschlag gelegenen Rippenteile temporär zu resezieren und in einem Bauchrandlappen nach unten umzuschlagen.

C a n n i o t hat die Methode in seiner These von 1891 publiziert: Medianschnitt vom Schwertfortsatz abwärts. Auf dessen Anfang ein Schrägschnitt 2 cm über dem Rippenbogen, diesem parallel aufgesetzt (wie bei L a n g e n b u c h) bis zur Knorpelknochengrenze der 10. Rippe. Freilegung der Knorpelknochengrenzen der 7.—10. Rippe durch Abschälen der Weichteile. Die 9. und 10. Rippe werden an diesen Grenzen, der 8. Knorpel 1 cm medial von der Grenze durchschnitten, die mediale Verbindung zwischen 8. und 7. Knorpel eingebrochen. Die Weichteile im 7. Interkostalraum (Interkostalmuskeln und Transversus) werden parallel längs den Rippen durchschnitten, die Weichteile des 8. und 9. Interkostalraums an der Knorpelknochengrenze quer senkrecht zum Rippenverlauf. So entsteht ein dreieckiger Haut-Muskel-Knorpellappen, welcher aufgeklappt und nach unten geschlagen wird. Nach Versorgung der Leberwunde wird der Lappen zurückgeschlagen und wieder eingenäht.

Zuerst ist L a n n e l o n g u e s Methode nach I m r é d y von D o l l i n g e r bei Operation eines hoch an der Konvexität des rechten Lappens sitzenden und mit dem Zwerchfell verwachsenen Echinokokkus mit Erfolg angewandt. Auch zur Eröffnung hochsitzender Leberabszesse ist mehrfach die Thoraxwand in dieser Weise temporär reseziert, zur Drainage wurde dann ein Knorpelstück definitiv ausgeschnitten (S m i t s). A u v r a y hat den Schnitt linkerseits für die Versorgung aller Verletzungen des T r a u b e schen Raums, zur Versorgung von Zwerchfell-Magen-Leberwunden warm empfohlen. Er reseziert aber die Knorpel definitiv, indem er nach Freipräparieren der Knorpel an der Vorder- und Rückfläche von unten her den 10.—8. Knorpel in ihrer Mitte mit starker Scheere quer spaltet, dann nach jeder Seite hin die Knorpelhälften exzidiert. Besser und schonender ist natürlich die temporäre Knorpelresektion. M e l s o m e, M o n o d, V a n v e r t s, A n s c h ü t z sprechen sich auf Grund von Nachuntersuchungen an Leichen günstig über L a n n e l o n g u e s Methode aus.

M a r w e d e l klappte 1903 beim Lebenden mit Erfolg einen Weichteilknorpellappen nach oben auf.

Bogenförmiger Schnitt 2 Querfinger unter dem Rippenbogen vom Schwertfortsatz bis zur Spitze der 10. Rippe. Der Knorpel der 7. Rippe wird dicht am Sternalansatz durchtrennt. Durch Hochziehen des oberen Wundrandes und stumpfes Abhebeln des Rectus und Obliquus externus legt er den 7.—9. Knorpel bis über die Knochengrenze hinaus frei. An dieser Grenze werden die drei Knorpel, nach Abhebeln der Interkostalgefäße und des Pleuraumschlags von ihrer Hinterfläche, von vorn durchschnitten. Es werden also keine Interkostalmuskeln und -gefäße durchschnitten, sondern nur die Knorpel zwecks Mobilisierung. Der Hautmuskellappen wird jetzt wieder auf die in ihrer Verbindung gelösten Knorpel gelegt, durch Einsetzen scharfer Haken der ganze Lappen nach oben außen umgeschlagen.

A s t h o e w e r hat schon 1902 ganz ähnlich operiert, seine Methode aber erst später als M a r w e d e l bekannt gegeben. Er durchtrennte die 10.—8. Rippe noch weiter außen in der hinteren Axillarlinie und gewann so einen noch breiteren Zugang.

v. M i k u l i c z (s. bei G o t t s t e i n) hat zur Operation von Kardiakarzinomen zwei ähnliche Verfahren der Thoraxwandlappenbildung ersonnen.

E r s t e  M e t h o d e: Medianschnitt vom Schwertfortsatz bis zum Nabel, von seinem Ende 12 cm langer Querschnitt nach links, auf dessen Ende wieder ein ebenso langer Schnitt senkrecht nach oben aufgesetzt wird. Es entsteht ein viereckiger Lappen mit oberer Basis. Dann wurde der Pleurakomplementärraum vor seiner Durchschneidung künstlich verschlossen: an den Rändern des letzten Schnittschenkels wurden in 2 Reihen Nähte bis durch das Zwerchfell geführt, welche das Zwerchfell und die Umschlagsfalte der Pleura an der Innenfläche der Thoraxwand fixierten. Schrittweise Durchtrennung der von den Nähten umfaßten Rippen und interkostalen Weichteile bis zur 6. Rippe einschließlich zwischen beiden Nahtreihen. Nach Resektion des Schwertfortsatzes und subkutaner Durchtrennung des Ansatzes des 6. und 7. Rippenknorpels am Sternum ließ sich der aus Bauch- und Brustwand gebildete Lappen hinaufklappen. Es folgte Resektion des Kardiakarzinoms, Einpflanzung des Ösophagus in die verkleinerte Magenwunde, Zurückschlagen und Einnähen des Lappens, Jejunostomie. Tod nach 30 Stunden.

Z w e i t e  M e t h o d e : Epigastrischer Medianschnitt vom Schwertfortsatz bis Nabel. Drei kleine Inzisionen legen die 7.. 8. und 9. Knorpelknochengrenze frei, Knorpel hier durchschnitten und eingebrochen, die drei Inzisionen vernäht. Querschnitt vom unteren Ende des Medianschnitts nach außen, Umklappen des dreieckigen Lappens nach oben außen. Es folgte Resektion des am Eingang des Ösophagus sitzenden Karzinoms, Verschluß der Magenwunde, Gastrostomie, Exstirpation des ganzen Brustteils des Ösophagus von der Bauchwunde aus. Tod am nächsten Morgen infolge Gangrän im Mediastinum.

M e n d e s resezierte 1903 die 7.—9. Rippe in der Seite, drängte die Pleura costalis und diaphragmatica von unten her stumpf ab. Weil die Pleura dabei leicht einreißt, schlug N o v i k o f f auf Grund von 15 Leichenoperationen vor, tiefer unten zu beginnen und die Pleuralösung in der lockeren Bindegewebslage unterhalb des Komplementärraums anzufangen. Er konnte so die ganze Zwerchfellkuppel freilegen.

Schnitt längs der 9. oder 10. Rippe vom Rippenknorpel bis zur hinteren Axillarlinie. Definitive oder temporäre Resektion von 10 cm aus beiden Rippen. Im Sinus phrenico-costalis sucht man die lockere Bindegewebslage auf, welche sich zwischen Zwerchfell und Pleura schiebt und beginnt von hier nach dem Zentrum und nach hinten hin die Pleura abzulösen.

W i l l i  M e y e r s an Leichen ausprobierte und 1906 publizierte Methode ist folgende:

Medianschnitt vom Schwertfortsatz bis zum Nabel, dicht über dem Nabel Querschnitt nach rechts bis zur Spitze der 11. Rippe. Der Haut und Rektus einschließende dreieckige Lappen wird nach oben von der Thoraxwand abgelöst, der Lappen von Fascia transversalis und Bauchfell bleibt vom Rande des Rippenbogens herunterhängend, damit das Bauchfell nicht am Rippenbogen noch mal durchschnitten wird. Der 7.—10. Knorpel werden nahe an der Knochengrenze von außen durchschnitten, der 7. Knorpel noch einmal direkt am Brustbein. Nach Durchschneidung des Lig. suspensoriums hepatis wird der mobilisierte Knorpellappen mit daran hängender Fascia transversalis und Peritoneum nach oben außen gezogen.

W u l l s t e i n gab im Anschluß an A n s c h ü t z s Vortrag über Leberresektionen auf dem Chirurgenkongreß 1907 eine an Leichen ausprobierte Methode bekannt, welche eigentlich dem ursprünglichen Verfahren von L a n n e l o n g u e gleichkommt, nur daß er einen Bogenschnitt statt des Lappenschnitts macht und diesen Bogen höher legt.

Der Schnitt beginnt dicht vor der vorderen Axillarlinie und dicht unterhalb des Rippenbogenrandes, verläuft 3 Querfinger breit oberhalb des Rippenbogens bis zur Basis des Schwertfortsatzes. Er durchtrennt die Haut, die 10.—8. Rippe an der Knorpelgrenze und die Interkostalweichteile. Gleich nach dem Durchschneiden der Knorpel dringt er mit dem Messer unmittelbar in dem dem Perichondrium anliegenden lockeren Bindegewebe vor, bis er schließlich unten nach Abpräparieren und Durchschneiden des Zwerchfellursprungs in die freie Bauchhöhle kommt. Durch symmetrische Resektion auch des linken Rippenbogens wird das ganze Zwerchfellgewölbe freigelegt.

Ich habe alle diese Methoden an Leichen nachgeprüft, L a n n e - l o n g u e s Verfahren einmal am Lebenden angewandt. Es ist ohne

Schwierigkeiten und ohne Eröffnung der Pleurahöhle auszuführen, wenn die Pleura nicht gegen die Regel tief herabreicht. Nach P a n s c h s Untersuchungen variiert die Höhe der Umschlagsfalte um Fingerbreite. Am leichtesten wird die Pleura im 7. Zwischenknorpelraum verletzt. Daß man ohne jede Gefahr stets noch den ganzen 7. Knorpel resezieren könne, wie A n s c h ü t z sagt, kann ich nicht bestätigen. Auch v. B a r d e - l e b e n - H a e c k e l zeichnen die Umschlagsfalte so, daß sie hinter dem 7. Knorpel dicht über dessen Mitte in der Knorpellängsrichtung verläuft.

Physiologisch korrekt ist von allen diesen Lappenschnitten nur der zweite von v. M i k u l i c z und annähernd der von M e y e r. Mit der von mir empfohlenen Schnittführung (epigastrischer Medianschnitt + K a u s c h s Schrägschnitt) läßt sich leicht die Resektion der Rippen- knorpel, bei Bedarf auch der anstoßenden Rippenteile ohne Eröffnung der Pleura von unten hinten her bewerkstelligen. Nachdem der dreieckige Bauchwandlappen hochgezogen ist, schneidet man von innen vom Bauch aus entlang dem Rippenbogenrand die Weichteile (Peritoneum, Fascia transversalis, Transversus) durch, drängt mit dem Elevatorium in dem lockeren hinter dem Perichondrium gelegenen Bindegewebe vordringend den Transversus und Zwerchfellursprung, höher oben eventuell die tiefer herabreichende Pleuraumschlagsfalte von den Knorpeln ab und durch- schneidet dann von rückwärts vom Bauch her entweder den 7.—10. Rippen- knorpel an den Knochengrenzen, oder wenn man noch breiteren Zugang braucht, die 8.—10. Rippe. Beim Heraufziehen des Lappens bricht man den 7. Knorpel am Sternum ab. Die 10. Rippe kann man mitten zwischen mittlerer Axillar- und Mammillarlinie durchschneiden, die 8. in der Mammillarlinie, ohne die Pleura zu verletzen. Hat man mit dem Trans- versus und Zwerchfell aber die Umschlagsfalte abgedrängt, so kann man die Rippen noch weiter außen in der Seite durchschneiden, den Lappen beliebig breit machen. Sollte die Pleura beim Ablösen doch einreißen, so kann man den Riß leicht durch Fingerdruck von innen gegen die Rippen verschließen und vernähen, einen Pneumothorax sicherer vermeiden, als wenn man die Knorpel bzw. Rippen von außen durchschneidet.

Das ist viel einfacher und sicherer als die zweite Methode von v. M i k u l i c z und die von M e y e r. Wenn man dann noch das Lig. suspensorium durchschneidet, die Leber am Lig. teres herabzieht bzw. durch die zwischen Leberkonvexität und Zwerchfellkuppel eingeführte Hand herunterdrängt, eventuell noch das Lig. triangulare und coronarium dextrum einkerbt, dann wird die Leber bis fast zur Kuppe zugänglich.

Auf eine Gefahr der Rippenknorpelresektion hat R i e d e l aufmerk- sam gemacht: auf fortkriechende Knorpelnekrose, wenn es zu Eiterung kommt. So mußte K e h r (nach Mitteilung von R a u s c h) nach einer Echinokokkenoperation mit Rippenresektion alle nekrotisch gewordenen Knorpel bis auf die drei obersten und sogar noch den unterminierten unteren Teil des Brustbeins abtragen.

4. Für die Versorgung hoch in der rechten Seite bzw. nach hinten gelegener Verletzungen der Leber hat M i c h e l i die Bildung eines großen rechteckigen Bauchbrustwandlappens mit oberer Basis auf Grund von Leichenoperationen empfohlen.

Zwei Längsschnitte, der vordere zwischen rechter Parasternal- und Mammillar- linie, der hintere in einer der 3 Axillarlinien je nach Breite der notwendigen Bresche werden von der 5. Rippe nach abwärts geführt bis 2 Querfinger unter den Rippenbogen, unter diesem durch einen Bogenschnitt verbunden. Die Längsschnitte dringen am Thorax nur bis auf die Rippen ein, am Bauch durchtrennen sie ebenso wie der Querschnitt gleich die ganze Dicke der Bauchwand. Nachdem in den Längsschnitten das hintere Periost mit den Interkostalgefäßen und der Pleura parietalis von der Innenfläche der Rippen abgedrängt ist, werden die Rippen durchschnitten. Mit dem Weichteilrippenlappen wird zugleich der uneröffnete und n i c h t abgelöste Komplementärraum des Pleuralsacks sowie der kostale Zwerchfellursprung nach oben gezogen.

Ein ähnliches, auch nur auf anatomische Studien basiertes Verfahren hat S i r a u d angegeben.

In zwei vorn und seitlich über den Thorax geführten Längsschnitten werden die 7. und 8. Rippe subperiostal durchtrennt, die Enden der Längsschnitte durch einen Querschnitt im 8. Interkostalraum verbunden. Während des Aufklappens des Lappens wird von unten her beginnend der Pleuraumschlag von den Rippen abgedrängt. Dann wird das Zwerchfell horizontal nahe seinem Rippenursprung gespalten, beim Hochziehen des Lappens wird das Zwerchfell mit dem Pleurablindsack nach oben gezogen.

Ich habe M i c h e l i s Operation verschiedene Male an der Leiche gemacht, 1mal beim Lebenden versucht und gefunden, daß es recht schwer ist, beim Abdrängen des hinteren Periosts von den schmalen Längsschnitten aus die Pleura nicht zu eröffnen. In Fall 639 trat das Ereignis ein und der plötzlich entstehende Pneumothorax führte den Tod des schon recht elenden Schwerverletzten auf dem Operationstisch herbei. Bei S i e u r s breiter Ablösung der Pleura wird diese noch leichter verletzt, zumal sie in den Interkostalräumen fester haftet als am Rippenperiost. Ohne Benutzung eines Unter- oder Überdruckapparats halte ich M i c h e l i s Operation für zu gefährlich. Hat man einen solchen aber zur Verfügung, dann steht der technisch viel einfacheren breiten Eröffnung des Thorax mit dem Pleuralraum, der transpleuralen Versorgung der Leberwunde nichts im Wege.

5. T r a n s p l e u r a l muß man vorgehen, wenn die Leberkuppe ganz hoch oben, besonders hinten und seitlich verletzt ist. Das ist 5mal in meinen Fällen geschehen. 3mal war vorher durch Laparotomie der hohe Sitz der Leberverletzung festgestellt, 2mal das transpleurale Vorgehen durch gleichzeitige Lungenruptur indiziert. Die transpleurale Operation will ich bei Erörterung der Schnittführung bei offenen Leberverletzungen besprechen, weil sie hier viel häufiger in Frage kommt und die verschiedenen Arten des Vorgehens in erster Linie für diese Verletzungen ersonnen sind. Nachteile transpleuralen Operierens sind die Möglichkeit der Pleurainfektion, bei subkutaner Verletzung die Schaffung eines noch nicht vorhandenen Pneumothorax, wenn man keinen Druckdifferenzapparat besitzt.

6. Wenn gleichzeitig Symptome von Nieren- und Baucheingeweideverletzung vorliegen, ist ein vorderer Bauchschnitt vorzuziehen, vielleicht der schon von S p r e n g e l inaugurierte und auf dem Chirurgenkongreß 1911 von B a k e s näher ausgeführte p l a s t i s c h e Q u e r s c h n i t t. Von ihm aus kann man, besonders nach eventueller Verlängerung nach vorn durch einen Rektus bzw. seine Scheide mit Verziehung des Muskels, leicht die benachbarten Baucheingeweide untersuchen. Eine verletzte Niere ist von vorn leicht zu exstirpieren, der transperitoneale Weg ist auch ungefährlich, weil es sich nicht um eine entzündete Niere handelt.

E i n h i n t e r e r N i e r e n s c h n i t t kommt jedenfalls nur in Betracht, wenn nur Nierenverletzung diagnostiziert war und anhaltende

Nierenblutung zu aktivem Vorgehen nötigt. Wenn dann das Peritoneum dorsale einen Riß zeigt und nach seiner Erweiterung eine Ruptur im hinteren unteren Teil der Leber gefunden wird, läßt sich diese von hinten her gut versorgen. Das bleiben also Zufallsoperationen.

## II. Schnittführung bei offenen Leberverletzungen.

1. Wenn e i n e Wunde an der Vorderseite des Bauches vorhanden ist, liegt es am nächsten, diese zur Laparotomiewunde zu erweitern, zumal wenn sie schon aus diagnostischen Gründen erweitert werden mußte, um festzustellen, ob sie penetriert oder nicht. Die L a p a r o t o m i e d u r c h  E r w e i t e r n  d e r  v o r h a n d e n e n  W u n d e hat auch ihren Vorteil: wir wissen, daß verletzte Darmschlingen ihre Lage zunächst nicht wesentlich zu verändern pflegen, weil sie durch das Trauma temporär gelähmt sind. Wir finden also die Verletzung rascher und leichter.

Vor der Erweiterung sind aber die als infiziert zu betrachtenden Wundränder zu exzidieren. Stichwunden durch schmutzige Taschenmesser sind öfter infiziert als Schußwunden. B r o c a tritt überhaupt aus dem Grunde prinzipiell für mediane Laparotomie ein, weil man durch die vorhandene Wunde niemals die Bauchhöhle aseptisch eröffnen könne.

Bei der Erweiterung (mit Exzision der Wundränder) achte man darauf, welche Richtung der Wundkanal in den Bauchdecken nimmt. Ganz allgemein suche man die Wunde in solcher Richtung zu erweitern, daß man nötigenfalls in den Lappenschnitt der Wahl übergehen kann, oder nehme wenigstens die Erweiterung in physiologisch korrekter Weise vor. Prinzipiell muß man bei jeder Verletzung das Ende der Tiefenwirkung zu überblicken trachten, was allerdings bei Schußverletzungen auf unüberwindliche Schwierigkeiten stoßen kann. Bei jeder offenen Leberverletzung im speziellen denke man daran, zu untersuchen, ob an der gegenüberliegenden Fläche nicht auch eine Wunde vorhanden ist, auch bei Stichverletzungen. Um die ganze Leber abzutasten, alle Nebenverletzungen zu finden bzw. auszuschließen, ist oft ein Lappen-Winkel-T-Ankerschnitt nötig. Diese geben viel mehr Raum als weite Verlängerung eines geraden Schnitts oder mehrere parallele Schnitte. Wenn die Wunde dicht unter dem Rippenbogen und in der Seite liegt, würde ich sie im Sinne von S p r e n g e l s Hakenschnitt erweitern, liegt sie weiter abwärts, im Sinne des K a u s c h schen Schnitts.

2. Liegt die Wunde nahe der Linea alba, so ist die m e d i a n e L a p a r o t o m i e indiziert, weil sie bessere Übersicht gewährt und die Narbe fester wird. Aus diesem Grunde würde ich auch noch in der Mittellinie schneiden, wenn die Wunde bis zum Außenrande des Rektus nach außen liegt. Denn bei einem längeren Para- oder Transrektalschnitt ist ein Schonen der Nerven unmöglich.

3. Die mediane Laparotomie ist ferner angezeigt, wenn m e h r e r e penetrierende Wunden vorn entfernt voneinander vorhanden sind, wenn die Erweiterung einer im Rücken, in der Flanke, am Becken oder Damm gelegenen Wunde ergibt, daß sie penetriert.

4. Nur wenn Zeichen von Nierenverletzung das Vorgehen auf l u m b a l e m Wege an die Hand geben, kann die Versorgung einer Leberwunde auf diesem Wege in Frage kommen. Findet man nach Versorgung

der Nierenwunde eventuell nach Nephrektomie eine Verletzung des hinteren Bauchfells, so wird diese erweitert. Auch ohne Nephrektomie oder Aushülsung der Niere kommt man von B a r d e n h e u e r s, K o e n i g s oder v. B e r g m a n n s Nierenschnitt aus gut an den unteren Leberteil heran, wenn man die Niere nach median und unten drängt, eventuell unter Durchschneidung der 12. Rippe. I s r a e l und K r a u s e haben vom Nierenschnitt aus mit oder ohne Aushülsung der Niere aus ihrer Kapsel eine Durchschneidung der 12. Rippe ein Syphilom bzw. einen Echinokokkus aus der hinteren Leberfläche exstirpiert und rühmen die sehr gute Übersicht. Auch einen Tumor der Flexura coli hepatica hat K r a u s e auf diesem Wege exstirpiert.

5. Die mediane Laparotomie ist auch angezeigt bei jeder Schußverletzung mit vollkommener Durchquerung der Bauchhöhle, auch wenn ein Ausschuß zwar fehlt, das Geschoß aber an der dem Einschuß gegenüberliegenden Seite subkutan zu fühlen ist. Ferner bei jedem Kriegsbauchschuß, weil bei der großen Durchschlagskraft der Geschosse immer multiple Eingeweideverletzungen zu erwarten sind, diese aber von einem Medianschnitt besser zu übersehen sind. Schußverletzungen durch ein Geschoß mit größerer Durchschlagskraft sind in der Regel nur nach Lappenschnitt zu überblicken. Bei Stichverletzungen wird man öfters mit der bloßen Erweiterung der Wunde auskommen.

6. Liegt eine Wunde vorn oder seitlich über den unteren Partien des Thorax, so ist sie prinzipiell wie jede Bauchwunde zu erweitern, weil Baucheingeweide verletzt sein können, ohne daß schon Symptome davon hervortreten. Die Wunde wird im Verlauf des betreffenden Interkostalraums, des 6. oder eines tieferen, erweitert. Erweist die Erweiterung, daß die Brusthöhle durchquert und das Zwerchfell verletzt ist, so ist die Zwerchfellwunde zu erweitern, die Bauchhöhle von oben durch T h o r a k o - l a p a r o t o m i e zu eröffnen. Wie die Zwerchfellwunde zu verlängern ist, darauf hat S c h u m a c h e r hingewiesen. Bei größerer Zwerchfellspaltung hat man auf den Verlauf der Äste des N. phrenicus Rücksicht zu nehmen. nicht auf die Richtung der Muskelfasern. Nur wenn deutliche Symptome einer Baucheingeweideverletzung bei einer Wunde unten am Thorax hervortreten, wäre zunächst, zumal wenn man keinen Druckdifferenzapparat besitzt, die mediane Laparotomie vorzuziehen. F a s a n o rät, bei rechtsseitiger Stichverletzung transpleural vorzugehen, weil wahrscheinlich nur die Leber, diese aber hoch oben verletzt ist; bei linksseitiger Verletzung zu laparotomieren, weil mit Magendarmverletzung zu rechnen ist. Dem ist entgegenzuhalten, daß auch durch transpleurale Laparotomie der Magen und die übrigen Eingeweide des Oberbauchs gut zugänglich werden.

Die Thorakolaparotomie ist besonders von italienischen Chirurgen ausgebildet und geübt worden aus Anlaß der in Italien häufigen Bruststichverletzungen zwecks Versorgung von Zwerchfellwunden, nachdem schon vorher die transpleurale Hepatotomie zur Eröffnung von Abszessen und Echinokokken der Leber ausgeführt war. Hat man einen Über- oder Unterdruckapparat, so bietet der natürlich große Vorteile. Wenn auch die meisten Leute mit transpleuraler Bauchverletzung schon einen Pneumothorax haben, so werden die Verhältnisse doch durch plötzliche freie und breite Eröffnung der Pleurahöhle ganz anders. Durch den plötzlichen völligen Kollaps der Lunge, die Einwirkung des Atmosphärendrucks auf das Herz und die großen Gefäße, Verdrängung des Mediastinum, Abknicken des Bronchus der gesunden Seite dadurch, daß durch Herabrücken des Zwerchfells und Herzbeutels der Lungenhilus nach abwärts gezogen wird (R e h n), durch Reizung der Brustvagusendigungen werden Atmung und Herztätigkeit aufs ungünstigste beeinflußt, namentlich rechterseits.

Vor Erfindung der Druckdifferenzverfahren hat man sich auf verschiedene Weise bemüht, die Gefahren des plötzlichen freien Pneumothorax auszuschalten. Vernähen der Pleura parietalis und diaphragmatica vor breiter Spaltung des Brust- und Zwerchfells, Anlegen einer großen Klammer an den verwundeten pleuralen Blindsack (T e r r i e r), ist zeitraubend, hinderlich und vor allem unsicher. E l s b e r g und D e p a g e empfehlen Operation in Bauchlage, wodurch das Herüberdrücken des Mediastinum nach der gesunden Seite vermindert werde. Diese Lage ist für Operationen vorn in der Seite unmöglich. M u r p h y hat empfohlen, gleich nach Eröffnung der Pleura das Mediastinum direkt oder indirekt mittels Zugs an der Lunge zu fixieren, damit der Hauptbronchus der gesunden Seite nicht abgeknickt wird. T e s k e will das Mediastinum schon vor Eröffnung des Thorax durch Zug der Rippenbögen nach vorn fixieren, den Thorax dann langsam öffnen, die Zwerchfellkuppel mit breitem Spatel zwecks Ausspannung des Mediastinum nach unten drücken und spannen.

Oft kann man schon nach einfacher Thorakotomie, nach langer Erweiterung einer Wunde im 6. oder 7. Interkostalraum und Auseinanderdrängen der Rippen mit v. M i k u l i c z' oder S a u e r b r u c h s Rippenspreizer (s. Fall 413) die Bauchverletzung versorgen. S a u e r b r u c h hat auf dem Wege sogar die rupturierte Milz exstirpiert. (Es ist das der erste Fall, wo nach Thorakotomie wegen Lungenverletzung ohne wegleitende Zwerchfellwunde bei Verdacht auf intraabdominale Verletzung planmäßig und zielbewußt die transdiaphragmatische Laparotomie ausgeführt ist — bei S c h u m a c h e r, Fall II).

Genügt die einfache Thorakotomie nicht, die Verletzung ganz zu übersehen und zu versorgen, dann reseziert man eine oder mehrere Rippen definitiv, durch weitere einfache Durchschneidung tieferer Rippen in einem aufgesetzten Längsschnitt und Auseinanderziehen der Rippenstümpfe gewinnt man viel Platz (F e r r a r e s i, M a d e l u n g, Z i m m e r - m a n n — bei S c h a e f e r).

Noch breiteren Zugang gewährt die Bildung eines osteoplastischen Thoraxwandlappens mittels t e m p o r ä r e r R i p p e n r e s e k t i o n. P o s t e m p s k i bildet einen Lappen mit oberer Basis, P a r l a v e c c h i o und L e j a r s mit unterer Basis. Auf den Schnitt im Interkostalraum werden an dessen Enden zwei Längsschnitte senkrecht zum Rippenverlauf aufgesetzt, in welchen die Rippen und Zwischenrippenweichteile durchtrennt werden. Ist die Thoraxwunde nach unten gerichtet, so daß Baucheingeweideverletzung wahrscheinlich ist, dann nimmt man die Basis des Lappens offenbar besser nach unten, weil man bei Bedarf dann den Lappen beliebig nach unten verlängern kann. Für die Versorgung reiner intrathoracischer Verletzung ist, wenn ausnahmsweise einfache Thorakotomie nicht reicht, ein Lappen mit oberer Basis besser. R y d y g i e r hat, um die Thoraxwand weniger zu schwächen, die Rippen nur in einem hinteren Längsschnitt durchschnitten, vorn die Rippenknorpel beim

Herunterdrücken des dreieckigen Lappens nur eingeknickt. Wenn man aber nach doppelter Durchschneidung der Rippen diese im vorderen Längsschnitt, nachdem der Lappen wieder eingelegt ist, zusammennäht, ist eine Schwächung der Thoraxwand auch bei den Schnittführungen von P o s t e m p s k i, P a r l a v e c c h i o, L e j a r s, welche breiteren Zugang gewähren, nicht zu befürchten. Eher ist Rippennekrose zu befürchten, wenn die Wunde nicht p. p. heilt. P a r l a v e c c h i o konnte auf diesem Wege auch die hinteren abschüssigen Partien des Zwerchfells erreichen, M a n a r a und A m a n t e haben so mit Erfolg den verletzten Magen und Dickdarm genäht, andere die Milz usw.

Ich habe einmal bei multiplen Bruststichen und mächtigem Hämopneumothorax nach Aufklappung eines großen Thoraxwandlappens mit oberer Basis die 11. A. intercostalis sinistra, welche 1 cm nach ihrem Ursprung aus der Aorta durchschnitten war, unterbunden. Der blutende Arterienstumpf war erst nach Beiseitehalten des Herzens und Digitalkompression der Aorta thoracica gegen die Wirbelsäule zu finden. Der Verletzte starb leider am 4. Tag an einer Streptokokkenpneumonie — primäre Infektion durch das schmutzige Taschenmesser. Einfache Thorakotomie hätte hier sicher nicht zum Ziele geführt, weil man bei dem Vorliegen von fünf weit entfernten Bruststichen keinen Anhalt hatte, welcher Stich die schwere intrathoracische Verletzung gesetzt hatte.

Auch die Kombination von getrennter Thorakotomie und Laparotomie kann gelegentlich zweckmäßig sein. Findet man z. B. nach epigastrischer Laparotomie (vorgenommen wegen deutlicher Bauchsymptome), daß eine hochsitzende Leber- oder Zwerchfellwunde vom Bauch aus nicht zu versorgen ist, dann fügt man die Thorakotomie hinzu (713). Umgekehrt kann man der Erweiterung der Thoraxwunde die Laparotomie anschließen, wenn man so rascher und sicherer zum Ziel zu kommen glaubt. L e j a r s, T e r r i e r und A u v r a y verbanden im Verlauf der Operation den Brust- und Bauchschnitt. Das gewährt natürlich breiten Zugang, schwächt aber auch die Rumpfwand erheblich.

W u l l s t e i n gab auf dem Chirurgenkongreß 1911 zur Freilegung der Leberkuppe eine Methode bekannt, bei der die Thorakotomie nur den Zweck hat, daß ein Assistent 2 Finger einführt und die Leber zur Wundversorgung in die Bauchwunde herunterdrängt.

Hautschnitt beginnend am linken Rande der Basis des Schwertfortsatzes, bogenförmig 2—3 Querfinger oberhalb des rechten Rippenbogens bis zur Spitze der 10. Rippe. Der höchste Punkt des Schnitts geht — das ist wichtig — über den 6. Interkostalraum etwas median der Mammillarlinie. Nach Durchschneidung der Ursprungsfasern des Rectus und Obliquus externus werden beide Muskeln mit dem unteren Hautwundrand nach unten abgezogen. 1 cm unterhalb des Rippenbogens werden dann der Obl. internus und Transversus sowie das Peritoneum vom Schwertfortsatz bis zur Spitze der 10. Rippe breit gespalten. Dabei werden auch das Lig. suspensorium und teres durchschnitten. Jetzt wird die Pleurahöhle — der Patient befindet sich im B r a u e r schen Überdruckapparat — im 6. Interkostalraum etwas innerhalb der Brustwarzenlinie in 4 cm Länge eröffnet, die Leber ohne Spaltung des Zwerchfells durch zwei Finger des Assistenten oder einen entsprechenden Spatel unter dem Rippenbogen hervorgedrückt und vollkommen luxiert. Nach Beendigung der Operation Vernähen des Lig. suspensorium und teres. Zum Verschluß des Interkostalschnitts wird das Zwerchfell an den oberen Rand des durchschnittenen 6. Interkostalmuskels fixiert, darüber der Interkostalmuskel selbst vernäht. Naht des Int., Transv. und Perit. unterm Rippenbogen, Zurücknähen des Rektus und Obl. externus außen auf den Rippenbogen.

Ich meine: wenn man nach Bildung eines Bauchwandlappens und eventueller Aufklappung des Rippenbogens mit der Hand zwischen Leber und Zwerchfell hochgeht, kann man die Leber ebensogut herunterdrücken, hat aber viel mehr Platz zur Lebernaht oder -tamponade, ohne durch „Luxieren" der Leber die Cava zu zerren. Hat man aber einen Überdruckapparat und Veranlassung zur Thorakotomie, so ist die Leberkuppe transpleural und transdiaphragmatisch sehr gut zugänglich. Das Luxieren ist sicher keine gleichgültige Sache.

Nach transdiaphragmatischer Versorgung der Leberwunde ist die Z w e r c h f e l l w u n d e  z u  v e r n ä h e n; wenn man ohne Druckdifferenzverfahren operierte, die Pneumopexie nach T u f f i e r zu machen und der Pneumothorax nach Schluß der Wunde durch Aspiration zu entleeren. W i t z e l verwandelt den Pneumo- in einen Hydrothorax und aspiriert dann. Die Pleurawunde ist ganz zu schließen. Primäre Drainage der Pleurahöhle ist nur anzuraten, wenn es nicht gelang, die Verletzung eines größeren Bronchialstammes zu vernähen und dadurch Spannungspneumothorax droht, und wenn viel Magendarminhalt in die Pleurahöhle sich ergossen hatte. Sekundäre Drainage kommt erst bei trotz wiederholter Punktion wiederkehrender Exsudatansammlung und bei Empyem in Frage (R e h n, N ö t z e l, S t u c k e y, S c h u m a c h e r).

Bei 49 B r u s t b a u c h s c h ü s s e n meiner Kasuistik wurde 29mal von vorn laparotomiert, 14mal transpleural (1mal im Überdruckapparat), 4mal Thorakotomie und Laparotomie kombiniert. Warum wurde so vorgegangen?

29mal wurde nur laparotomiert, weil bei Einschuß vorn am Thorax nahe dem Rippenbogen Symptome von Baucheingeweideverletzung im Vordergrund standen, 2mal bei höher gelegenem Einschuß, 11mal bei am Bauch nahe dem Rippenbogen gelegenem Einschuß.

14mal wurde transpleural vorgegangen, weil Symptome von Brusteingeweideverletzung vorlagen bzw. aus diagnostischen Gründen. Dabei wurde nur 1mal 1 Interkostalraum gespalten, 1mal eine Rippe reseziert, je 2mal 2 bzw. 3 Rippen (6mal nicht angegeben).

4mal wurde erst Thorakotomie gemacht, dann laparotomiert, und zwar 3mal, nachdem Zwerchfell-Leberverletzung festgestellt, aber von oben nicht zu versorgen war; 1mal, weil bei deutlichen Bauchsymptomen das Zwerchfelloch von der Thoraxwunde aus nicht zu finden war. 3mal wurden Brust- und Bauchwunde verbunden.

1mal wurde zunächst nach Laparotomie der Leberausschuß versorgt, dann von hinten unter Erweiterung des Einschusses der Lebereinschuß tamponiert. Nur 1mal wurde die Pleurahöhle vollkommen geschlossen, sonst immer drainiert oder tamponiert. 3 sind an Empyem bzw. Pleuroperitonitis zugrunde gegangen, an Verblutung aus der Lunge allein nur 1, mit an Verblutung aus der Lunge 6. Von den Geheilten bekam später je 1 Empyem, Pleuritis, Pleura-Perikarderguß, 2 Hämothorax.

Größere Z w e r c h f e l l w u n d e n müssen unter allen Umständen genäht werden. Sie heilen nie „anatomisch" durch Verwachsung der Muskelfasern mit fester Narbe, höchstens durch Verwachsung der gegenüberliegenden serösen Flächen der Pleura und des Peritoneum diaphragmaticum. Nach Verletzung der linken Zwerchfellkuppel entstehen oft Zwerchfellhernien. Alle 21 bzw. 36 nicht operierten Zwerchfellverletzungen, welche P o p p bzw. L a c h e r gesammelt haben, endeten letal durch Folgezustände von Hernienbildung. Unter 33 von F r e y und L e n o r m a n t zusammengestellten Zwerchfellverletzungen starben 29 meist infolge Inkarzeration vorgefallener Baucheingeweide. Dies Ereignis, das wohl nur bei linksseitiger Zwerchfellverletzung vorkommt, kann plötzlich nach jahrelangem symptomlosen Bestehen einer Zwerchfellhernie eintreten, wie unter anderem ein klassischer Fall im Sanitätsbericht der Königlich Preußischen Armee 1889/90 S. 118—120 beweist.

Die operative Behandlung der Zwerchfellwunden hat ihre Prognose erheblich gebessert.

Von 43 Fällen der Schmidtschen Statistik starben nur 6 = 12 %, und diese alle innerhalb weniger Stunden.

Suters Zusammenstellung kommt auf 73 Fälle. Von diesen sind operiert transpleural 57, mit Laparotomie 12, mit Thorakotomie + Laparotomie 4. Bei transpleuralem Vorgehen wurde 23mal ein Thoraxwandlappen gebildet, 17mal Rippen definitiv reseziert, 2mal temporär, nur 3mal einfache Thorakotomie gemacht.

Wolf hat 13 neue Fälle gesammelt, Magula sogar 129 Fälle von Schnitt-Stichwunden in der Literatur gefunden und 64 Fälle allein aus dem Obuchowkrankenhause 1902—08 hinzugefügt. Alle 64 waren transpleural zustande gekommen, 38 waren durch Eingeweideverletzung kompliziert (weitaus am häufigsten Leber 20mal, Magen 7mal, Lungen und Milz je 5mal). Von 61 Operierten wurden 33 geheilt; 12 starben an innerer Verblutung, 5 an Peritonitis, 3 an Empyem. 57mal wurde Thorakotomie gemacht (45mal mit Rippenresektion), nur 3mal die kombinierte Methode angewandt.

Vaihinger hat 78 Fälle operierter Zwerchfellhernien gesammelt: 52 freie und 26 inkarzerierte (davon 16 traumatische und 10 angeborene). Von diesen 26 wurden nur 17 bei der Operation richtig erkannt und nur 6 geheilt.

Die meisten Autoren stimmen darin überein, daß die Reposition der Baucheingeweide am leichtesten durch Zug vom Bauch her gelingt, die Naht der Zwerchfellwunde dagegen leichter von oben von der Brusthöhle aus. Weischer konnte bei einem Sektionsfall vom Bauch aus erst reponieren, als er durch Eingehen mit der Hand und Eindringenlassen von Luft in die Brusthöhle den negativen Druck in ihr aufhob. Er rät bei Repositionsschwierigkeiten (Fall Naumann) ein Schlundrohr durch die Zwerchfellwunde in die Brusthöhle einzuschieben und langsam Luft einzublasen, damit nicht plötzlich ein Pneumothorax entsteht.

Nach Lenormant heilten von 23 transpleural genähten Zwerchfellwunden 20, von 8 abdominal genähten nur 3. Auch nach Suter und Neugebauer sind die Resultate bei transpleuralem Vorgehen viel besser (5,2 : 28,5 % bzw. 9,6 : 50 % Mortalität), wobei allerdings zu berücksichtigen ist, daß in den schwereren Fällen laparotomiert wurde.

Subkutane Zwerchfellrupturen sind nur 2 operiert, von Walker und Schloffer (Suter). Sie sind gewiß nicht so selten, werden aber nicht leicht diagnostiziert und operiert, weil meist schwere Nebenverletzungen rasch zum Tode führen. Nichtoperierte und nichtdiagnostizierte Fälle haben Erdt, Bergmann, Weischer mitgeteilt. Sie entstehen meist durch Verschüttetwerden, wobei durch passive Steigerung des intraabdominalen Drucks das Zwerchfell platzt. In Bergmanns Fall lagen 4 Rupturen vor. Auch durch starkes aktives Bauchpressen allein (Brechen, Wehen, Gegenstemmen) kann das Zwerchfell platzen.

## C. Weitere Hilfsgriffe, die Leber zugänglich zu machen.

1. Lagerung. Wilms (601) konnte nach Aufrichten des Oberkörpers eine Wunde an der Konvexität besser erreichen, weil dadurch die Leber etwas herabrückt. Auch Rühl hebt hervor, daß durch steile Beckentieflagerung die Gallengänge und Leber besser zugänglich werden, daß ferner die Blutstillung erleichtert werde, weil das Blut nach unten abfließe und das Operationsfeld nicht überschwemme. Wenn man einen verstellbaren Tisch hat, ist das leicht zu bewerkstelligen. Aber man kommt bei aufgerichtetem Oberkörper schlechter zu. Besser ist es, das Operationsgebiet sich herauszuheben. Kehr, Berndt, Mayo Robson schieben bei Gallenwegsoperationen eine steife Rolle oder einen Sandsack unter den Rücken in Gegend der letzten Brust- und ersten Lendenwirbel. Sick hat ein verstellbares Lagerungsbänkchen zur Lordosierung der Wirbelsäule angegeben. Am bequemsten ist es, wenn am Operationstisch eine durch Schraube oder Zahnrad verstellbare Bank aufzusetzen ist, bevor der Verletzte hingelegt wird; sie wird erst in Narkose hochgekurbelt. Kelling hat eine solche am Stelznerschen Tisch angebracht. Auch der neue Hahnsche Tisch (von Windler) ist damit

versehen. Die 10 cm breite Bank kann jederzeit während der Operation in Höhe verstellt werden, ohne daß der Patient verlagert zu werden braucht.

2. Durch Zug an der Gallenblase (W i l m s 602), Zug an einer durch die Leber gelegten Halteschlinge (T a n s i n i), Zug an der ersten durch die Leberwunde gelegten Naht (S c h m i t t 102) wird man wenig erreichen, weil man eben nicht stark ziehen kann. Fester kann man schon am Lig. teres ziehen, was mir 2mal von Nutzen war. Manchmal läßt sich eine an der Vorderfläche gelegene Wunde besser erreichen, wenn man die Bauchwundränder gegen die Leber eindrückt (M e r c a d é 75). Besser als diese Hilfen aber macht kräftiges Hinaufziehen des Rippenbogens durch die eingehakten Finger eines Assistenten, besonders bei jugendlichen Individuen mit elastischen Rippen, die Leberkonvexität erreichbar, zumal wenn der Operateur dann mit seiner linken Hand die Leber herabdrückt.

3. Genügt das nicht (auch nicht die oben ausgeführte Resektion des Rippenbogens), dann hilft manchmal noch die D u r c h s c h n e i - d u n g  d e r  L e b e r b ä n d e r. 12mal ist das in meinen Fällen vorgenommen. 8mal wurde nur das Lig. suspensorium eingeschnitten, 3mal das Lig. suspensorium und teres, 1mal noch das Lig. triangulare dextrum. P r i n g l e (672) riß die Leber weiter ein, als er sie nach Durchschneidung des Lig. suspensorium mobilisieren wollte.

Durch Durchschneiden des Lig. suspensorium allein wird die Leber nicht nennenswert beweglicher. Die Leberwunde kann aber so gelegen sein, daß ihrer Versorgung das Ligament hindernd im Wege liegt. Dann kann man es ruhig durchschneiden und hernach wieder zusammennähen. B r a u n sah nach teilweiser Exzision des Lig. suspensorium bei einer Echinokokkenoperation hernach durch Hepatoptose und Abknickung des D. cysticus einen Hydrops der Gallenblase entstehen. Es ist mir sehr zweifelhaft, ob wirklich die Verletzung des Lig. suspensorium schuld an der Lebersenkung war, denn zur Fixierung der Leber trägt es nicht bei.

Erheblich mobilisieren aber kann man die Leber durch Durchschneiden der S e i t e n b ä n d e r. Rechterseits ist eine dem linken Lig. coronarium gleichartige Bauchfellduplikatur nicht vorhanden. Der seröse Überzug der konvexen Leberfläche schlägt sich als einfaches Lig. hepato-phrenicum auf das Zwerchfell über, während die Serosa der Unterfläche als Lig. hepato-renale auf die hintere Bauchwand übergeht. Nach der Seite hin sind beide Bänder zum Lig. triangulare dextrum verwachsen bzw. ausgezogen, nach hinten aber bleiben sie mehr oder weniger weit voneinander entfernt, so daß der stumpfe Hinterrand bzw. Hinterfläche des rechten Lappens keinen Peritonealüberzug besitzt, an die Dorsalwand angeheftet ist. Aus diesem Teil treten die Lebervenen in die in diesem Bereich mit der Leber fest verwachsene V. cava inferior. Der bauchfellfreie Teil der Leber ist außer mit der Cava mit dem Ursprung der Pars lumbalis des Zwerchfells flächenhaft aber stumpf lösbar verwachsen.

Das Durchschneiden des Lig. triangulare ist belanglos, weil es zur Befestigung der Leber nichts beiträgt und Nebenverletzungen nicht zu befürchten sind. Nach seiner Durchschneidung kann man den rechten Lappen so weit nach vorn drehen, daß die Seitenfläche nach vorn zeigt. Bei Durchtrennung des Lig. hepato-phrenicum ist Vorsicht geboten, daß man nicht die Cava verletzt. Man muß 2 Querfinger von der Mittellinie entfernt bleiben, darf auch nicht gegen oben, sondern nur gegen die Leber schneiden, weil man sonst leicht durch das Centrum tendineum des Zwerchfells in die Pleurahöhle oder den Herzbeutel kommt. Hat man rechts außer dem Lig. hepato-phrenicum noch das Lig. hepato-renale durchschnitten, dann kann man den rechten Leberlappen vollständig stumpf von der hinteren Bauchwand ablösen, so daß er nur noch durch die Lebervenen und Cava nach hinten, das Lig. hepato-duodenale-gastricum nach vorn fixiert ist. Er läßt sich alsdann vor den Lappenschnitt lagern; allerdings entsteht durch Zug an den Lebervenen Stauung und Vermehrung der Blutung aus der Leberwunde, die Venen reißen aber bei einiger Vorsicht nicht ein. Es ist indes zu befürchten, daß der Zug an der Cava den Blutdruck und die Herztätigkeit übel beeinflußt.

Also durchschneide man höchstens das Lig. hepato-phrenicum dextrum und das nur in besonders schwierigen Fällen, weil es das Haupthalteband der Leber ist. Jedenfalls muß einer Hepatoptose durch nachträgliches Vernähen des Bandes und Hinzufügen einer Hepatopexia anterior an den Rippenbogen vorgebeugt werden. Nach Durchschneidung nur des Lig. triangulare ist das nicht nötig. Das linke Lig. coronarium kann man ohne Schaden durchschneiden, was bei Leberresektionen öfters geschehen ist, ohne daß sich nachteilige Folgen bemerkbar machten.

## D. Präventive Maßnahmen gegen die Blutung nach dem Bauchschnitt.

Zuvor ein allgemeiner Satz: wenn man nach dem Bauchschnitt viel Blut und Magendarminhalt im Bauch findet, gilt es zunächst, die Quelle der profusen lebensgefährlichen Blutung zu finden und zum Versiegen zu bringen. Wollte man, wie das doch auffallend oft geschah, erst den Magendarmkanal absuchen, so würde der Verletzte Gefahr laufen, inzwischen zu viel Blut zu verlieren. Stößt man beim Suchen nach der Blutungsquelle auf ein Darmloch, so wird es vorerst durch eine Klemme geschlossen. Bevor man mit der Darmnaht anfängt, soll man den ganzen Darm auf weitere Verletzungen abgesucht haben. Alle gefundenen Perforationen werden zunächst mit Klemmen verschlossen. Zum Absuchen des Darms ist totale Eventeration nach Möglichkeit zu vermeiden, jedenfalls nur bei noch leidlichem Allgemeinzustand vorzunehmen, weil durch die schweren damit verbundenen Veränderungen der Zirkulation und Reizung ausgedehnter Bahnen des Vagus und Sympathikus leicht schwerer Shock ausgelöst wird. Nur bei Schüssen, bei denen a priori eine größere Zahl von Perforationen zu erwarten ist, halte ich die Eventeration für zweckmäßiger, weil beim stückweisen Vorziehen des Darms leicht Darminhalt in die ganze Bauchhöhle verschmiert würde.

Wenn man beim schichtweisen Durchtrennen der Bauchdecken das Bauchfell dunkel durchscheinen sieht, handelt es sich meist um Bluterguß im Bauch. Aber auch freies Gas (Meteorismus externus) und ein Gallenerguß können das Bauchfell dunkel erscheinen lassen.

Besondere präventive Maßnahmen gegen die Blutung sind nicht nötig, wenn man nach dem Bauchschnitt ohne weiteres eine infolge Shocks und Herzschwäche nicht einmal mehr erheblich blutende Leberwunde findet. Sie wird sofort definitiv durch Naht oder Tamponade versorgt.

## I. Digitalkompression und temporäre Tamponade.

Ist der Grad der Blutung noch derart, daß die Anlegung der Naht, welche nach Art und Lage der Wunde bei noch gutem Allgemeinzustand des Verletzten möglich und wünschenswert wäre, gestört wird, dann läßt man wenn möglich die Blutung durch D i g i t a l k o m p r e s s i o n der Leber stillen. Ist diese bei zu hohem Sitz der Leberwunde unmöglich, dann tamponiert man temporär und zieht während des Durchlegens der Nähte schrittweise den Tampon heraus.

Gewaltige Schwierigkeiten sind aber zu überwinden bei starker Blutung aus einer großen, versteckt liegenden Leberwunde. Immer wieder wird der Bauch von Strömen von Blut überschwemmt. Man findet die Quelle der Blutung nicht, weiß vielleicht noch nicht einmal, daß die Leber verletzt ist. Die Stillung einer profusen intraabdominalen Blutung unbekannter Herkunft stellt an die Kaltblütigkeit, Entschlossenheit und Geschicklichkeit des Operateurs die größten Anforderungen. Zunächst taste man Leber und Milz ab als die häufigsten Quellen der Blutung. Manchmal wird man durch Fetttropfen, Galle, Leberbröckel, welche im Blut schwimmen, auf die Leber hingewiesen. S c h ö n h o l z e r hebt einen eigentümlich fadsüßlichen Geruch des Leberbluts hervor, wohl vielmehr herrührend von zertrümmertem Lebergewebe. Durch Einstopfen großer Gazemengen schafft man das Blut heraus und sucht durch t e m p o r ä r e  T a m p o n a d e die Blutung zu stillen, um einen Überblick gewinnen zu können. Eventeration ist nach Möglichkeit zu vermeiden.

## II. Aortenkompression und Abklemmen des Lig. hepato-duodenale.

Kommt man nicht weiter, ist die Blutung enorm, dann ist die zuerst von S e n n empfohlene K o m p r e s s i o n  d e r  A o r t a eine vorzügliche Hilfe. Besser als mit der Hand nimmt man sie mit D a h l g r e n s Aortenkompressorium vor, weil das weniger Platz wegnimmt und die Kompression lange ohne Ermüdung auszuführen gestattet. Das ist weder umständlich noch platzraubend, wie K l o s e behauptet. Mit einem Griff wird die Gummisehne des hufeisenförmigen Halbrings oberhalb des Magens dicht unter dem Zwerchfell auf die Aorta gesetzt, sie drückt dann zusammen mit den medialen Portionen des lumbalen Zwerchfellteils, welche den Hiatus oesophageus begrenzen, die Aorta dicht über oder an dem Ursprung der Coeliaca zu. Der zweite Griff wird eingehakt, und der Assistent drückt, nach dem Kopfende des Patienten stehend, beide Griffe mit beiden Händen nach unten fußbodenwärts.

Ich habe mir das Aortenkompressorium von N i c o l a i (Hannover, Leinstraße) für eine geplante, aber nicht zur Ausführung gekommene Resektion des rechten Leberlappens — der Tumor gehörte nicht der Leber an, sondern war ein kopfgroßes, der Leber dicht anliegendes Hypernephrom — in der Weise verändern lassen, daß der hufeisenförmige Halbring auf einen achtkantigen Zapfen aufgesteckt und festgeschraubt wird. Die Griffbügel sind gekröpft und höher gebogen, die Griffe selbst so geformt, daß sie sich nicht in den Händen des Assistenten verdrehen können. Ich bin jetzt in der Lage, das Kompressorium so zu plazieren, daß die Griffe bei stets transversal stehendem Halbring entweder in Quer- oder Längs- oder zwei Schrägrichtungen stehen. Haltung in Medianebene, wobei ein Griff über dem Brustkorb liegt, ist möglich wegen der höheren Biegung.

L a n g e n b u c h will die Aortenkompression nur für kurze Zeit erlauben, weil er fürchtet, daß sonst durch gleichzeitigen Druck auf die wichtigen hier liegenden sympathischen Plexus Shock ausgelöst werden könnte. Das glaube ich nicht. Ich habe wiederholt bei Leberresektionen an Schweinen die Aorta $^3/_4$ Stunden lang hoch oben unter dem Zwerchfell ohne Schaden zudrücken lassen, 2mal auch beim Menschen 20 bis 30 Minuten lang bei Naht einer Leberruptur (547) und Exstirpation einer zerrissenen Milz. Auch der Darm vertrug die Absperrung des Bluts, ohne daß nachher sich Störungen bemerkbar machten. Weiter unten, dicht über der Teilung in die Iliacae hat L e n n a n d e r bei Operation eines großen Ovarialkystoms die Aorta $^3/_4$ Stunden lang komprimieren lassen. Allerdings werden nach Aufhebung der Kompression plötzlich große Anforderungen an das Herz und die Gefäße gestellt: sie haben jetzt plötzlich wieder die ganze Blutmenge zu treiben, auch durch die untere Körperhälfte; während der „reaktiven" Hyperämie in der unteren Körperhälfte sinkt vorübergehend der Blutdruck in der oberen, auch in der Medulla und den Kranzarterien. Aber die Praxis beweist, daß die Aortenkompression nicht schadet. Ich habe sogar die Brustaorta gelegentlich der schon erwähnten transpleuralen Unterbindung der 11. Interkostalarterie dicht an der Aorta $^1/_4$ Stunde lang gegen die Wirbelsäule ohne Nachteil komprimieren lassen. Vielleicht ist es besser, vor Aufhebung der Kompression beide Beine abzuschnüren und die Schläuche in Zwischenräumen abzunehmen, den ganzen Kreislauf erst allmählich wieder einzuschalten.

Läßt sich, wenn man als Quelle der Blutung eine Leberwunde gefunden hat, die Blutung nicht präventiv einfach durch das naheliegende A b k l e m m e n  d e s  L i g.  h e p a t o - d u o d e n a l e stillen? T u f f i e r,  d e  R o u v i l l e,  B a s t i a n e l l i,  T r i c o m i,  M a c a g g i, C o s e n t i n o,  H o g a r t h  P r i n g l e haben bei Hunden und Kaninchen einfach den Leberhilus zwischen dem ins Foramen Winslowi eingeführten Zeigefinger und dem von vorn aufs Lig. hepato-duodenale drückenden Daumen oder mit elastischer weich federnder Klemme ohne nachteilige Folgen $^1/_2$—1 Stunde lang komprimiert. C o s e n t i n o erwähnt geringe vorübergehende Leberveränderungen ohne Thrombosen in den Gefäßen der Leberpforte. H o g a r t h  P r i n g l e hat es 2mal bei verletzten Menschen gemacht, der eine starb vor Beendigung der Operation, der andere nach 2 Tagen an Lungenembolie. B á r o n beschreibt diese längst bekannte instrumentelle Kompression des Lig. hepato-duodenale 1910 auf Grund von Hundeversuchen als „neue Methode für blutlose Leberoperationen", ohne die Gefahren des plötzlichen Pfortaderverschlusses, auf welche doch schon L a n g e n b u c h nachdrücklich hingewiesen hat, mit einem Wort zu erwähnen. K l o s e tritt für B á r o n s Methode ein, ohne eigene Erfahrungen.

Wir wissen aber doch aus zahlreichen Tierexperimenten und, weit wichtiger, aus Erfahrungen beim Menschen, daß auch nur vorübergehende kurze  U n t e r b r e c h u n g  d e s  P f o r t a d e r s t r o m s  a u ß e r - o r d e n t l i c h  s c h l e c h t  v e r t r a g e n  w i r d. R a n s o h o f f konstatierte bei Menschen und Ratten eine erhebliche Blutdrucksenkung, wenn zum Zweck der Exploration des D. choledochus ein Finger ins For. Winslowi eingeführt und so die V. portae komprimiert wurde. V i l l a r d hebt hervor, wie gefährlich nach Gallengangsoperationen eine Tamponade am Leberhilus durch Pfortaderkompression wirken kann.

Er verlor einen Patienten unter den Symptomen schwerer innerer Blutung, fand aber bei der Sektion davon nichts, sondern nur die Därme hochgradig gestaut.

Früher nahm man mit Cl. B e r n a r d und L a n g e n b u c h allgemein an, daß nach Unterbindung der V. portae der Tod durch „Verblutung in die Gefäße der Baucheingeweide hinein" erfolge.    Dagegen machte schon T a p p e i n e r geltend, daß in die Baucheingeweidegefäße viel weniger Blut hineingeht, als man dem Individuum anderswo abzapfen kann, ohne es damit zu töten.    S c h i f f dachte an Störung der Leberfunktion und Autointoxikation durch Retention von nicht in Harnstoff umgewandeltem Ammoniak und Karbaminsäure, wogegen R o g e r einwandte, daß der Tod viel zu rasch für diese Erklärung eintritt, Hunde mit E c k scher Fistel zwischen Pfortader und Cava monatelang am Leben bleiben können.    E h r h a r d t hat auf dem Chirurgenkongreß 1902 darauf hingewiesen, daß die Pfortaderunterbindung nicht immer eine Blutüberfüllung der Baucheingeweide zur Folge hat.    Er hat sie vermißt, als gelegentlich der Exstirpation eines Pankreaskarzinoms die Pfortader unterbunden und der Patient nach $1/_2$ Stunde gestorben war; auch bei experimentellen Pfortaderunterbindungen an Tieren.    E h r h a r d t glaubt, daß der plötzliche Tod durch nervöse Einflüsse hervorgerufen werde, ohne diese indes genauer zu präzisieren.

Ich habe seinerzeit im Straßburger physiologischen Institut bei Hunden eine Reihe von Pfortaderunterbindungen gemacht, gleichzeitig den Blutdruck in der Karotis kymographisch gemessen. In einer ersten Reihe von Versuchen ließ ich die Bauchvagi intakt, in einer zweiten Reihe durchschnitt ich sie vor der Pfortaderunterbindung hoch oben an der Kardia. Alle Tiere starben, aber zu verschiedener Zeit.

Waren die Bauchvagi intakt, dann sank der Druck in der Karotis binnen 6 bis 8 Minuten auf die Hälfte, rasch trat schwerer Kollaps ein, in $2^1/_4$—3 Stunden gingen die Tiere zugrunde. Bei den Sektionen zeigten sich die V. lienalis und mesentericae stark gefüllt, der Darm aber war nicht infarziert, die Bauchhöhle frei von Transsudat. Kneifen des Bauchvagus hatte denselben reflektorischen Effekt auf den Blutdruck. F r i e d l ä n d e r konstatierte das gleiche bei elektrischer Reizung des zentralen Stumpfes des durchschnittenen Bauchvagus.

Waren vor der Unterbindung der Pfortader die Bauchvagi durchschnitten, dann trat die Blutdrucksenkung langsamer ein, wurde aber ebenso stark. Klinisch waren die Kollapserscheinungen nicht so ausgeprägt. Der Tod trat erst später, in 5—8 Stunden ein. Bei den Sektionen präsentierte sich der Darm stark infarziert, im Mesenterium entlang den Gefäßen und dem Darmansatz zahlreiche punktförmige und flächenhafte Blutungen, im Bauch blutigseröses Transsudat.

In der ersten Reihe kam also durch die mechanische Blutlaufstörung und dadurch bedingte Reizung der zahlreichen subserösen Endigungen der Bauchvagi (und Splanchnici) eine schwerere nervöse Reflexwirkung zustande. Zur Ausbildung eines hämorrhagischen Infarkts kam es nicht, weil der arterielle Blutdruck rasch stark sank, die vis a tergo herabgesetzt wurde. Die Blutdrucksenkung trat viel zu plötzlich ein, als daß sie durch eine Ansammlung von Blut in den Baucheingeweidegefäßen erklärt werden konnte. In der zweiten Reihe lebten die Tiere so lange, daß sich ein Infarkt ausbildete. Bei einem besonders kräftigen Foxterrier, bei welchem die Vagi nicht durchschnitten waren, lag der Effekt in der Mitte: er starb nach 4 Stunden, die V. lienalis und mesentericae waren strotzend gefüllt, die Milz gestaut und geschwollen, im Bauch 100 ccm blutiges Transsudat, der Darm zwar gebläht und blutreich, aber nicht infarziert, nur im Mesenterium hin und wieder kleine Ekchymosen entlang den Gefäßen.

Unterbindung der V. mes. magna hatte häufiger den langsamen Tod zur Folge. 2 Tiere überlebten die Unterbindung der V. mes. Ihr Vasomotorensystem war so „leistungsfähig", daß ein Venenkollateralkreislauf zustande kam.

Wenn beim Menschen und Tier mit intakten Bauchvagi die plötzliche Unterbindung des Pfortaderstammes verschiedene Folgen hat, so daß einmal der Tod rasch im Kollaps, das andere Mal erst später unter Ausbildung eines Darminfarkts erfolgt, so ist das zurückzuführen auf die individuell so verschiedene Reizbarkeit des Nervensystems, speziell des vasomotorischen. Bei einem Menschen mit „widerstandsfähigerem und leistungsfähigerem" Nervensystem kommt es zur Ausbildung eines hämorrhagischen Infarkts; bei einem, der stärker shockiert wird und nicht so lange lebt, nicht. Den sich hierfür Interessierenden verweise ich auf die Versuche, welche in meinem Buch „Das vitalistisch-teleologische Denken in der heutigen Medizin" (Stuttgart, Enke 1909 auf S. 183) mitgeteilt sind.

S t e r b e n  m u ß  a l s o  j e d e s  I n d i v i d u u m  n a c h  p l ö t z-
l i c h e r  l ä n g e r e r  V e r l e g u n g  d e r  P f o r t a d e r. Die Versuche lehren, daß wir den Blutzufluß zur Leber durch die Pfortader durch Abklemmen des Lig. hepato-duodenale nur vorübergehend absperren dürfen, wenn vorher der Zufluß arteriellen Bluts in das große Wurzelgebiet der Pfortader aufgehoben ist. Dann bleibt die Reizung der Bauchnervenendigungen durch die Blutstauung aus. Individuen mit reizbarerem labilem Nervensystem werden vielleicht auch dann noch auf die Pfortaderabklemmung mit plötzlicher Blutdrucksenkung und Kollaps reagieren, größte Vorsicht und genaue Pulskontrolle sind jedenfalls geboten.

## III. Temporäre Unterbindung der Art. mesenterica superior.

Das Absperren des arteriellen Zuflusses geschieht am einfachsten durch Aortenkompression, die Kompression des Lig. hepato-duodenale durch eine kleine, wenig Platz wegnehmende, weichfedernde M u r p h y-
sche Darmklemme. Die von L a n g e n b u c h theoretisch vorgeschlagene t e m p o r ä r e  L i g a t u r  d e r  A r t.  m e s e n t e r i c a  s u p e r i o r und  i n f e r i o r ist eine zu schwierige Operation, als daß man sie als Voroperation einem Schwerverletzten zumuten dürfte. Höchstens könnte die Ligatur der Art. mesenterica superior — auf die der inferior kann man verzichten — bei einer Lebergeschwulstoperation in Frage kommen, bei welcher nicht der ganze Erfolg von schnellster Beendigung der Operation abhängt. Man findet die etwa gänsefederkieldicke Arterie, wenn man sich Netz, Colon transversum und Magen nach oben, das Dünndarmkonvolut nach unten links ziehen läßt, unterhalb des Pankreas in der Radix mesenterii nahe dem linken Rande. Das Bauchfell ist hier sehr fest und straff, man muß das vordere Blatt des Mesenterium spalten, ehe man die Arterie isolieren und ligieren kann.

Die Anwendung des Aortenkompressoriums ist nicht nur viel einfacher, sondern auch zweckmäßiger und wirkungsvoller, weil durch Zudrücken oberhalb der Coeliaca auch der Zufluß durch die A. hepatica aufgehoben wird, weil ferner durch Leerlaufen der von der arteriellen Zufuhr abgesperrten Gefäße in Beinen und Bauch die V. cava auch leerer, die Blutung aus den Lebervenen vermindert wird. Durch das Leerlaufen der Gefäße der unteren Körperhälfte wirkt die Aortenkompression wie eine Autoinfusion in die obere Körperhälfte mit den lebenswichtigen Zentren günstig, vielleicht lebensrettend ein.

A n s c h ü t z fragt: Darf man überhaupt ein Gefäß (die Art. mesenterica), dessen Embolie und Thrombose zum sicheren Tod führt, temporär unterbinden? Wie lange wird die Unterbindung ohne Schaden für den

Darm vertragen? Ich sah, daß Hunde und Schweine sie bis zu 3 Stunden vertragen ohne spätere Darmstörungen. Die Menschen, denen ich bei Naht einer Leberruptur bzw. Exstirpation einer zerrissenen Milz die Aorta 20—30 Minuten komprimieren ließ, hatten davon auch keinen Schaden. Nach Aufhebung der Kompression wurde der vorher blasse Darm etwas arteriell hyperämisch. Darmblutungen traten nicht auf. Länger als $\frac{1}{2}$ Stunde dürfte aber die Kompression für Versorgung einer Leberwunde kaum dauern, das kann man also schon wagen. Stärkere Nachblutung aus der Leber unter dem Einfluß reaktiver Hyperämie ist auch nicht zu befürchten, weil Tonus und Triebkraft der Lebergefäße gering sind (s. S. 52 Tacher, François Frank et Hallion, Wolff Kolski).

## IV. Elastische Konstriktion der Leber.

Als weitere präventive Maßnahme gegen die Blutung käme die elastische Konstriktion der Leber in Betracht. Bei Leberresektionen ist der Schlauch sehr oft angewandt, bei Verletzungen so viel ich gesehen habe, nicht. Fast in keinem Resektionsfall erwies er sich als zuverlässig. Die Leber ist wegen ihrer Gestalt und Struktur für elastische Konstriktion durchaus ungeeignet.

Wenn der Schlauch nicht nach vorn abrutschen soll, muß er um den größten Umkreis der Leber oder hinter demselben umgelegt werden. Dazu müßte man die Seitenbänder durchschneiden. Links rutscht dann der Schlauch nach hinten bis in die Längsfurche zwischen rechtem und linkem Lappen; rechts soweit nach hinten, bis er an der V. cava bzw. den einmündenden Venen Widerstand findet. Die Lebervenen reißen leicht ein, die Cava wird komprimiert.

Außerdem verbieten die Strukturverhältnisse einer normalen Leber das Anlegen des Schlauchs überhaupt, zumal am voluminöseren rechten Lappen. Wenn dieser so fest abgeschnürt werden soll, daß alle Gefäße im Innern verschlossen werden, ist das nicht möglich, ohne daß die Leber an der Oberfläche einreißt. Wird er loser angelegt, so nützt er nichts. Am linken Lappen aber brauchen wir den Schlauch nicht; der läßt sich, wenn temporäre Gazetamponade nicht genügt, eventuell erst nach Durchschneidung des Lig. coronarium weit genug für Digitalkompression vorziehen.

Ich legte nach Durchschneidung des rechten Lig. triangulare, hepato-phrenicum und hepato-renale den Schlauch in situ um den rechten Lappen einer Leiche, so fest, daß er gerade einschneiden wollte, schnitt vor dem Schlauch tief in den Leberlappen senkrecht zur Schlauchebene ein und spritzte, während die Leber in situ blieb, mit Methylenblau gefärbtes Wasser unter mäßigem Druck in die A. hepatica. Aus den durchschnittenen größeren Arterienästen trat an den Schnittflächen blaue Flüssigkeit aus. Links ließ sich der Schlauch ohne einzuschneiden so fest anziehen, daß keine Flüssigkeit austrat.

Zusammenfassend läßt sich über die präventiven Maßnahmen gegen eine starke Blutung sagen:

1. Zum Auffinden der Quelle einer profusen intraabdominalen Blutung ist die Kompression der Aorta unmittelbar unter dem Zwerchfell mit Dahlgrens Aortenkompressorium warm zu empfehlen.

2. Ist dann als Quelle der Blutung eine Leberverletzung gefunden, so wird das Lig. hepato-duodenale mit einer Murphyschen Darm-

klemme abgeklemmt, während die Aortenkompression weiterdauert, bis zur Beendigung der Lebernaht bzw. -tamponade. Unterbindung der Art. mesenterica superior ist zu umständlich, Anlegen eines elastischen Schlauchs unwirksam oder schädlich.

3. Ist die Blutung nicht so erheblich, so daß man nach dem Bauchschnitt gleich die Leberwunde finden und tamponieren kann, dann kommen weitere präventive Maßnahmen nicht in Betracht: entweder läßt man den Tampon definitiv liegen, oder wenn man nähen will und kann, lockert man ihn schrittweise während der Lebernaht.

## E. Definitive Blutstillung und Versorgung der Leberwunde.

Die verschiedenen Blutstillungsmethoden sind von den einzelnen Operateuren sehr verschieden bewertet. Für die widersprechenden Urteile lassen sich verschiedene Momente als Erklärung anführen: Der Grad der Blutung ist sehr verschieden je nach Größe, Art und Sitz der Wunde, dem unbekannten Zustand des neuromuskulären Tonus der Gefäße, der seit dem Trauma verstrichenen Zeit. Wenn der Verletzte schon viel Blut verloren hat und seine Herzkraft sehr gesunken ist, wird auch ein an und für sich unsicheres und wenig leistungsfähiges Blutstillungsmittel wie der Paquelin vielleicht wirksam sein. Bei krankhafter Veränderung und Brüchigkeit der Leber kann anderseits die an und für sich sehr leistungsfähige Naht versagen. Sehr viel kommt auf richtige Technik an. Wenn jemand mit Darmnadeln und feiner Seide einen Leberriß nähen will, ist's kein Wunder, wenn ihm die Blutstillung nicht gelingt. Zu Unrecht haben dann einzelne Operateure eine üble Erfahrung verallgemeinert und die ganze Methode verworfen, statt ihre fehlerhafte Technik zu korrigieren.

Der Wert und die Leistungsfähigkeit der verschiedenen Blutstillungsmethoden läßt sich aus kasuistischen Mitteilungen nur beurteilen, wenn genaue Krankengeschichten vorliegen. Statistisch läßt sich die Sache nicht entscheiden. Wichtiger als Sammelstatistiken sind die vergleichenden Erfahrungen e i n e s Operateurs. Da aber einem einzelnen nicht leicht viele Leberverletzungen begegnen, sind Tierexperimente von besonderem Wert. Beim Experiment hat man es in der Hand, möglichst gleichartige Verletzungen an gleicher Stelle mit annähernd gleich starker Blutung zu erzeugen und an ihnen dann die verschiedenen Blutstillungsmethoden vergleichend auszuprobieren. Es müßten Tiere gewählt werden, bei denen die Leber ungefähr dieselbe Festigkeit und Form hat, wie die menschliche. Zweifellos ist nächst dem Affen das Kalb das beste Versuchstier. Beide waren mir zu teuer und deshalb habe ich an jungen Schweinen operiert, deren Leber wenigstens in Konsistenz der menschlichen nahekommt.

Meine Versuche und das Studium der Krankengeschichten (meist im Original) haben mich gelehrt, daß zur Blutstillung bei größeren Leberwunden nur zwei Verfahren in Betracht kommen: die T a m p o n a d e und die N a h t.

## I. Technik der Tamponade.

Das ältere und technisch einfachere Verfahren ist die T a m p o n a d e. Schon T h e d e n hat 1795 geraten, Schußwunden der Leber durch Tamponade zu schließen. Aber erst 1887 hat B u r c k h a r d t (192) zum erstenmal eine Leberstichwunde durch operatives Eingreifen und Tamponade geheilt.

Die Tamponade ist mit langen G a z e s t r e i f e n vorzunehmen. Von N e u m a n n, an der Leipziger Klinik (L ä w e n) werden breite, lange Mullbinden benutzt. Viele Meter solcher Binde (in Fall 602 14 m einer 16 cm breiten Binde, in einem Fall von N e u m a n n 11,35 m einer 20 cm breiten Binde) sind oft zur Tamponade einer großen Ruptur notwendig. Wenn man einzelne gefaltete Gazestreifen benutzt, muß man die Vorsicht gebrauchen, ihre Enden vor der Bauchwunde zusammenzubinden, damit bei der Entfernung kein Streifen vergessen wird, wie das bei der ersten Operation von B u r c k h a r d t passierte: es blieb eine Fistel, welche sich erst schloß, als sie nach 7 Monaten erweitert und ein vergessener Streifen herausgezogen wurde. Der tiefste im Grunde der Leberwunde liegende Tampon wird am besten noch besonders durch umgeknoteten Faden markiert, weil er besonders vorsichtig und zuletzt entfernt werden muß.

Meist wurde wohl J o d o f o r m g a z e angewandt. v. H i p p e l will sie prinzipiell benutzt wissen, weil sie sich schneller und kräftiger an die blutende Wunde ansaugt als steriler Mull. Auch K ö r t e empfiehlt Jodoformgaze. Weil aber bei großer Leberwunde die Gefahr der Jodoformintoxikation droht, da in der blutreichen Leber das Jodoform rasch resorbiert wird, wird von S u d e c k Loretingaze, von J e n c k e l Vioformgaze, von anderen Isoformgaze und die anderen neueren Ersatzmittel der Jodoformgaze bevorzugt, oder ein M i k u l i c z - Beutel aus Jodoformgaze, der mit steriler oder Vioformgaze usw. gefüllt wird. I c h g e b e  m i t  v i e l e n  a n d e r e n  d e r  e i n f a c h e n  s t e r i l e n G a z e  d e n  V o r z u g.

Bei schwerer Blutung haben H e l f e r i c h, S c h n i t z l e r (644), v. B e c k (666, 713) die Gaze vorher in Adrenalinlösung 1 : 1000, K e h r in Gelatinelösung getaucht. N ö t z e l (683) nahm in 10 %ige Eisenchloridlösung getauchte Jodoformgaze. K ö r t e (594) tauchte die Kompressen in heißes Wasser. G o s s e t (586) betupfte die Wunde vor der Tamponade mit Gelatinelösung. Auch mit Ferripyrin, Salizyltanninpulver imprägnierte Gaze ist empfohlen.

H e l f e r i c h konnte nach Resektion eines mit der Leber verwachsenen Kolonkarzinoms die starke Blutung aus der Leberresektionsfläche durch Gazekompression nicht stillen; es gelang ihm erst, als er sterilisierten Penghawar Djambi fest auf die Wunde drückte. Die feinen Wurzelfasern sangen sich voll Blut und bilden einen dichten Filz; zweckmäßig ist es, die Masse in einen Beutel von einer Gazeschicht einzustopfen, weil sie sonst nicht gut entfernt werden kann.

Italienische Forscher haben in Tierexperimenten Versuche mit resorbierbarem Material gemacht. B a l d e s s a r i und T r i a n i füllten die Wundhöhle mit Spänen von entkalktem Knochen oder Knorpel. Es ist klar, daß damit kein großer Druck ausgeübt werden kann. P e n r o s e (240) stillte eine starke Blutung aus zwei Leberstichwunden durch Ausstopfen mit Katgut.

Die Tamponade muß fest gemacht werden, damit keine Nachblutung bei wieder steigender Herzkraft eintritt. D a l t o n (196) und W i l m s (607) mußten wegen Nachblutung relaparotomieren und die Tamponade fester erneuern.

Es ist zunächst zu berücksichtigen, daß sich nur ein Hohlraum fest ausstopfen läßt, in dem die Gaze Halt findet. Ein breit klaffender Spalt, ein die Leber ganz durchsetzender Riß wird durch Hineinstopfen von Gaze auseinandergedrängt und vergrößert. Wenn die Stillung einer schweren Blutung aus solchen Rissen trotzdem mit Tamponade erreicht wurde, war die massenhafte Ausfüllung des Bauchraums unter der Leber, das Gegendrücken der Leber gegen das Zwerchfell das Wirksame gewesen. Auch ein enger und tiefer oder gar ganz perforierender Stich- oder Schußkanal läßt sich nicht sicher fest tamponieren, ohne daß die Leberwunde vergrößert wird (H a h n 50, M e r c e r 322). M e r c a d é (623) nähte erst die Ränder der Leberruptur mit dickem Katgut an die Bauchwand und tamponierte dann. L i t t l e (620) suchte dem Tampon dadurch Halt zu geben, daß er unter ihm her vom rechten zum linken Rippenbogen einen dicken Seidenfaden durchzog. N e u m a n n (576) zog vom oberen Winkel des Medianschnitts unter der tamponierten Leber her einen Gazestreifen zu einer in der mittleren Axillarlinie angelegten Inzision heraus und knotete seine Enden vorn auf der Brustwand, um die Tampons und Leber fest gegen Thoraxwand und Zwerchfell zu pressen. M a r t e n s (578) suchte die Tampons in ihrer Lage zu sichern durch Einhüllen der Leber in zwei über die Konvexität und Unterfläche gebreitete Tücher. M a r t i n e l l i (370) nähte die Leber nach der Tamponade einer Schußwunde an die Bauchwand. C h a p u t (567), v. H i p p e l (591), N e u m a n n (680) fixierten den Tampon dadurch, daß sie über ihm die Leberwundränder mit einigen Katgutnähten zusammenzogen, G a y e t (233) durch Anpressen der Tampons gegen die Leberwundlippen mittels zweier langer Dauerklemmen. S c h r o e d e r (386) konnte die Blutung aus einem Schußkanal durch Tamponade nicht zum Stehen bringen; er stopfte deshalb neben einem Drain einen Gummibeutel ein und blies ihn auf.

Alle diese Maßnahmen zeigen, daß der Tampon nicht immer genügend Halt fand. Am wirksamsten ist es dann, durch große unter die Leber geschobene Kompressen sie nach oben gegen Zwerchfell und Rippenkorb zu drücken. Erst durch diese Maßnahmen stand in Fall 365 von H a y n e ß die Blutung aus einer Schußverletzung, die durch einfache Tamponade nicht zum Stehen gekommen war. Daß es sogar möglich ist, die Blutung aus einer großen planen Wundfläche nach Abquetschung des ganzen linken Lappens durch Tamponade zu stillen, zeigt Fall 608 von W i l m s. Er unterstützte den Druck der Tampons dadurch, daß er sie durch teilweise Bauchnaht fest gegen die Wirbelsäule drückte. Solche Massentamponade bringt aber die Gefahr des Darmverschlusses und schwarzen Brechens durch Pfortaderkompression (V i l l a r d). In einem Fall von G a w l i c k (692) mußte am 2. Tag wegen Ileuserscheinungen der Tampon verkleinert werden. Deswegen wendet K e h r jetzt auch nach Gallenwegsoperationen nicht mehr so massenhafte Tamponade an wie früher.

Um Magen-Darm-Pfortaderkompression zu vermeiden, leite man jedenfalls die Tampons möglichst günstig auf geradem kürzestem Wege zum Bauche heraus, eventuell zu einer besonderen Inzision in der Seite (577, 653) oder in der Lendengegend (643, 658, 679). S a u e r b r u c h (413) führte den Tampon nach transdiaphragmatischer Versorgung des Leberschusses zu einer Inzision unter dem Rippenbogen heraus, um die Thoraxwunde völlig schließen und die Lunge durch Überdruck wieder entfalten zu können.

Um exakt und sicher tamponieren zu können, muß man die Leberwunde übersehen können. Sonst ist man vor Nachblutung nicht sicher, wie Fall 364 von H a h n zeigt: er hatte die Leberschußwunde nicht finden können, nur nach der blutenden Stelle hin tamponiert. Nach Beendigung der Bauchnaht floß das Blut wieder massenhaft neben den Tampons heraus. Er öffnete den Bauch wieder, fand schließlich das Loch ganz hinten an der Unterfläche und konnte es mit langer gebogener Kornzange ausstopfen. Wenn allerdings die Quelle der Blutung absolut nicht zu finden ist und der Allgemeinzustand des Verletzten einen größeren Schnitt und längeres Suchen verbietet, bleibt nichts übrig, als gegen die Stelle hin, woher das Blut strömt, ins Dunkle und Ungewisse große Tampons einzuschieben. Mehrfach ist die Blutstillung so geglückt, aber ungemütlich wird dem Operateur in den ersten Tagen immer zumute gewesen sein. Man versuche daher immer, eventuell unter Kompression der Aorta und des Lig. hepato-duodenale, die Verletzung genau zu finden. K ö r t e unterstützte in solchem Falle (480) die Wirkung der unsicheren Tamponade durch festen Kompressionsverband und Auflegen eines Sandsacks auf den Bauch. Dadurch wird aber die Atmung behindert, ich verlor danach einen Menschen an Pneumonie.

Wie lange sollen die Lebertampons liegen bleiben? Das hängt natürlich von der Größe der Wunde und dem Grade der Blutung ab. Bestimmte Termine lassen sich nicht festsetzen. Wird der Tampon zu früh entfernt, dann droht die Gefahr der Nachblutung. In Fall 201 von F i n k e l s t e i n, eine kleine Stichwunde betreffend, trat eine starke Blutung ein, als der Tampon nach 3 Tagen entfernt wurde; durch neue Tamponade wurde Heilung erzielt. In 353 trat noch starke Blutung auf, als der Tampon aus der Leberschußwunde am 12. Tag entfernt wurde. In 558 war ein großer Sagittalriß zwischen rechtem und linkem Lappen mit fast völliger Halbierung der Leber tamponiert; als am 7. Tag der Tampon vorsichtig entfernt wurde, starke Nachblutung, welche sich am 21. Tag wiederholte, als der nekrotisch gewordene linke Lappen herausgezogen war. In 694 trat die Nachblutung gar erst am 15. Tag auf, als der Tampon am 14. Tag entfernt war; es handelte sich um einen 10 cm langen Riß sagittal durch die ganze Leberdicke nahe dem Lig. suspensorium.

Läßt man die Tampons zu lange liegen, so bleibt leicht für längere Zeit eine Gallenfistel bestehen. Besonders lehrreich ist Fall 369 von L e g u e u und A u v r a y : L e g u e u hatte einen Leberschuß für 6 Tage tamponiert, für 25 Tage dann ein dickes Drain eingelegt. Es blieb eine Gallenfistel, welche wochenlang täglich etwa 1 Liter Galle und mehr entleerte. Der Patient kam sehr herunter, magerte stark ab, delirierte, hatte Verdauungsstörungen, sehr schlechten Puls und schwebte in Lebensgefahr. A u v r a y vertauschte das dicke Drain gegen zunehmend dünnere und brachte so die Fistel in wenig Tagen zum Verschluß. H a h n (364) entfernte den Tampon aus einem Leberschuß erst am 16. Tag und ersetzte ihn durch ein dünnes Drain; die Fistel war noch nicht geschlossen, als Patient nach 7 Wochen entlassen wurde. K r a s k e (210) entfernte die letzten Tampons aus einer Stichwunde erst nach 3 Wochen; 2½ Monate blieb eine Leberfistel bestehen mit starkem Gallenfluß, Ikterus und Acholie der Stühle in den ersten Wochen. In Fall 572 und 573 blieben die Tampons in einer Leberruptur 16 bzw. 18 Tage liegen, es blieb eine Fistel für Monate. Wenn man einen Tampon zu lange liegen läßt, macht seine Entfernung auch Schwierigkeiten, wie in Fall G o s s e t (585).

Der T a m p o n i s t z u e n t f e r n e n, wenn keine Nachblutung mehr zu befürchten ist und sich schützende Adhäsionen gebildet haben, so daß etwa noch ausfließende Galle nach außen abgeleitet wird. Dazu genügen bei k l e i n e n W u n d e n 4—6, bei g r ö ß e r e n 10 bis 12 T a g e. Bei großer Wunde entferne man die Tampons stückweise in mehreren Sitzungen mit aller Vorsicht. Stets weiche man sie erst durch 2 %ige Wasserstoffsuperoxydlösung auf. Zur Sicherheit führe man dann noch, zumal wenn Galle nachfließt, ein dünnes Drain für einige Tage ein. Die Blutgefäße werden eher durch Thromben verschlossen als die Gallengänge. Mäßiger Gallenfluß hält öfters längere Zeit an.

## II. Technik der Naht.

Das idealere Verfahren ist die N a h t d e r L e b e r w u n d e, weil durch sie gewissermaßen sofort normale Verhältnisse wiederhergestellt werden, der Bauch bis auf einen kleinen Sicherheitstampon vollkommen geschlossen werden kann. Die bereits 1885 von P o s t e m p s k i auf Grund von Operationen an Hunden vorgeschlagene, beim Menschen zuerst von K e e n und D a l t o n 1890 bei Leberstich, von G u i n a r d 1897 bei Leberruptur ausgeführte Naht wird in neuerer Zeit im allgemeinen bevorzugt.

Als N a h t m a t e r i a l ist das resorbierbare Katgut der Seide (R a m s a y 326 nahm Silk) vorzuziehen. Seide wirkt als Fremdkörper und kann noch nach Monaten, selbst Jahren ausgestoßen werden, wenn nicht überhaupt der unmittelbare Erfolg durch das lästige Bestehenbleiben einer Fistel beeinträchtigt wird. Vielleicht wird die Seide manchmal nachträglich von der Galle infiziert, meist dürfte primäre Infektion der Seide durch die knotenden Finger des Operateurs vorliegen. H a e g l e r konnte nachweisen, daß Seidenligaturen, welche 5 Jahre nach einer Mammaamputation sich ausstießen, im Innern noch zahlreiche Keime einschlossen.

v. B e c k (123) hatte zwei Stichwunden der Leber mit Seide genäht; in der 4. Woche etablierte sich in der Narbe eine Fistel, aus welcher Seidenfäden ausgekratzt wurden, worauf sich die Fistel bald schloß.

S n y e r s (438) hatte bei einer Schußverletzung ein fast ausgerissenes, 10 cm langes und 2 Querfinger dickes Leberstück nach Abbindung des Stiels mit Seide abgetragen und die Leberwunde tamponiert; die Wunde schloß sich bis auf eine Fistel; in der 7. Woche bildete sich ein Abszeß, bei dessen Eröffnung ein taubeneigroßes nekrotisches Leberstück mit daran hängenden Seidenfäden entleert wurde. In Fall 715 begannen die Seidenfäden, durch welche nach Resektion des fast abgequetschten linken Lappens die Wundfläche des rechten Lappens zusammengezogen und verkleinert war, nach 1 Monat sich auszustoßen. — In Fall 529 brach die Narbe nach 10 Monaten wieder auf, ein vorragender Seidenfaden wurde durch Zug entfernt.

Auch in mehreren Resektionsfällen wurden nachträglich Seidenligaturen ausgestoßen. S a m t e r (694) ließ die Seidenfäden deshalb lang, um sie später zu entfernen; das gelang aber erst am 72. Tage durch kontinuierlichen Gewichtszug, die Heilung war erst in 85 Tagen beendet. L o t h e i ß e n (511) knüpfte die Seidenfäden über Jodoformgazebäuschchen, weil er die Erfahrung gemacht hatte, daß sie sich sonst schwer entfernen ließen.

Alles das ist nicht zu befürchten und nicht nötig, wenn man K a t g u t benutzt. Das rasch resorbierbare Katgut K u h n ist dem gewöhnlichen schwer resorbierbaren für Lebernähte vorzuziehen.

Eine Hauptsache ist, daß man d i c k e F ä d e n nimmt, damit sie in das weiche Parenchym nicht einschneiden. Oft liest man in den

Operationsberichten, daß dünne Fäden durchschnitten und die Blutstillung durch Naht mißlang. Der Operateur verwirft dann die Methode,
anstatt seinen Mißerfolg der falschen Technik zuzuschreiben. B o l -
j a r s k i z. B. sagt, daß am Obuchowkrankenhaus nur 4mal die Naht
vorgenommen sei, stets mit völligem Mißerfolg wegen Durchschneidens
der Fäden. Er rät zwar auch, dicke Fäden zu nehmen, es wurden aber
gewöhnliche Darmnadeln benutzt. Wie läßt sich denn ein dicker Faden
in eine Darmnadel einfädeln? Durch dickes Katgut Nr. 4—6 läßt sich
eine Leberwunde, deren Wundflächen nicht zu weit auseinanderstehen,
stets nähen und zusammenziehen, ohne daß das Parenchym eingeschnitten
wird. Bei Substanzverlusten, nach Resektionen mißlingt die Naht leichter.
Immerhin ist die Leber so biegsam, daß man auch nach Ausschneiden
eines recht breiten, aber nicht zu stumpfen Keils die Wundflächen aufeinandernähen kann, ohne daß die Fäden einschneiden, wenn man nur
recht dicke Fäden nimmt. Der Faden soll so dick sein, daß der doppelte
Faden etwa dem Kaliber der Nadel gleichkommt; ist er noch dicker,
dann zerreißt er beim Durchführen das Parenchym.

Was die N a d e l n anlangt, so haben K o u s n e t z o f f und
P e n s k y auf Grund von Tierexperimenten die Anwendung besonderer
stumpfer Nadeln empfohlen, welche die Gefäße nicht anstechen, sondern
beiseite schieben. C o l l i n verfertigte ihnen seitlich abgeplattete große
Nadeln von verschiedener Krümmung mit abgerundeter Spitze, welche
mit Nadelhalter gefaßt wurden. Auch S m i t s benutzte solche Nadeln
bei seinen Tierexperimenten. A u v r a y nahm eine gebogene stumpfe
gestielte Nadel mit beweglichem Öhr, wie es die R e v e r d i n sche Nadel
hat. K a d e r s und W a r i n g s Nadeln sind ebenfalls gestielt, aber
ohne daß das Öhr durch Schieber zu öffnen und zu schließen ist. Beide
unterscheiden sich von einer D e s c h a m p schen Unterbindungsnadel,
welche auch oft angewandt wurde, dadurch daß ihr Bogen in gleicher
Ebene mit dem Stiel liegt (wie bei R o s e r s, K ö n i g s, F é l i c e t s
Nadel). M e r c a d é, L e n o r m a n t, G l a n t e n a y verwandten die
gebogene gestielte, aber spitze E m m e t sche Nadel.

Die meisten Operateure nähten überhaupt mit gewöhnlichen spitzen,
scharfen, gebogenen, großen Wundnadeln. L a n g e n b u c h und T e r -
r i e r erklären stumpfe Nadeln sogar für überflüssig, weil man auch mit
solchen die dünnwandigen Venen verletzen könne, die Gefahr der Ge-
fäßverletzung aber überhaupt auch beim Gebrauch scharfer Nadeln
gering sei. Ich habe gesehen, daß die von der G l i s s o n schen Kapsel
umscheideten und mit den Gallengängen verlaufenden Äste der Pfortader
und Leberarterie, auch wenn sie nur klein sind, einer langsam und vorsichtig sondierend durchgeführten stumpfen Nadel von gehöriger Dicke
ausweichen, von einer scharfen aber angestochen werden. Wenn man
mit einer stumpfen Nadel auf eine größere Vena hepatica stößt, fühlt
man ebenfalls deutlichen Widerstand und kann sondierend die Nadel
zur Seite vorbeiführen. Kleine V. hepaticae werden allerdings auch
durch stumpfe Nadeln verletzt, aber die Blutung aus ihnen ist belanglos.
Ich bin deshalb entschieden für Benutzung s t u m p f e r N a d e l n,
und zwar gebrauche ich 3 Sorten: starre Stahlsonden mit federndem
Öhr; biegsame versilberte Kupfersonden mit angelötetem federndem Öhr
aus Stahl, und die gebogenen zum Durchführen von Kettensägen früher
gebräuchlichen biegsamen Nadeln, alles in verschiedenen Längen. Das

Öhr der Sonden ist wie ein Karabinerhaken durch seitlichen Druck zu
öffnen; diese Schlitzseite ist dadurch markiert, daß dem freien Ende der
Sonde ein kurzes Querstück aufgelötet ist, welches an der Seite, an der
das Öhr gespalten ist, einen Knopf hat. Ich weiß also immer, auch bei
in die Leber versenkter Sonde, wohin die gespaltene federnde Seite des
Öhrs zeigt. Den Kettensägenadeln und den biegsamen Sonden kann
ich die für jeden Einzelfall je nach Tiefe der Wunde und Dicke des zu
nähenden Leberteils geeignete Krümmung geben, ein großer Vorzug vor
K a d e r s Nadel mit ein für allemal feststehender Krümmung. Sie
sind lang genug, um auch unter dem Grunde recht tiefer Wunden her-
geführt werden zu können, wenn sie stark U-förmig gebogen werden.
Wenn bei ganz durchgreifender Ruptur (oder nach Keilexzision) die
Fäden durch die ganze Dicke des Leberteils parallel zu den Wundflächen
durchgelegt werden sollen, kann man auch die starren Sonden benutzen.
Die Sonden werden mit dem Öhr voran frei ohne Faden durchgeführt,
dann der Faden eingehakt und durchgezogen. Gefäßverletzungen im
Innern der Leber sind dann sicherer zu vermeiden, als wenn man eine
mit Faden versehene Öhrsonde durchführt. Kleinere Wunden nähe ich
mit den Kettensägenadeln und Nadelhalter. Das Instrumentarium ist
also sehr einfach.

Man muß mit den Nähten viel Lebergewebe fassen und die Fäden
langsam und vorsichtig so weit zusammenziehen, daß die Wundflächen
gut zusammenliegen; dann schneiden dicke Fäden nicht durch. Die
Nähte werden 2—3 cm vom Wundrande entfernt eingestochen und tief,
möglichst unter dem Grunde der Wunde her durchgeführt. Für Wunden,
welche dazu zu tief sind, hielten B u r c k h a r d t, Mc C o r m a c u. a.
die Naht überhaupt für ungeeignet, weil sie Nachblutung und nachträg-
lichen Gallenfluß fürchteten. Indes mehrfach wurden tiefe Wunden
nur an der Oberfläche genäht ohne Schaden. Glatte Wundflächen kommen
dadurch auch in größerer Tiefe in Kontakt, und die Blutung steht hauptsächlich durch Adhäsion der Wundflächen. Sicherer ist natürlich die
t i e f g r e i f e n d e Naht.

Ist die Leber an einer nicht zu dicken (bis 6 cm) Stelle ganz durchgerissen, dann führt man die Fäden am besten parallel zu den Wundflächen durch die ganze Dicke des Leberteils zu beiden Seiten durch,
knotet auf der Vorderseite und bringt damit die Wundflächen in ganzer
Breite zusammen. Geht der Riß durch einen mehr als 6 cm dicken Leberteil, dann gehe ich so vor: Ich führe mit gerader Öhrsonde auf der einen
Seite parallel zur Wundfläche 2—3 cm von ihr entfernt einen dicken
Faden durch, lasse ihn vom Assistenten durch Zug an beiden Enden
straff spannen, bohre eine starre Öhrsonde in die Wundfläche in deren
Mitte (der halben Breite) ein und angele mit ihr den Faden vor. Zu dem
Zweck schiebe ich die starre Sonde erst an dem angespannten Faden
vorbei, ziehe sie zurück, indem ich die Seite, an welcher das Öhr geschlitzt
ist, und die durch den runden Knopf am kleinen Querstück markiert ist,
fest gegen den Faden andrücke. Der Faden schnappt dann in das Öhr
ein, der Assistent läßt mit dem Zug nach, die Fadenschleife wird vor-
gezogen, die Öhrsonde ausgehakt. Ebenso verfahre ich auf der gegenüberliegenden Seite genau vis-à-vis. So lege ich eine genügende Anzahl
von Fäden durch. Dann bringe ich immer je 2 einander gegenüberliegende
Schleifen in feste Verbindung durch Umknoten eines Fadens durch die

2 Schleifen, dieser Faden wird vor dem Knoten kurz abgeschnitten. Wenn so alle Fadenpaare gelegt und untereinander verbunden sind, werden die Nahtfäden der Reihe nach erst auf der Unter-, dann auf der Vorderfläche geknotet, während der Assistent die Wundflächen aneinanderlegt. Auf diese Weise bringe ich auch breite Wundflächen in ganzer Breite in Kontakt. Gerade um die Fäden auf diese Weise angeln zu können, habe ich die Sonden mit Federöhr versehen, die Seite des Schlitzes markiert, eine starre Sonde nötig. Würde man hier nur an beiden Flächen oberflächliche Nähte anlegen, so bliebe im Innern eine Spalte. Ist die Blutung gering, dann wird das nicht schaden. Andernfalls drängt das sich ansammelnde Blut zwischen den Wundrändern heraus, tödliche Nachblutung kann die Folge sein. Oder es bildet sich ein intrahepatisches Hämatom, das sekundär vereitern oder zu einer Blutzyste werden kann.

Bei ganz perforierenden Stich- und Schußkanälen genügt Naht auf beiden Seiten. Der enge Wundkanal füllt sich bald mit Gerinnseln, welche die zumal bei Schußwunden in der Regel mäßige Blutung leicht zum Stehen bringen. Solche Nähte schneiden im Innern (auch bei nicht zu fester Schnürung dicker Fäden) stets das Parenchym durch, bis sie auf den Widerstand von Gefäßen stoßen. Das erzeugt aber nur belanglose Blutung. An der Oberfläche schneiden die Fäden nicht ein. Die Festigkeit der Gefäße und Kapsel ist groß genug, daß man die Fäden bis zur Kohäsion der Wundflächen zusammenziehen kann.

Die einfachste Naht ist die beste. Knopfnähte sind einfacher und sicherer als fortlaufende oder Matratzennaht. Die einzelnen Nahtschlingen sind in etwa 1,5 cm Entfernung voneinander durchzulegen, bei stärkerer Blutung dichter als bei geringer. Zweckmäßig legt man erst alle Fäden durch, ehe man mit dem Knoten beginnt. Dabei läßt man sich vom Assistenten die Wundflächen adaptieren. Katgutfäden müssen gut geknotet werden. T e r r i e r und A u v r a y fanden bei ihren Tierexperimenten verschiedentlich aufgegangene Katgutfäden frei in der Bauchhöhle. Bei Benutzung des guten, schmiegsamen Katguts K u h n ist das nicht zu befürchten, wohl bei Benutzung von trockenem Katgut.

Manche Operateure legen darauf Gewicht, die Naht durch zwischengelegte Kapselnähte mit feinem Katgut zu verstärken. Eine nennenswerte Verstärkung wäre nur bei verdickter Kapsel zu erreichen. Kapselnähte haben Zweck, wenn das Parenchym in der Nahtlinie vorquillt, um die Ausbildung von Adhäsionen etwas einzuschränken; sonst sind sie ganz überflüssig.

Um das E i n s c h n e i d e n  d e r  F ä d e n  z u  v e r h ü t e n, benutzte B a r b a c c i in seinen Tierexperimenten elastische Kautschukfäden. C o f f e y legte Geflechte von Katgut auf die Leberoberfläche zu beiden Seiten des Risses und dem Riß gegenüber auf die entgegengesetzte Leberfläche, führte die Knopfnähte durch diese Geflechte hindurch, so wie man beim Buhnenbau die Halteseile durch Reisigbündel durchzieht. V a n  B u r e n - K n o t t legte in Tierexperimenten jederseits neben dem Wundrande parallel zu ihm je einen dicken Katgutfaden tief durch, zog die Enden straff und knotete jedes Ende über einer Katgutdocke, welche das Einschneiden verhütete. Dann führte er unter den so angelegten haltgebenden Brückenfäden die queren eigentlichen Wundknopfnähte durch. Viel Halt werden sie aber nicht geben; wenn man

die Stützfäden straff anspannt, schneiden sie das Parenchym durch.
W a l t h e r empfiehlt U-förmige Nähte dachziegelförmig anzulegen.
E n d e r l e n (534) faßte das Lig. suspensorium und Netz mit. v. B e c k
legt bei stärkerer Spannung nach Keilresektion jederseits einen durch-
lochten Metall- oder neuerdings Zelluloidstreifen auf die Leberoberfläche
und führt die Knopfnähte durch die Löcher, die Streifen werden nach
erfolgter Leberwundheilung entfernt. P a y r und M a r t i n a, C e r-
n e z z i empfehlen resorbierbare Magnesiumstreifen, haben aber in ihren
Tierexperimenten Leberzellenembolien in den Lungenkapillaren nach der
zu starken Quetschung des Lebergewebes beobachtet, ein Einwurf, der
allen diesen Massenkompressionen zu machen ist. K i r s c h n e r hat
Stücke gespaltener Tiergefäße und frei transplantierte Faszienstreifen
in Tierversuchen untergelegt, R i t t e r (522) einmal beim Menschen das
Einschneiden der Nähte durch auf die Leberoberfläche gelegte Streifen
der Fascia lata verhütet. S c h r o e d e r empfiehlt gekochte Sehnen.

Wenn kein Substanzverlust vorliegt, ist das alles überflüssig. Wäre
bei Substanzverlust, z. B. auch nach Keilexzision eines Tumors die Spannung zu groß, so würde ich nach K i r s c h n e r - R i t t e r verfahren, nachdem
ich oft mit stets gleich sicherem Erfolge große Faszienlappen zur Deckung
von Bauchaponeurosendefekten, Verstärkung von Bruchpfortenverschlüssen
(besonders bei Schenkelhernien), Heilung von Muskelbrüchen, Rektus-
diastase usw. verwandt habe. Das Einbringen von nichtresorbierbarem
Material, auch von vielem Katgut würde ich vermeiden. Mit Magnesium
habe ich wegen der starken Gas-Bindegewebsbildung schlechte Erfahrungen gemacht, als ich in einer Reihe von Knochenbrüchen Magnesium-
stifte zur Knochenbolzung verwandte. Nach der von T r o i a n i empfohlenen Ausfüllung von Defekten mit Spänen von entkalktem Knochen
oder Knorpel vor der Naht sah B e c k in Tierexperimenten Abszesse
um die Fremdkörper auftreten.

M a s n a t a, welcher 1903 für Leberoperationen ein völliges Spezialinstrumen-
tarium erdacht und die einzelnen Akte der Operation bis ins kleinste modifiziert hat,
wodurch die Leberchirurgie sicher nicht populär und gefördert wird, legt zunächst
zu beiden Seiten der Wunde parallel zu den Wundflächen eine Reihe von tiefen Um-
stechungsnähten und schnürt diese Einzelfäden so fest, daß sie das Parenchym bis
auf die Gefäße durchschneiden, so an letzteren Halt fassen. (Ebenso werden die
zuerst von K o u s n e t z o f f und P e n s k y angegebenen intrahepatischen Massenligaturen bis zum Durchschneiden bis auf die Gefäße langsam und fest geknotet,
welche vor partieller Leberresektion präventiv-definitiv die Blutstillung besorgen
sollen.) Dann führt er eine gebogene Stielnadel ohne Faden quer zur Wunde tief
durchs Parenchym, holt einen Faden jeder Umstechungsschlinge von rechts nach
links und knotet ihn mit einem Faden der gegenüberliegenden Umstechungsschlinge.
Was ist der Effekt? Fall 14 von C o s t a lehrt es: Durch die Umstechungen
und vielen Gefäßverschlüsse wurde noch während der Naht der Leberteil blaß, später
stieß sich ein großer Lebersequester mit den Fäden aus. Auch in Fall 519 wurde
infolge zu fester Schnürung der Nähte ein Leberstück nekrotisch. Durch die doppelte
fortlaufende Matratzennaht von C a n a c - M a r q u i s (suture en V en surjet par
étages) wird auch viel zu viel Lebergewebe abgeschnürt; und reißt einmal ein
Knoten, dann war die ganze Näherei umsonst.

Nach beendeter Lebernaht lege man zur Vorsicht einen kleinen
Bandgazestreifen auf die Nahtlinie als Indikator für etwaige Nachblutung.
Der stört die Heilung p. p. nicht, bedingt auch keine Bauchbruchbildung.

Erwähnt sei in Parenthese, daß genähte Leberwunden in den ersten
Tagen öfters auffallend schmerzhaft waren (S i e g e l), wahrscheinlich
durch Druck der Fäden auf die nervenreiche G l i s s o n sche Kapsel.

Auch der Schulterschmerz hält manchmal noch tagelang nach der Naht an. Wenn er erst mehrere Tage nach der Lebernaht auftrat, war er wohl durch den Vernarbungsprozeß ausgelöst. In anderen Fällen verschwand wieder der Schulterschmerz alsbald nach der Leberwundnaht.

## III. Welche Methode verdient den Vorzug, die Tamponade oder die Naht.

Der N a h t hat man vorgeworfen:

a) daß die Nähte das weiche Parenchym durchschnitten, besonders an krankhaft veränderten Lebern und Kinderlebern;

b) daß die Nadeln die Gefäße verletzten;

c) daß die Naht in vielen Fällen wegen des schwer zugänglichen Sitzes der Wunde unmöglich sei;

d) daß die Naht umständlicher und zeitraubender sei als die Tamponade;

e) daß die Gefahr der Hepatitis und Abszeßbildung größer sei als bei Tamponade.

Darauf ist zu antworten:

ad a) Eine nicht mit Substanzverlust verbundene Wunde einer histiologisch normalen Leber kann man bei richtiger Technik nähen, ohne daß die Fäden einschneiden. Wenn aber durch pathologische Prozesse die Konsistenz der Leber abnorm weich geworden ist, halten die Nähte nicht. B r o c a (191) schnitten in einer zirrhotischen Fettleber die Katgutnähte durch, der Paquelin stillte die Blutung auch nicht, erst feste Gazetamponade. Ähnlich erging es G i o r d a n o (205) bei einer „hypertrophischen" Leber, G u i l l o t (208) bei einer „großen geschwollenen" Leber, S i e g e l (328) bei sehr brüchigem Lebergewebe.

Ich habe seinerzeit im Straßburger pathologischen Institut vielerlei pathologisch veränderte Lebern bald nach dem Tode auf ihre Widerstandsfähigkeit gegenüber der Naht prüfen können. Z u r N a h t h a b e n s i c h m i r a l s u n g e e i g n e t e r w i e s e n :

α) Fettlebern (Fettinfiltration) von Alkoholisten und kachektischen Phthisikern, Safranlebern. Die vergrößerte steife brüchige Fettleber disponiert ja auch zu traumatischer Ruptur. Nur die mit gleichzeitiger Stauung und Bindegewebswucherung verbundene Muskatnußleber läßt sich nähen, ohne daß die Fäden durchschneiden;

β) Lebern mit parenchymatöser Entzündung (albuminöser trüber Schwellung) und späterer Fettvermehrung in den Leberzellen (fettiger Degeneration). In der schlaffen, weichen, opaken, mattgrauen bis lehmfarbenen vergrößerten Leber einer an puerperaler Sepsis gestorbenen Frau und eines an Pneumonie eingegangenen Mannes schnitten die Fäden leicht durch. (Bei akuter gelber Leberatrophie ist die Leber so schlaff und weich, daß sie fast eine breiartige Konsistenz hat.)

γ) Die Amyloid- oder Speckleber eines 27jährigen Phthisikers fühlte sich zwar fest steif rigide an und ließ die Nähte auch nicht besonders leicht durchschneiden. Es wäre aber doch zu befürchten, daß die durch Amyloidinfiltration brüchig gewordenen Gefäße leicht einreißen. v. H a n s e m a n n gab auf dem 19. Chirurgenkongreß 1890 seine Meinung dahin ab, daß syphilitisch veränderte Lebern wegen der häufig damit verbundenen amyloiden Gefäßdegeneration und der dadurch bedingten Disposition zu Blutungen für operative Eingriffe wenig geeignet seien. Doch sind eine große Zahl von Gummata mittels partieller Leberresektion exstirpiert, ohne daß die Blutstillung und Naht der Leberwunde je Schwierigkeiten gemacht hätte.

G u t l a s s e n s i c h n ä h e n alle Lebern, bei denen das interstitielle Gewebe vermehrt ist, zumal wenn noch die Kapsel durch Perihepatitis fibrosa verdickt ist.

ᴤ) Lebern mit Granularatrophie und hypertrophischer Zirrhose, besonders Zuckergußlebern.

β) Lebern mit tuberkulöser und syphilitischer interstitieller Hepatitis. Gerade beim Hepar lobatum der Erwachsenen ist oft die Kapsel durch Perihepatitis fibrosa verdickt. Aber auch bei kongenitaler interstitieller syphilitischer Hepatitis ist die harte elastische Leber gut zu nähen.

γ) Stauungslebern sind zwar blutreich, aber die erweiterten Gefäße sind auch dickwandiger und das sie umgebende Bindegewebe ist, besonders in späterem Stadium bei der zyanotischen Induration oder Atrophie, so vermehrt, daß die Konsistenz auffallend derbe und fest ist. Die Stauungsleber eines 50jährigen an Miliartuberkulose gestorbenen Mannes ließ sich gut nähen. Auch bei gleichzeitiger Fettinfiltration in der Muskatnußleber eines 27jährigen Phthisikers schnitten die Fäden nicht durch.

δ) Lebern mit einfacher oder brauner Atrophie, die Leber eines 35jährigen an Ösophaguskarzinom Gestorbenen und eines 70jährigen an senilem Marasmus Gestorbenen ließen sich besonders gut nähen. Bei der zähen, fast lederartigen Konsistenz solcher Lebern ist das leicht verständlich.

Freilich lassen sich diese Ergebnisse nicht ohne weiteres auf den Lebenden übertragen, weil der veränderte Blutgehalt und unbekannte Konsistenzveränderungen der Leichenleber ihre Festigkeit modifizieren. Es läßt sich aber doch wohl behaupten, daß die pathologische Beschaffenheit der verletzten Leber nur sehr selten eine Kontraindikation gegen die Naht abgibt, nämlich nur dann, wenn Fettinfiltration, parenchymatöse Entzündung bzw. fettige Degeneration, Amyloidleber vorliegen.

S c h l a t t e r meint, daß das weichere Gewebe der Kinderleber die Naht nicht zulasse. Ich habe viele frische normale Kinderlebern daraufhin geprüft und gefunden, daß die Leber von Neugeborenen allerdings zu zerreißlich ist. Aber schon bei ½jährigen Kindern ist sie fest genug für Naht. Die größere Elastizität der Kinderleber kommt sogar der Naht zugute. In der sehr blutreichen Leber eines an Erstickung gestorbenen 4jährigen Kindes schnitten die Fäden freilich leicht durch.

ad b) Bei Benutzung stumpfer dicker Nadeln ist eine gefährliche Verletzung der Gefäße im Innern der Leber nicht zu befürchten, wie oben auseinandergesetzt ist. Nur die kleineren V. hepaticae werden angestochen und das bringt keinen Schaden.

ad c und d) Die Berechtigung des Einwurfs. daß die Naht in vielen Fällen wegen des Sitzes der Wunde unmöglich sei, ist ohne weiteres zuzugeben. Wenn eine hoch und hinten gelegene Leberwunde nicht durch den dreieckigen Lappenschnitt und Hinaufziehen des Rippenbogens für die Naht zugänglich wird, wohl aber für exakte Tamponade, dann soll man in der Regel auf die Naht zugunsten der rascher und leichter auszuführenden Tamponade verzichten. Nur bei gutem Allgemeinzustand dürfte man noch den Rippenbogen aufklappen und die Bänder zwecks Mobilisation der Leber rasch durchschneiden, um nähen zu können. Sobald aber der Zustand des Verletzten eine möglichst schleunige Blutstillung erfordert, verdient die Tamponade den Vorrang.

ad e) F r i t z K o e n i g gibt überhaupt der Tamponade den Vorzug, weil durch sie eine eventuelle Infektion der Leberwunde nach außen abgeleitet werde. Er hält nach der Naht auch glatter Leberwunden eine autochthone Infektion durch das bakterienreiche Pfortaderblut oder die Gallenwege für möglich, besonders allerdings nach der Naht von Schuß- und Quetschwunden. Die klinische Erfahrung bestätigt das aber nicht.

S t i c h - S c h n i t t w u n d e n wurden bei weitem am häufigsten g e n ä h t, von 292 Fällen meiner Kasuistik 155 (122 einfache, 34 komplizierte). In keinem Fall kam es zu Leberabszeß, 2 starben an subphrenischem Abszeß. 2 Geheilte haben vielleicht Hepatitis durchgemacht (Ikterus und acholische Stühle

59 und 61). An Infektion überhaupt sind 14 von den 155, bei welchen die Leberwunde genäht wurde, zugrunde gegangen: 7 einfache (4 an Peritonitis und 2 an Empyem durch primäre Infektion, 1 an subphrenischem Abszeß) und 7 komplizierte (5 an Peritonitis infolge Magendarm-, 1 infolge Gallenblasenperforation, 1 an subphrenischem Abszeß infolge Magenperforation). 6mal ist Vereiterung der Bauchwunde durch primäre Infektion erwähnt. 2 Geheilte bekamen ein Empyem.

85 S t i c h - S c h n i t t w u n d e n wurden t a m p o n i e r t (71 einfache, 14 komplizierte).

Von den einfachen starb 1 nach 3 Monaten, 1 nach 1 Jahr an Leberabszeß, 1 an subphrenischem Abszeß und Empyem. 4mal ist es vielleicht während der Heilung zu Hepatitis gekommen. An Infektion überhaupt sind 13 zugrunde gegangen: 8 einfache (4 an Peritonitis und 1 an Septikämie durch primäre Infektion, 2 an Leberabszeß, 1 an subphrenischem Abszeß und Empyem) und 5 komplizierte (2 an Peritonitis durch primäre Infektion, 2 an Peritonitis durch Magen- bzw. Choledochusperforation, 1 an Peritonitis durch Sekundärinfektion). 11mal ist Vereiterung der Bauchwunde erwähnt, 1 geheilter hatte Empyem, 1 Lebernekrose bekommen.

Der Verlauf war also bezüglich Infektion bei Tamponade noch ungünstiger als bei Naht. Nach exakter Naht einer glatten Stich-Schnittwunde ist in der Tat die Gefahr der Leberabszeßbildung bzw. -entzündung gering. Die Gefährlichkeit der primären Infektion aber dürfte durch Tamponbehandlung nicht vermindert werden.

Von meinen 200 S c h u ß v e r l e t z u n g e n wurden nur 58 g e n ä h t (19 einfache, 39 komplizierte).

An eitriger Hepatitis starben nur 2 bei gleichzeitiger Magendarmperforation. 2 Geheilte bekamen subphrenischen Abszeß bei gleichzeitiger Magenperforation. An Infektion überhaupt sind 14 zugrunde gegangen: 3 einfache (an Peritonitis durch primäre Infektion) und 11 komplizierte (2 an Hepatitis suppurativa, 8 an Peritonitis, 1 an Bauchdeckeneiterung — alle bei gleichzeitiger Magen- bzw. Darmperforation). Bei Geheilten bildete sich 3mal ein Bauchdeckenabszeß, 1mal ein Abszeß um den genähten Magen, 1mal ein Empyem.

79 S c h u ß w u n d e n wurden t a m p o n i e r t (39 einfache, 40 komplizierte). 1 starb infolge Verjauchung der Leberwunde durch primäre Infektion, 1 an Cholämie, 1 an Verblutung aus subphrenischem und Leberabszeß, 1 an multiplen Leberabszessen und embolischer Pneumonie infolge Thrombophlebitis der Milzvene. Infolge Infektion überhaupt gingen 13 zugrunde: 3 einfache (1 an Verjauchung der Leberwunde, 1 an Peritonitis und 1 an Empyem durch primäre Infektion) und 10 komplizierte (1 an Verblutung aus subphrenischem und Leberabszeß, 1 an thrombophlebitischen Leberabszessen, 7 an Peritonitis durch Magendarmperforation, 1 an Peritonitis durch primäre Infektion). Bauchwundeiterung ist nur 3mal erwähnt. 1 Geheilter bekam einen subphrenischen Abszeß.

Die Tamponade ist also auch bei Schußverletzungen nicht imstande, den Tod durch Leberinfektion zu verhüten. Statistisch läßt sich nicht nachweisen, daß Schußwunden besser zu tamponieren sind. Aber Schußwunden zu nähen ist unchirurgisch, warum sollen wir bei Leberschußwunden anders verfahren? Mag auch die Naht bei Schußwunden gelingen, wenn man weit durchgreift und die Nähte nicht mehr durch gequetschtes Gewebe legt. Zwischen den rauhen zerfetzten Wundflächen wird doch außer Blut der Nekrose verfallendes Lebergewebe eingeschlossen. Kommt es zu Eiterung durch die häufige primäre Infektion (Mitreißen von Kleiderfetzen), dann ist der Eiter durch Tamponade doch einigermaßen nach außen abzuleiten. Als C o l s o n und W a l t o n (360) am 4. Tag den Tampon entfernten, entleerte sich Eiter aus dem Leberwundkanal. Wäre die Leberwunde genäht, so hätte das verhängnisvoll werden müssen. Der Vorschlag F r a e n k e l s, in den Schußkanal ein mit Jodoformgaze umwickeltes Glasdrain einzuführen und um dasselbe noch zu tamponieren, paßt nur für ganz weite Schußkanäle. So verfuhren B r e n n e r (358) und J e l k s (366). Glatte vom Schußkanal ausgehende

Sprünge sind dagegen wie Stich-Schnittwunden und glatte Rupturen zu nähen, was auch von K l e t t (431) ausdrücklich empfohlen wird, aber nur 8mal geschah. Gerade für Behandlung der Schußverletzungen paßt oft die K o m b i n a t i o n v o n N a h t u'n d T a m p o n a d e.

Von meinen 260 R u p t u r e n sind 63 g e n ä h t (43 einfache, 20 komplizierte).

2 starben an von Vereiterung der Leberwunde ausgegangener Peritonitis, bei 2 an Verblutung am 2. bzw. 8. Tag zugrunde Gegangenen lag auch lokale Peritonitis um die Leberwunde vor. Zu Leberabszeßbildung kam es nicht, 1mal zu Hepatitis mit 10tägigem Fieber. Infolge Infektion überhaupt starben von den 63 Genähten 7: 1 einfache (Peritonitis durch Sekundärinfektion nach Aufplatzen der Bauchwunde) und 6 komplizierte (2 an Peritonitis infolge Infektion der Leberwunde, 3 infolge Magendarmperforation, 1 an Mediastinitis infolge Ösophagusruptur). 1 Geheilter bekam subphrenischen Abszeß, bei seiner Eröffnung wurde viel nekrotisches Lebergewebe entleert.

136mal wurden R u p t u r e n t a m p o n i e r t (108 einfache, 28 komplizierte).

1 starb infolge Sepsis durch Nekrose des fast ganz abgequetschten linken Lappens, 2 an von der Leberwunde ausgegangener Peritonitis, 1 an Pyämie bei subphrenischem Abszeß, 3 an Peritonitis — zweifelhaft, ob durch Darmlähmung oder Leberinfektion. Von den Geheilten bekamen 3 einen subphrenischen Abszeß. Zu Leberabszeßbildung und Hepatitis kam es nicht.

Nach Naht einer Ruptur ist also Lebereiterung auch nicht zu befürchten. Glatte Risse sind, wenn möglich, wie Stich-Schnittwunden zu nähen, Zertrümmerungshöhlen dagegen zu tamponieren. Nicht selten ist die Kombination von Naht und Tamponade am Platze wie bei Schüssen. Das ist bei Rupturen auch 19mal gemacht, besonders von v. B e c k. Wie wichtig es ist, auf die Lebernaht einen kleinen Sicherheitstampon zu legen, zeigen 3 Fälle (503, 513, 537), in denen sich nach Entfernung desselben viel Galle bzw. Galle und Eiter entleerten.

Die Fragestellung: sollen wir generell tamponieren o d e r nähen? ist falsch. Beide Methoden haben ihre Berechtigung und Indikationen. Mit beiden Methoden, das ist zunächst hervorzuheben, kann man die Blutung aus großen Leberwunden stillen, wie viele Beispiele meiner Kasuistik zeigen. Wenn aber W i l m s kurzweg die Frage damit beantworten will: „Da die lebensgefährliche Blutung durch Naht und Tamponade gleich sicher zu stillen ist, so verdient die Tamponade als das einfachere und schneller auszuführende Verfahren immer den Vorzug", so ist dagegen zu betonen, daß die Naht doch, wenn anwendbar, große Vorteile bietet.

V o r z ü g e d e r N a h t sind:

1. daß sie gewissermaßen sogleich wieder normale Verhältnisse an der Leber herstellt;

2. daß man den Bauch primär schließen kann, die Heilung also viel rascher erfolgt, die Gefahren der Bauchbruchbildung und Sekundärinfektion fortfallen;

3. daß man gezwungen ist, zwecks Anlegung der Naht die Leberverletzung ganz genau zu überblicken, es also auch nicht so leicht geschehen wird, daß Risse bzw. Rißteile übersehen werden und weiterbluten.

V o r z ü g e d e r T a m p o n a d e dagegen sind:

1. daß sie leichter und rascher auszuführen ist;

2. daß sich auch Wunden, an welche man mit der Naht nicht heran-
kommen kann, noch tamponieren lassen;

3. daß in Fällen von Nachblutung diese früher erkannt wird und
erfolgreicher zu bekämpfen ist;

4. daß in Fällen von Eiterung der Leberwunde oder von Gallenausfluß Eiter und Galle nach außen abgeleitet werden.

Aus Vorstehendem ergeben sich für mich folgende I n d i k a t i o n e n
z u r  N a h t  u n d  z u r  T a m p o n a d e: Man sollte die N a h t immer
anwenden, wenn keine Kontraindikation vorliegt, d. h. alle glatten Stich-
Schnittwunden und Risse, welche für Naht erreichbar sind, wenn der
Zustand des Verletzten die natürlich mehr Zeit erfordernde Naht erlaubt.
Die T a m p o n a d e ist am Platze:

1. bei allen Schußkanälen;

2. bei allen Rupturen mit stark zerquetschten und zerrissenen Wundrändern, Zertrümmerungshöhlen;

3. wenn der Zustand des Verletzten eine möglichst rasche Blutstillung und Beendigung der Operation erheischt, die Leberwunde aber
für Naht zu groß und zu unbequem gelegen ist;

4. bei besonders brüchigem pathologisch verändertem Lebergewebe;

5. wenn die Leberwunde nahe dem Hilus liegt und die großen Gefäße verletzt sind, Gefäßnaht aber nicht möglich ist (s. u.).

## S t a t i s t i k.

Einige Autoren haben versucht, statistisch die Überlegenheit der
Naht oder Tamponade zu beweisen. T e r r i e r und A u v r a y berechnen, daß in 88 Fällen von Frühoperation 47mal die Naht mit 25,3 %
Mortalität und 39mal die Tamponade mit 28,2 % Mortalität ausgeführt
wurde, 2mal wurde ohne Erfolg der Paquelin angewandt. G i o r d a n o
berechnet 1903:

| 1. Stichwunden | a) Naht . . | 105 Fälle mit | 17,14 % Mortalität |
| | b) Tamponade. | 24 | 29,16 % |
| Schußwunden | a) Naht . | 25 | 64 % |
| | b) Tamponade. | 24 | 29,16 % |
| 3. Rupturen | a) Naht . | 7 | 42,85 % |
| | b) Tamponade. | 22 | 37,5 % |

Er glaubt damit die Überlegenheit der Naht für Stichverletzungen,
der Tamponade für Schußverletzungen und Rupturen bewiesen zu haben.
T r i c o m i findet für alle Arten von Leberwunden bei Naht eine Mortalität von 30 %, bei Tamponade von 19 %, gibt aber doch der Naht den
Vorzug.

Solche Statistiken, in denen einfache und komplizierte Leberverletzungen nicht auseinandergehalten, die Todesursachen nicht berück-
sichtigt sind, haben gar keinen Wert. Die höhere Mortalität der tamponierten Fälle kann man leicht davon ableiten, daß gerade in den
schwersten Fällen mit ausgedehnter Zertrümmerung die Naht gar nicht
in Frage kam. Es kommt beim Vergleich nur darauf an, wie viele Fälle
bei Naht oder Tamponade an Nachblutung bzw. Weiterbluten, Cholämie
und Leberinfektion zugrunde gingen.

In dieser Beziehung ergibt meine Kasuistik folgendes:

A. S t i c h v e r l e t z u n g e n. 292 Fälle.

I. N a h t. 155 Fälle.

1. Einfache Leberverletzungen: 122 Fälle mit 18 Todesfällen = 14,7 % Mortalität.

Todesursache: Primäre Verblutung   .  .         8
Peritonitis durch primäre Infektion     4
Empyem .   .       2
Subphrenischer Abszeß      1
Lungenembolie      1
Gelatinetetanus      1
Unklar      1

2. Komplizierte Leberverletzungen.

a) Leberwunde schwer, bzw. Hauptsache: 28 Fälle mit 9 Todesfällen = 32,1 % Mortalität.

Todesursache: Primäre Verblutung .   . .    4
Verblutung aus übersehener zweiter Leberwunde   1
Peritonitis durch Magendarmperforation  . .   3
Subphrenischer Abszeß durch Magenperforation   1

b) Leberwunde Nebensache: 6 Fälle mit 4 Todesfällen = 66,6 % Mortalität.

Todesursache: Peritonitis durch Magendarmperforation   3
Gallenblasenperforation   1

II. T a m p o n a d e. 85 Fälle.

1. Einfache Leberverletzungen: 71 Fälle mit 20 Todesfällen = 28,2 % Mortalität.

Todesursache: Primäre Verblutung .   .  .   11
Verblutung aus übersehener zweiter Leberwunde   1
Peritonitis durch primäre Infektion   3
Leberabszeß   .  .   2
Subphrenischer Abszeß   1
Septikämie   1
Pneumonie   1

2. Komplizierte Leberverletzungen.

a) Leberverletzung schwer: 12 Fälle mit 6 Todesfällen = 50 % Mortalität.

Todesursache: Primäre Verblutung .   .   3
Pyämie durch primäre Infektion   .   1
Peritonitis durch Choledochusperforation   1
Sekundärinfektion   1

b) Leberverletzung Nebensache: 2 Fälle, beide gestorben = 100 % Mortalität.

Todesursache: Verblutung aus V. portae .   .   .   .   1
Primäre Verblutung und Peritonitis durch primäre Infektion   1

B. S c h u ß v e r l e t z u n g e n. 200 Fälle.

I. N a h t. 58 Fälle.

1. Einfache Leberverletzungen: 19 Fälle mit 6 Todesfällen = 31,6 % Mortalität.

Todesursache: Primäre Verblutung .   .  .   2
Peritonitis durch primäre Infektion   3
Pneumonie   1

2. Komplizierte Leberverletzungen.

a) Leberverletzung schwer, bzw. Hauptsache: 22 Fälle mit 13 Todesfällen = 59,1 % Mortalität.

Todesursache: Primäre Verblutung .      4
                Nachblutung (Fall 322) .      1
                Verblutung aus Herz und Lunge      2
                Eitrige Hepatitis      2
                Bauchdeckeneiterung . .      1
                Peritonitis durch Magendarmperforation      3

b) Leberverletzung Nebensache: 17 Fälle mit 13 Todesfällen = 76,5 % Mortalität.

Todesursache: Primäre Verblutung .      5
                Peritonitis durch Magendarmperforation      6
                Pankreasnekrose      1
                Lungenödem      1

II. T a m p o n a d e. 79 Fälle.

1. Einfache Leberverletzungen: 39 Fälle mit 11 Todesfällen = 28,2 % Mortalität.

Todesursache: Primäre Verblutung      6
                Cholämie . . .      1
                Infektion der Leberwunde . .      1
                Peritonitis durch primäre Infektion      1
                Empyem      1
                Tetanus      1

2. Komplizierte Leberverletzungen.

a) Leberverletzung schwer, bzw. Hauptsache: 28 Fälle mit 17 Todesfällen = 60,7 % Mortalität.

Todesursache: Primäre Verblutung . . . . .      9
                Nachblutung aus der Leberwunde (Fall 415) .      1
                Weiterbluten der Leberwunde      1
                Thrombophlebitische Leberabszesse      1
                Verblutung aus Leberabszeß . . .      1
                Peritonitis bzw. Sepsis bei Magendarmperforation      4

b) Leberverletzung Nebensache: 12 Fälle mit 8 Todesfällen = 66,6 % Mortalität.

Todesursache: Primäre Verblutung .      3
                Nachblutung aus Magenwunde .      1
                Peritonitis durch primäre Infektion .      1
                Magendarmperforation      3

C. R u p t u r e n. 260 Fälle.

I. N a h t. 63 Fälle.

1. Einfache Leberverletzungen: 43 Fälle mit 16 Todesfällen = 37,2 % Mortalität.

Todesursache: Primäre Verblutung (2 mit lokaler Peritonitis)      12
                Nachblutungen (Fall 518)      1
                Pneumonie . . . . . . . . . .      2
                Peritonitis durch sekundäre Infektion nach Aufplatzen
                  der Bauchwunde      1

2. Komplizierte Leberverletzungen.

a) Leberwunde schwer, bzw. Hauptsache: 16 Fälle mit 14 Todesfällen = 87,5 % Mortalität.

Todesursache: Primäre Verblutung . . .      9
                Peritonitis von der Leberwunde ausgehend      2
                „ durch Darmperforation      1
                Mediastinitis durch Ösophagusruptur      1
                Lungenembolie      1

b) Leberwunde Nebensache: 3 Fälle mit 2 Todesfällen = 66,6 % Mortalität.

Todesursache: Peritonitis durch Magenperforation      2

II. **T a m p o n a d e.** 136 Fälle.

1. Einfache Leberverletzungen: 108 Fälle mit 62 Todesfällen = 57,4 % Mortalität.

Todesursache: 
| | |
|---|---|
| Primäre Verblutung | 37 |
| Weiterbluten der Leberwunde | 6 |
| Verblutung aus übersehener zweiter Leberwunde | 2 |
| Sepsis durch Lebernekrose | 2 |
| Fettembolie der Lungen | 4 |
| Peritonitis durch Leberinfektion oder durch Darmlähmung | 5 |
| Darmlähmung ohne Peritonitis | 3 |
| Pneumonie | 2 |
| Lungenembolie | 1 |

2. Komplizierte Leberverletzungen.

a) Leberwunde schwer, bzw. Hauptsache: 25 Fälle mit 14 Todesfällen = 56 % Mortalität.

Todesursache: 
| | |
|---|---|
| Primäre Verblutung | 12 |
| Pneumonie | 1 |
| Lungenembolie | 1 |

b) Leberverletzung Nebensache: 3 Fälle alle gestorben = 100 % Mortalität.

Todesursache: 
| | |
|---|---|
| Primäre Verblutung | 1 |
| Subphrenischer Abszeß und Pyämie nach Splenektomie | 1 |
| Weiterbluten nicht gesehener Milzruptur | 1 |

An N a c h b l u t u n g sind also nur 2 Schußverletzungen (1 genäht und 1 tamponiert) und 1 Ruptur (genäht) zugrunde gegangen. Im letzteren Fall war Eiterung eingetreten, die zu häufigen Nachblutungen und dadurch in 2 Monaten zum Tode führte.

W e i t e r b l u t e n ist bei 1 tamponierten Schußwunde und 6 tamponierten Rupturen erwähnt.

An C h o l ä m i e ging 1 Mann mit tamponierter Schußverletzung ein.

I n f e k t i o n  d e r  L e b e r w u n d e  u n d  F o l g e n führten bei Tamponade öfter als bei Naht zum Tode:

| | | |
|---|---|---|
| bei Naht | 1mal | subphrenischer Abszeß (Stich), |
| | 2 | eitrige Hepatitis (Schuß), |
| | 2 | Peritonitis durch Leberinfektion (Rupturen), |
| bei Tamponade | 4 | Leberabszeß (2 Stiche, 2 Schüsse), |
| | 1 | subphrenischer Abszeß (Stich), |
| | 1 | Infektion der Leberwunde (Schuß), |
| | 2 | Sepsis durch Lebernekrose (Rupturen), |
| | 5 | Peritonitis durch Leberinfektion oder Darmlähmung (Rupturen). |

S t a t i s t i s c h  l ä ß t  s i c h  d i e  Ü b e r l e g e n h e i t  d e r e i n e n  o d e r  a n d e r e n  M e t h o d e  n i c h t  e r w e i s e n. Die Überlegung muß uns sagen, in welchem Falle die eine, in welchem die andere den Vorzug verdient. Wenn man die Originalkrankengeschichten aufmerksam durchliest, kann man von keinem Fall, der bei Tamponade zugrunde ging, behaupten, daß er durch Naht hätte gerettet werden können und umgekehrt.

## IV. Gefäßligatur und Umstechung.

Bei großer klaffender Wunde versuche man, vor der Naht oder Tamponade die sichtbaren größeren Gefäßdurchschnitte zu unterbinden bzw. zu umstechen.

K o u s n e t z o f f und P e n s k y, nach ihnen C l e m e n t i, T a n s i n i, B a s t i a n e l l i, d e V e c c h i o, S m i t s u. a. haben die Festigkeit der Lebergefäße an frischen Leichenlebern geprüft und als ausreichend befunden. Ich habe bei Operationen an Tier und Mensch und Leichenlebern auch gesehen, daß man die vom Bindegewebe der G l i s s o n schen Kapsel umscheideten größeren und mittleren Äste der A. hep., V. port. und Gallengänge leicht mit Klemmen fassen, vorziehen und mit anatomischer Pinzette soweit isolieren kann, um hinter der Klemme eine Ligatur umzulegen. Von den Ästen der V. hepaticae lassen sich nur die größeren isolieren und unterbinden, ihre Wand ist dafür widerstandsfähig genug. Freilich läßt sich das ihr fest anhaftende Parenchym nicht ohne Zerreißung abtrennen, die daraus entstehende Blutung ist aber belanglos. Mittlere V. hepaticae und längsangeschnittene Gefäße werden mit kleinen, runden, stumpfen Nadeln und Katgut Nr. 0—1 umstochen.

Die Gefäßligatur hat sich bis jetzt wenig eingebürgert, in meinen Fällen ist sie nur 2mal vor der Naht (494, 534) und 2mal vor der Tamponade (619, 685) gemacht. In unregelmäßigen Rißwunden sind die Gefäße oft schwer oder gar nicht zu fassen (525). Bei Leberresektionen ist in den glatten Schnittflächen die Gefäßligatur häufig und zwar stets mit befriedigendem Erfolg ausgeführt. v. H i p p e l erklärt Gefäßligatur schlechtweg für überflüssig und wegen des damit verbundenen Zeitverlustes für unzweckmäßig. Mir gibt die vorherige Ligatur oder Umstechung der größeren Gefäße ein beruhigendes Gefühl der Sicherheit, ein größeres Vertrauen auf die dann folgende Naht oder Tamponade.

Wenn die Ligatur oder Umstechung eines mit Klemme gefaßten Gefäßes Schwierigkeiten macht und der Fall so liegt, daß man doch tamponieren muß, kann man die Klemmen 48 Stunden liegen lassen und um sie herum tamponieren (710—712, 718).

## V. Verfahren bei fast völliger Abquetschung eines größeren Leberstücks.

Wenn ein großes Leberstück, etwa gar der ganze linke Lappen fast ganz abgerissen ist und nicht entfernt wird, verfällt es der Nekrose. Es kann sich ausstoßen (686, 598 und 579 am 24., 35. und 54. Tage), oder wurde nach Sequestration entfernt (558 am 20. Tag), wobei immer durch die Eiterung und Resorption der sequestrierten Lebermasse und eventuelle Nachblutungen der Verletzte lange in Lebensgefahr schwebt, die Heilung lange hinausgeschoben wird. Es kann aber auch der Tod durch akute oder chronische Sepsis eintreten (549, 576, 607, 712). Daher ist es besser, das betreffende Leberstück zu entfernen, nötigenfalls unter Durchschneidung der durch Massenligaturen abgesteppten, noch stehenden Lebergewebsbrücke. Zuerst sind D e e t z und N e u m a n n dafür eingetreten. Die Entfernung des linken Lappens bedingt keinerlei funktionelle Störungen, der rechte Lappen „genügt für den Körperhaushalt". W i l m s (608) entfernte den ganz abgerissenen, nur noch oben am Zwerchfell etwas haftenden linken Lappen und stillte die Blutung mit Erfolg durch Massentamponade des Raums zwischen Zwerchfell, Leber, Magen, Milz. N e u m a n n (717) resezierte den fast abgerissenen linken Lappen nach Durchschneidung des Lig. coronarium, füllte die ganze linke Zwerchfellkuppel mit Gaze aus und brachte ebenfalls seinen Patienten durch. Die ebenso behandelten Patienten von R i e s e (716) und P i c q u é (718) starben infolge des primären Blutverlustes.

Idealer ist S c h ö n h o l z e r (715) vorgegangen: Nach Resektion des linken Lappens unterband er in der 16 : 6 cm großen Wundfläche des rechten Lappens 1 starke Arterie und 2 große Pfortaderäste, glättete die Wundfläche, faltete sie der Länge nach sagittal und nähte sie durch 8 tiefgreifende Seidennähte so zusammen, daß Ober- und Unterfläche zusammenstießen.  Nach Anlegen weiterer Kapselnähte blieb nur eine fingerbreite Wundfläche, welche mit Peritoneum parietale bzw. Lig. teres und einem M i k u l i c z - Tampon bedeckt wurde.  Nach Hepatopexie wurde der Bauch ganz geschlossen.  Die Heilung wurde nur durch Ausstoßung von Seidennähten verzögert.

Bei einer Schußverletzung resezierte S n y e r s (438) ein 10 cm langes und 2 Querfinger dickes fast ausgerissenes Leberstück nach Abbindung des Stiels, tamponierte und erzielte Heilung, nachdem sich auch hier ein taubeneigroßer Lebersequester mit Seidenfäden ausgestoßen hatte.  Ein aus einer Bauchwunde prolabiertes und fast ausgerissenes Leberstück — traumatischer Leberprolaps — hat schon 1688 B l a n c h a r d abgetragen. R o u s t a n zitiert 14 solche Fälle.

Bei diesen Resektionen schon fast abgetrennter Leberteile sind die nur dünnen Leberbrücken leicht durch eine Reihe von Massenligaturen mit D e s c h a m p s scher Nadel vor der Durchschneidung abzubinden. Man schnürt die dicken Katgutfäden langsam und so fest, daß sie das Parenchym bis auf die resistenten Gefäße durchschneiden.  Die besonderen intrahepatischen Ligaturen kommen hier nicht in Frage; sie sind besprochen in meiner ebenfalls in der Neuen Deutschen Chirurgie erscheinenden Chirurgie der Lebergeschwülste.

## VI. Aufnähen von Netz.

Netzpfropfung ist schon 1826 von J o b e r t zum Verschluß e x p e r i m e n - t e l l e r Magenwunden beim Hunde angewandt, er legte einen Netzzipfel zwischen die Wundränder, die er darüber vernähte.  C o r n i l und C a r n o t, K e h r haben experimentelle und traumatische Choledochuswunden bei Tieren und Menschen durch Aufnähen von Netz geheilt.

S n e g i r e w, T r i c o m i, L a m o t t i, J u s t i haben zuerst auf Grund von Tierexperimenten empfohlen, die Blutung aus Leberwunden durch Aufnähen eines Netzzipfels zu stillen.  M a s t r o s i m o n e (74) hat in einen Leberstichkanal einen Netzzipfel zapfenförmig eingeschoben und dann die Wunde durch zwei den Netzzipfel mitfassende Seidennähte geschlossen, S a n d u l l i (253) die Blutung aus einem Leberstich durch Aufnähen von Netz behandelt.

L o c w y stillte in Tierexperimenten die Blutung durch Einstopfen oder Aufnähen von abgetrennten ungestielten Netzstücken.  Das frei transplantierte Netz wurde nicht nekrotisch, sondern wandelte sich in fibröses Gewebe um, das wie eine Kapsel die Lebernarbe deckte.  E n d e r l e n hat, ebenfalls in Tierexperimenten, Wunden der Harnblase, des Magens und der Gallenblase durch freie Netzplastik geheilt.

1901 hat zuerst M a u c l a i r e in 2 Fällen von Leberresektion bzw. Stichverletzung die isolierte N e t z p l a s t i k mit Erfolg angewandt. Am Obuchowkrankenhaus sind 11 Stichverletzungen der Leber mit isolierter Netzplastik geheilt: 8mal wurde ein reseziertes Netzstück über die Leberwunde genäht, 3mal als Tampon in den Leberstichkanal eingestopft und mit ein paar feinen Seidennähten fixiert.  B o l j a r s k i und H e s s e empfehlen auf Grund dieser Erfahrungen die isolierte Netzplastik lebhaft, weil die Heilungsdauer gegenüber Tamponadebehandlung wesentlich abgekürzt werde.  H e s s e erklärte auf dem Chirurgenkongreß 1911 die Kombination von Naht und freier Netzplastik als die beste Methode zur Versorgung von Leberverletzungen, die Zufügung der Netzplastik schütze gegen das Durchschneiden der Nähte und vor Nachblutung. Er hat aber an Tieren auch große Resektionswundflächen (bis 120 qcm!) mit klaffenden Gefäßen lediglich mit freier Netzplastik erfolgreich behandelt, ohne Gefäßligatur und ohne Lebernaht. P o n - f i c k, K o u s n e t z o f f und P e n s k y, A u v r a y fanden in Tierexperimenten das Aufnähen von Netz als ungenügend und weniger wirksam als Gazetamponade. Ich schließe mich ihrem Urteil an. In den Fällen des Obuchowkrankenhauses hätte die Blutstillung durch Naht ebensogut, wenn nicht sicherer und einfacher erreicht werden können. Eine irgendwie stärkere Blutung kann durch Netzaufnähen nicht gestillt werden. Zur Verstärkung einer unsicher erscheinenden Naht aber und besonders zur Verhütung von Verwachsung einer entsprechend gelegenen Lebernarbe (Unterfläche!) mit dem Magendarmkanal mag freie Netzplastik gelegentlich vorteilhaft angewandt werden. Das Aufnähen bzw. Einstopfen von n i c h t resezierten Netzzipfeln bringt die Gefahren, die mit strangförmigen Adhäsionen überhaupt verbunden sind. Um diese zu vermeiden, hat früher B a l d a s s a r i Stücke von entkalkten Knochen, Netz-Darm-Gefäßstücke vom Rind, Magnesiumplatten auf experimentelle Leberwunden beim Hund aufgenäht. Frei transplantiertes Netz vom selben Individuum verdient natürlich den Vorzug.

Daß man gelegentlich bei größerer Spannung, besonders nach Leberresektion das Einschneiden der Nähte durch auf die Leberoberfläche gelegte Gewebsstücke, am besten Streifen der Fascia lata, mit Erfolg verhüten kann, darauf ist schon hingewiesen.

## VII. Thermische Methoden.

### 1. Paquelin.

Der rotglühende Thermokauter ist in der größten Zahl der Leberresektionen in Aktion getreten. Zur Blutstillung bei meinen traumatischen Leberwunden ist er nur 7mal verwandt: 4mal allein bei Stichverletzungen (258—261), 3mal in Verbindung mit Tamponade bei 1 Stichverletzung (262) und 2 Rupturen (713, 714). Fall 259 und 714 starben infolge primärer Verblutung, Fall 260 infolge Herzperforation durch zweiten Bruststich, die anderen 4 wurden geheilt. Aber in 262 und 713 erfolgte die Blutstillung hauptsächlich durch die Tamponade, und in 258 und 261 war die Leberwunde klein, die Blutung gering.

Wenn M e r c e r (260) die Blutung weder durch Naht noch durch Tamponade stillen konnte, sondern erst durch Betupfen mit dem Glühmesser, so ist das, wenn die Naht- und Tamponadetechnik richtig war, nur so zu erklären, daß mittlerweile der Blutdruck sehr gesunken war. Leicht erklärlich, denn ein zweiter Stich hatte die Herzkammer perforiert. Auch in 259 und 714 war die Blutung offenbar zur Zeit der Operation durch den stattgehabten Blutverlust nur noch gering. Die Unsicherheit des Paquelins illustriert Fall 253 von S a n d u l l i: Die Blutung aus einer nur 2 cm tiefen Stichwunde an der konvexen Leberfläche stand zunächst auf Thermokauterisation, bei der Bauchnaht trat plötzlich eine Nachblutung auf; der Bauch wurde wieder geöffnet und Netz über die Wunde genäht; Tod, Ursache nicht gesagt. Bei Leberresektionen am Menschen hat der Paquelin ebenfalls meist versagt. Tierexperimente von S c h n e i d e r, welcher 1898 an C z e r n y s

Klinik Versuche zum Vergleich der thermischen Blutstillungsmethoden bei Leber- und Nierenwunden anstellte, ergaben, daß der Paquelin die Blutung aus größeren und mittleren Gefäßen der Leber nicht stillt, nur die parenchymatöse Blutung. Ich habe dasselbe gefunden. In dem lederartigen Schorf klaffen die Gefäßlumina und bluten weiter, auch die Lebervenen. Einen sichtbaren Gefäßquerschnitt verschließt der Paquelin überhaupt nicht. Wird er von dem Schorf verlegt, so bricht das Blut bald wieder durch. Der sich mit einer Kruste überziehende Paquelin klebt leicht an dem Leberschorf fest und reißt ihn ab. Er verkohlt nur das direkt berührte Gewebe, in den nächstliegenden Schichten verfallen die Zellen, besonders die Leberzellen der Nekrose. Durch die strahlende Hitze des Paquelins werden die benachbarten Eingeweide ausgetrocknet, wenn sie nicht durch feuchte Kompressen geschützt werden. Ich sah, wie die Gallenblase ein völlig vertrocknetes pergamentartiges Aussehen bekam. K a u s c h erlebte sogar nach Zystektomie mit dem Paquelin Thrombose eines größeren Leberarterienastes und Tod infolge nur wenig umfangreicher Lebernekrose.

## 2. Heißer Wasserdampf.

Andere thermische Methoden vermeiden den direkten Kontakt des Instruments mit den Geweben. S n e g i r e w hat bekanntlich zuerst h e i ß e n W a s s e r d a m p f als Blutstillungsmittel gegen Uterusblutungen angewandt und ihn 1894 auf Grund von Tierexperimenten zur Stillung von Blutungen aus Leber- und Nierenwunden empfohlen. F i o r e und G i a n c o l a haben 1908 einen neuen Apparat konstruiert, der in 10 cm Entfernung einen Dampfstrahl von $70^0$ gibt. Ihre und C a p o n a g o s Empfehlung auf Grund von Hundeexperimenten wird hinfällig, wenn man liest, daß sie noch komprimieren und größere Gefäße ligieren mußten. F a b r i n i, S c h i c k, K o u w e r, S c h n e i d e r, O. H i l d e b r a n d fällen über den Heißwasserdampf ein abfälliges Urteil. Auch bei Kaninchen stillte er nur die parenchymatöse Blutung, die Blutung aus nur mittleren Gefäßen nicht. H i l d e b r a n d sagt: Die Leber wurde gekocht und die Tiere starben. Wenn S n e g i r e w und B o n f a n t i behaupten, die Blutung aus einer quer oder längs durchschnittenen A. femoralis des Hundes damit gestillt zu haben, so klingt das wie eine Fabel.

Ich habe den S n e g i r e w schen Apparat (Temperatur im Kessel $102^0$) einmal bei einer Leberresektion am Schwein probiert: die sichtbaren Gefäßlumina wurden trotz 7 Minuten langer Einwirkung nicht verschlossen, nur die parenchymatöse Blutung stand, es bildete sich ein hellgrauer, zarter, weicher, feuchter, oberflächlicher Schorf. Sehr störend war die Verschleierung des Gesichtsfeldes durch den Dampf, das Unvermögen, den Dampf auf eine kleine Stelle zu lokalisieren.

Ich muß noch auf eine große Gefahr hinweisen, von der in keiner der diesbezüglichen Arbeiten etwas erwähnt ist: die Gefahr der G a s e m b o l i e. Gynäkologen haben öfters üble Zufälle bei Behandlung von Uterusblutungen gesehen, plötzliche Todesfälle durch Gasembolie in den Lungen. Ich erlebte folgenden Ausgang eines Tierexperiments: Anfangs war der Leberteil, aus welchem ein Keil reseziert wurde, durch 2 Darmklemmen abgesperrt, während der Dampf 7 Minuten einwirkte. Als nach Abnehmen der Klemmen die Arterien und Venen noch bluteten und nun, ohne daß die Leber zentralwärts abgeklemmt war, der Strahl

auf einen klaffenden Lebervenenquerschnitt gerichtet wurde, trat momentan
der Tod ein.   Die Sektion ergab als Todesursache mit Sicherheit Gasembolie (rechte Herzhälfte aufgebläht, gibt tympanitischen Schall, aus
der aufgeschnittenen A. pulmonalis entleert sich schaumiges Blut;
mikroskopisch in den Lungenkapillaren keine Luftbläschen nachzuweisen,
weil der Tod durch plötzlichen Herzstillstand zu rasch erfolgt war.   Vermutlich blieb die Luft erst im Vorhof und gelangte erst in die rechte
Kammer, als mit dem Tode die Tricuspidalis nicht mehr schloß.)   Gerade
an der Leber, deren Venen bald in die Cava münden, ist die Gefahr der
Gasembolie durch den mit großer Kraft in die klaffenden Lumina hinein-
sausenden Dampfstrahl besonders groß.

Beim Menschen ist Heißwasserdampf zur Stillung der Blutung aus
einer Leberwunde nicht versucht, es ist auch d r i n g e n d   d a v o r   z u
w a r n e n.

### 3. Heißluftkauterisation.

Nicht günstiger lautet mein Urteil über die H e i ß l u f t k a u t e r i -
s a t i o n  nach  H o l l ä n d e r.   H o l l ä n d e r  hat dieselbe bekanntlich
zuerst zur Behandlung des Lupus angewandt, 1898 auch zur Blutstillung
nach Resektion eines Gallenblasenleberkarzinoms.   Der ursprüngliche
Apparat war sehr ungeschickt zu handhaben, in seiner jetzigen Gestalt
ist er ebenso bequem wie der Paquelin.

Der Schlauch eines Gummigebläses teilt sich: Durch den einen Schlauch werden
die Benzindämpfe in den Platinbrenner getrieben, durch den anderen Schlauch
wird gleichzeitig Luft in ein den Platinbrenner dicht umgebendes Röhrchen gepreßt.
Diese Luft wird dadurch auf etwa 300⁰ erhitzt und tritt an der Spitze des Brenners
je nach dessen auswechselbarer Größe und Gestalt in mehr oder weniger feinem
Strahl heraus.

Es bildet sich anfangs ein hellgrauer, bei längerer Einwirkung ein
schwarzer, zarter, trockener Schorf.   H o l l ä n d e r  behauptet, daß die
Leberzellen nur in 1—2 mm Tiefe zerfallen, daß der schwarze Schorf so
fest sitze, daß durch ihn das anströmende Blut zurückgehalten werde
und sekundär gerinne, auf diese Weise die Dicke des Schorfs vermehrend.
Bei genügend langer Anwendung werde der Schorf vom Blutstrom nicht
durchbrochen.   Geschähe es doch, so müsse man diese Stellen mit Gaze
komprimieren und intensiv weiter kauterisieren.   Auch in H o l l ä n d e r s
Resektionsfall stand die Blutung aus größeren Lebervenenästen erst
nach längerer Einwirkung.   Er hat deshalb mit federnden Klemmen das
Lebergewebe keilförmig abgeklemmt, um temporär die Blutung so lange
zurückzuhalten, bis der Schorf fest genug war.   Später schrumpft nach
H o l l ä n d e r  der Schorf und organisiert sich, nur in seltenen Fällen
komme es zu völliger oder teilweiser Abstoßung des Schorfs.

S c h n e i d e r s  Nachprüfungen ergaben, daß die Heißluftkauterisation die
Blutung nach Resektion eines ganzen Kaninchenleberlappens zunächst völlig stillte.
Aber 3mal kam es doch zu nachträglicher Durchbrechung des Schorfs und Nach-
blutung, welcher ein Tier erlag.
R o s e n s t i r n  sprach sich in einer Diskussion, welche sich in der San Francisco
County medical Society — March Meeting 1899 — an einen Bericht von K u g e l e r
über die Behandlung von Leberrupturen anschloß, für Heißluftkauterisation aus.
Er will damit bei Tieren gute Erfolge gehabt haben.)

Um mir ein eigenes Urteil zu bilden, habe ich auch 2mal bei partieller
Leberresektion am Schwein den H o l l ä n d e r schen Apparat in seiner

neuen Gestalt angewandt, und zwar ebenfalls unter Abklemmung des betreffenden Leberlappens mit federnden Klemmen. Ich muß sagen, daß ich mit großen Erwartungen heranging. Wenn man auf diese Weise nicht nur die parenchymatöse Blutung stillen, sondern auch die blutenden Gefäßlumina verschließen könnte, wäre diese Blutstillungsmethode in der Tat für Wunden der großen blutreichen Unterleibsdrüsen ideal. Die ganze blutende Fläche würde rasch mit einem aseptischen Schorf bedeckt ohne tiefergehende Gewebszerstörung. Vor der Gefäßligatur hätte sie den Vorzug, daß keinerlei Fremdkörper in die Wundfläche gebracht würden; gegenüber der Tamponade bestände der große Vorteil, daß der Bauch primär völlig geschlossen werden könnte. Man könnte die verschorften Wundflächen auch aufeinandernähen, denn der dünne, elastische, biegsame Schorf würde nicht wie die starre lederartige Kruste, welche Paquelin erzeugt, die Adaption der Wundflächen erschweren. Außerdem würde nicht so viel nekrotisches Gewebe wie bei Paquelinisierung zwischen den zusammengenähten Wundflächen eingeschlossen, so daß eine prima intentio unter Resorption und Organisation des Schorfs sicherer zu erreichen wäre.

T h o m a s (Brit. med. Journ. 4. Jan. 1908, p. 8) hatte einen durch mannsfaustdicke Brücke mit dem Leberrande verbundenen Echinokokkus durch Keilexzision exstirpiert, die Blutung durch Tamponade und Paquelin gestillt, die Wundflächen aufeinander genäht. Pat. schlief 8 Tage lang nach der Operation, war kaum zum Essen zu erwecken. Der Zustand wird von Th. auf die Resorption des Schorfs bezogen.

Aber meine hochgespannten Erwartungen wurden nicht erfüllt. Vor dem Dampfstrahl hat die Heißluftkauterisation sicher große Vorzüge durch die bequemere Handhabung, die sichere Lokalisierung des Heißluftstroms auf einen Punkt ohne Verschleierung des Operationsfeldes und ohne Schädigung der Umgebung. Aber der Heißluftstrom stillt auch nur die Blutung aus dem Parenchym und mittleren Venen, aus großen Venen und allen Arterien nicht. Er leistet zwar mehr als der Paquelin und Heißwasserdampf, weil er auch mittlere Venenquerschnitte zum Verschluß bringt, genügt aber nicht, wenn in der Leberwunde auch nur kleine Arterien bluten.

In einem Versuch am Schwein war durch 2 Minuten langes Verschorfen der Keilexzisionswundflächen ein hellgrauer Schorf entstanden, der nur die parenchymatöse Blutung aufhob. Als nach weiterer 5 Minuten langer Einwirkung der Schorf schwarz geworden war und die Klemmen gelöst wurden, stand auch die Blutung aus den Venen, aber das aus 4 nur kleinen Arterien strömende Blut durchbrach alsbald den Schorf und hob ihn in weiter Umgebung ab. Nachdem der Heißluftstrom noch weitere 4 Minuten auf die 4 Arterienquerschnitte gerichtet war, stand zunächst auch die arterielle Blutung. Nach 10 Minuten Zuwartens jedoch wurde der Schorf wieder durchbrochen, so daß jetzt die 4 Arterien umstochen werden mußten. 11 Minuten lange Einwirkung hatte also nicht genügt. Wäre die Leber versenkt, ohne daß man die Wundfläche weiter beobachtet hätte, dann wäre das Tier an Nachblutung zugrunde gegangen.

In einem anderen Versuch wurde die temporäre Blutabsperrung durch Aortenkompression und Abklemmen des Lig. hep. duodenale hergestellt. Nach Exzision eines 35 g schweren Keils von 9 cm Seitenlänge und 4 cm Dicke an der Spitze bluteten 3 Lebervenen und trotz 10 Minuten langer Heißluftkauterisation kam die Blutung nicht zum Stehen. Die hühnerfederkieldicken Venen mußten umstochen werden. Nach Aufheben der Aortenkompression blutete auch noch eine kleine Arterie und wurde umstochen.

Die Heißluftkauterisation ist also unzuverlässig. Sie vermag nur die Blutung aus dem Par-

e n c h y m, a u s k l e i n e n u n d a l l e n f a l l s m i t t l e r e n V e n e n
z u   s t i l l e n ,   a u s   g r o ß e n   V e n e n   u n d   a l l e n   A r t e r i e n
n i c h t.
Auch bei Heißluftkauterisation besteht ferner wie bei Anwendung
des Dampfstrahls die Gefahr der L u f t e m b o l i e, wenn der Luft-
strom auf das Lumen einer größeren Lebervene gerichtet wird, ohne daß
durch Abklemmen des Lappens zentral von der Wundfläche die Kommunikation nach der Cava hin unterbrochen ist.

## 4. Heißes Wasser.

Noch in anderer Form ist die hämostatische Wirkung der Hitze benutzt.

M a r t i n (721) fand 30 Stunden p. tr. im Bauch viel flüssiges und geronnenes
Blut, herstammend aus einer 1—2 Zoll tiefen Ruptur an der Unterfläche des rechten
Lappens. Da Naht und Tamponade ihm technisch unmöglich (?) erschienen, wusch
er nur die Bauchhöhle mit heißem Wasser aus und vertraute allein auf die blutstillende
Kraft des heißen Wasser. Der Fall ging glücklich aus. Aber er wäre wahrscheinlich
auch ohne das Auswaschen geheilt.
K ö r t e tauchte die Tampons vorher in heißes Wasser. M o r g a n benutzte
trockene heiße Schwämme nach Echinokokkenenukleation und spülte mit heißer
Borlösung nach.

Zum Schluß ist noch eine allen thermischen Methoden anhaftende
Gefahr zu erwähnen: d i e   Ü b e r h i t z u n g   d e r   L e b e r   u n d
ü b r i g e n   B a u c h e i n g e w e i d e.   Bei Anwendung des Paquelins
und des Dampfstrahls ist diese Gefahr größer als bei der auf eng beschränkten Raum zu lokalisierenden Heißluftkauterisation.

S c h n e i d e r gingen 3 Kaninchen bei Anwendung des S n e g i r e w schen
Dampfstrahls auf dem Operationstisch ein, ohne daß durch Sektion eine bestimmte
Todesursache aufgedeckt werden konnte. Er glaubt deshalb, daß die Tiere an nervösem reflektorischem Shock infolge Überhitzung der Baucheingeweide starben.
Mir ist das gleiche passiert:
Ich hatte bei einem Schwein aus einem Lappen eine Keilexzision gemacht,
die Blutung durch 11 Minuten lange Heißluftkauterisation und Umstechung von
3 Venen und 1 Arterie gestillt, die Wundflächen aufeinandergenäht. Dann resezierte
ich gleich im Anschluß daran einen Keil aus einem zweiten Leberlappen mit schwach
rotglühendem Paquelin. Die Resektion des nur 35 g schweren Stücks dauerte 20 Minuten! Durch die strahlende Hitze war die Oberfläche der Gallenblase ausgetrocknet
und zeigte ein pergamentartiges Aussehen. Nach der Resektion stockte plötzlich
die Atmung, während der Puls noch fühlbar war und das Schwein fast völlig wach
mit den Augen blinzelte. Künstliche Atmung blieb erfolglos und das Tier starb auf
dem Tisch.
Um einen Äthernarkosentod hat es sich sicher nicht gehandelt, die Narkose
war ohne Störung und während der zweiten Resektion überhaupt nicht tief, der
Blutverlust sehr gering gewesen. Die Operation hatte nur 1 Stunde gedauert, andere
Schweine hatten längere Operationen gut überstanden, einfacher traumatischer
Operationsshock lag also auch nicht vor. Die Sektion wies nach, daß keine Embolie
durch Luft oder Blutpfropf, keine Verstopfung der feineren Bronchialverzweigungen
infolge Äthernarkose vorhanden waren. Organische Veränderungen, welche den
Tod verursacht haben könnten, wurden durch die peinlich genaue Sektion über-
haupt nicht aufgedeckt.

Ich bin überzeugt, daß das Schwein an nervösem Überhitzungsshock
zugrunde ging. Die lange Einwirkung der Hitze (11 Minuten Heißluftkauterisation, 20 Minuten Paquelin) auf die nicht geschützten Bauch-
organe hat auf dem Wege des Vagus und der Splanchnici zur Medulla
reflektorisch den Atmungsstillstand ausgelöst. Mit dieser Erklärung
des Todes stimmt überein, daß F r i e d l ä n d e r nach Durchschneidung

des Bauchvagus auf die Reizung des zentralen Stumpfs Atmungsstillstand folgen sah.

Es ist noch zu erörtern, wie eine durch thermische Mittel verschorfte Leberwunde verheilt. Wird eine verschorfte Wundfläche einfach versenkt, so wird der Schorf unter geringer seröser Transsudation vom Leberbindegewebe und Gefäßen durchwachsen und resorbiert oder zum Teil abgestoßen. In 2 Resektionsfällen von P o z z i und I s r a e l stießen sich nach längerer Zeit Bröckel des Brandschorfs und durch die Kauterisation sequestrierte Stücke von Lebergewebe ab. Mit der verschorften Fläche verwachsen die anliegenden Eingeweide, besonders das Netz. Will man nach der Blutstillung die verschorfte Wunde nähen, und war die Verschorfung mit dem Paquelin gemacht, so stößt die Adaption der Wundflächen auf Schwierigkeiten, weil die von starrem lederartigem Schorf überkleideten und krumm gezogenen Flächen auseinandersperren. Besser gelingt die Adaption der Wundfläche, wenn sie mit dem Heißluftstrom verschorft waren, weil sie nicht so stark schrumpfen und von einem zarten elastischen Schorf bedeckt sind.

Der durch Vernähung eingeschlossene Schorf stört die prima intentio wenig, auch nicht, wenn die Verschorfung mit dem Paquelin vorgenommen war.

Bei einer Operation am Hunde fand ich, als das Tier nach 46 Stunden aus anderer Ursache starb, die Leberresektionsstelle trocken und die aufeinandergenähten paquelinisierten Wundflächen fest aufeinanderliegend. Als sie künstlich getrennt wurden, zeigte sich, daß der Schorf schon zum Teil resorbiert war, er war nicht mehr schwarz, sondern hellgrau und zart. Mikroskopische Untersuchung zeigte beginnende Vernarbung.

E h r h a r d t hat an v. E i s e l s b e r g s Klinik in Königsberg Versuche darüber angestellt, wie die Heilung ä u ß e r e r Wunden verlief, wenn auf dieselben siedend heißes Wasser eingewirkt hatte. (Daß das heiße Wasser nicht zur Blutstillung, sondern zur Zerstörung von Resten nicht in toto exstirpierbarer maligner Geschwülste verwandt wurde, tut nichts zur Sache.) Wenn das Wasser nach $1/2$—1 Minute wieder ausgetupft wurde, heilten die genähten Wunden ausnahmslos per primam. Bei längerer Einwirkung blieb dies aus, weil sich eine abundante Absonderung serösen Transsudats einstellte. Bei Anwendung des H o l l ä n d e r schen Heißluftapparats sah E h r h a r d t die Wundheilung viel ungünstiger vonstatten gehen; meist bildeten sich Abszesse, über denen in einzelnen Fällen die Hautwunde primär verheilt war.

Mein Urteil über den hämostatischen Effekt der thermischen Methoden fasse ich also dahin zusammen:

a) Am wirksamsten ist noch die Heißluftkauterisation. Sie schafft auch die besten Wundverhältnisse (dünner Schorf, prima intentio nach Naht).

b) Der Paquelin und Dampfstrahl stillen nur parenchymatöse Blutung sicher, durch Heißluft werden größere Venen und alle Arterien auch nicht verschlossen. Die thermischen Methoden genügen also nur zur Stillung geringer Blutung aus kleinen Wunden.

c) Bei längerer Hitzeeinwirkung besteht die Gefahr des thrombotischen Gefäßverschlusses in der Leber mit folgender Nekrose und des reflek-

torischen Shocks und Atmungsstillstandes infolge Überhitzung der Baucheingeweide.

d) Anwendungen des Dampf- und Heißluftstrahls können durch Gasembolie der Lungen plötzlichen Tod herbeiführen, wenn die Leber nicht
zentral von der Wunde während der Einwirkung des Dampfes bzw. der
heißen Luft komprimiert wird.

## VIII. Chemische Styptika.

Noch geringeren Wert haben chemisch-styptische Mittel. B r i n
und T a i t empfehlen, die Leberwunden mit geschmolzener G e l a -
t i n e zu übergießen. G o s s e t (586) komprimierte 5 je 3—4 cm lange
und 1 cm tiefe Rupturen an der Unterfläche der Leber, welche stark ge-
blutet hatten, aber zur Zeit der Operation nur noch wenig bluteten, erst
einige Sekunden mit Gaze und betupfte sie dann mit Gelatinelösung,
worauf die Blutung ganz aufhörte. Zur Vorsicht aber fügte er noch
Gazetamponade hinzu. Der Verletzte starb, weil die wichtigsten Rupturen übersehen waren und weiter bluteten. G o s s e t meint, daß die
Anwendung von Gelatinelösung von Vorteil sei, wenn eine Wunde für
Tamponade nicht zu erreichen sei. Ich habe gezeigt, daß jede Leberwunde für Tamponade zugängig zu machen ist, ebensogut wie für Betupfen mit Gelatine. Und auf einen Tampon kann man sich besser ver-
lassen.

G i o r d a n o fand denn auch bei Tierexperimenten, daß die Gelatine bei
irgendwie größeren Leberwunden ganz unzureichend ist. D e l V e c c h i o hat bei
Hunden mit T e r p e n t i n ö l und K a r b o l a l k o h o l gearbeitet und gefunden,
daß sie noch weniger als der Paquelin leisten.

Von der blutstillenden Kraft der N e b e n n i e r e n p r ä p a r a t e
ist B e n n o M ü l l e r 1904 so begeistert, daß er behauptet: Durch das
Suprarenin sei es dem Chirurgen erst ermöglicht, sich auch an die bisher
sowohl wegen der direkten Gefahr des Verblutens während der Operation,
als auch wegen der Gefahr der Nachblutung gefürchteten Organe wie die
Leber mit dem Messer heranzuwagen. M ü l l e r scheint danach von
der Entwicklung der Leberoperationen geringe Kunde zu haben. Und
wenn man seine Ergebnisse vorurteilsfrei betrachtet, so sieht man, wie
zu erwarten, daß das Suprarenin denn auch tatsächlich nur die nicht
gefährliche und leicht durch andere Mittel zu beherrschende parenchymatöse Blutung verhütete, nicht aber die aus Arterien und größeren Venen.
Sagt er doch selbst, daß es an größeren Gefäßen nur eine Verkleinerung
des Lumens bewirke, daß Gefäße von 1 mm Durchmesser unterbunden
werden müßten. L e h m a n n hat Leberresektionen an Kaninchen und
Hunden nach Adrenalininjektion gemacht: es wurde nur die parenchymatöse Blutung, vor der wir uns gar nicht zu fürchten brauchen,
gestillt. Ich kann das nur bestätigen; das Ausbleiben der Parenchym-
blutung ist in der Tat auffallend, in dem anämisierten Gewebe kann
man die blutenden Gefäße leicht erkennen und fassen. Bei Anwendung
größerer Mengen, großen Wunden wäre bei der raschen Resorption in
der blutreichen Leber Vergiftung zu befürchten. Die Injektion käme
mehr vor partiellen Leberresektionen als präventive Maßnahme gegen
die parenchymatöse Blutung in Betracht. Bei vorhandener Leberwunde
würde die injizierte Flüssigkeit zu bald aus der Wunde ausfließen, so

daß keine Wirkung einträte. Das vorherige Eintauchen der Tampons in Adrenalin- oder Suprareninlösung bei starker Blutung ist schon oben empfohlen.

Die von Giordano und Montuori bei Hundeoperationen mit Erfolg angewandte Elektrolyse hat für die Praxis keinen Wert.

## F. Maßnahmen bei Mitverletzung der großen Hilusgefäße.

Nach meiner Kasuistik sind bei Leberverletzungen die Hilusgefäße sehr selten mitverletzt: in allen 752 Fällen nur 6mal und zwar stets nur die Pfortader.

Fall 239 (Dolchstich) endete durch Verblutung aus der nicht gefundenen Pfortaderverletzung; in Fall 457 (Schuß) wurde die verletzte Vene mit Erfolg genäht; 4 Rupturen (664, 728, 729, 751), bei welchen die Pfortaderverletzung nicht gefunden wurde, verbluteten aus dieser und großen Leberrissen. (1mal waren beide Äste, 1mal nur der rechte am Stamm abgerissen, 2mal handelte es sich um unvollständige Rupturen.)

## I. Verletzung der Vena portae.

Wenn der Pfortaderstamm verletzt ist, darf man ihn nicht unterbinden. Der Mensch würde bald mit oder ohne Infarzierung der Baucheingeweide zugrunde gehen, wie S. 101 ff. auseinandergesetzt ist. Die Unterbindung wäre nur statthaft, wenn bei allmählicher Kompression der Vene bereits ein Kollateralkreislauf vorhanden sein sollte. Tillmanns stellte Versuche zur Bewertung der Talmaschen Operation an. Wenn er die Pfortader oder V. mes. magna vor Einmündung der Magen- und Milzvenen unterband, gingen die Tiere zugrunde. Hatte er aber erst Verwachsungen des Netzes und Darms mit der vorderen Bauchwand erzeugt, so ertrugen die Tiere nicht nur die Unterbindung der V. mes. magna, sondern auch noch die nachträgliche Ligatur der Pfortader; anfängliche Darmblutungen hörten auf, der Aszites bildete sich langsam zurück. Auch Ito und Omi behielten nach vorheriger Omentofixation einige Hunde nach Pfortaderunterbindung am Leben.

Brewer hat bei einer Echinokokkenoperation die Pfortader versehentlich verletzt und doppelt unterbunden ohne Schaden, weil genügend Kollateralen ausgebildet waren (Caput medusae).

Der Tumor ging hinten von der Unterfläche der Leber aus und lag hinter dem Lig. hepato-gastricum. Dieses wurde gespalten, der Tumor durch Punktion entleert. Nach Herausziehen der Nadel starke venöse Blutung, Anlegen einer Klemme, diese reißt aus, neue stärkere Blutung. Durch Präparation unter Digitalkompression wird festgestellt, daß die plattgedrückte V. portae verletzt ist. Naht mißlang, deshalb doppelte Ligatur. Spaltung und Drainage des Zystensacks. Heilung.

Tamponade ist bei Pfortaderverletzung unsicher. Ist sie so fest, daß sie die Blutung stillt, dann folgt leicht Thrombose und derselbe Ausgang wie nach Ligatur.

Duret gelang es allerdings, eine starke venöse Blutung aus dem zerrissenen Lig. hepato-gastricum durch Tamponade mit Erfolg zu stillen; es ist ungewiß, ob die Blutung aus der V. portae oder V. lienalis erfolgte. Wikerhauser (551) nähte einen Riß im linken Leberlappen, drückte auf eine blutende Stelle im Lig. hepato-duodenale einen Mikulicz-Tampon. Der Verletzte starb nach anfänglichem Wohlbefinden am 5. Tag, und bei der Sektion fand man außer allgemeiner Peritonitis einen 1 cm langen Riß im Pfortaderstamm, das Lumen durch einen eitrigen Thrombus verstopft. Die Blutung hatte der Tampon gestillt.

Seitenligatur oder Dauerklemme gleiten leicht ab und wären auch nur bei kleiner Wunde anwendbar. Nach Abnahme einer Dauerklemme tritt leicht Nachblutung auf, auch besteht die Gefahr der Sekundärinfektion und Thrombose, weil die Bauchwunde weit offenbleiben und tamponiert werden muß.

J i a n u hat am Hammel ein Stück der V. portae durch einen gestielten Lappen aus Peritoneum und Fascia transversalis ersetzt (Peritoneoportoplastik). Bei größerem Substanzverlust käme eher die Resektion und zirkuläre Naht, eventuell Venentransplantation in Frage. J i a n u hat auch bei 3 Hunden mit Erfolg eine Seitenanastomose zwischen V. mes. magna und V. cava gemacht und meint, daß diese Operation bei Verletzung der V. portae sowohl, als bei Zirrhose statt der T a l m a schen Operation in Betracht kommen könnte. Also eine Art E c k scher Fistel, die ich keinem Menschen zumuten möchte.

Die Methode der Wahl ist die V e n e n n a h t. R e u s i n g führte sie 1897 aus, als er beim Versuch, den Pylorus zu resezieren, die Pfortader anriß. Der Patient starb am 4. Tag infolge des Blutverlustes, nicht an Nachblutung; die Pfortader war verengt, aber durchgängig (s. Dissertation von S c h u l t e s). D e p a g e hat einmal, um ein Pankreaskarzinom resezieren zu können, absichtlich die V. portae zwischen 2 Klemmen durchschnitten und ihre Stümpfe nach der Resektion wieder zusammengenäht. Die Zirkulation stellte sich unter den Augen wieder her, der Patient starb aber bald, wahrscheinlich nicht an Nachblutung, sondern dem Effekt der Pankreasexstirpation. Bei einer Schußverletzung hat H a l l o p e a u (457) 1910 die verletzte V. portae mit Erfolg genäht. Der interessante Fall ist folgender:

Selbstmord. Revolverschuß ins Epigastrium. Zustand anfangs gut. Nach 2 Stunden Anämie, Bauchdeckenspannung, unsichere Flankendämpfung. Deshalb Laparotomie: viel Blut im Bauch und der Bursa omentalis. Einschuß am linken Leberlappen 3 Querfinger über dem freien Rande, nicht blutend. Zwischen Leber und Magen sammelt sich Blut. Die Blutung steht, als die Leber nach oben, der Magen nach unten gezogen werden, beginnt aber sofort wieder bei Nachlaß des Zuges. Schließlich fühlt man den Ausschuß an der Unterfläche des Lobus quadratus nahe dem Hilus und sieht im Lig. hepato-duodenale ein 6—7 mm langes Loch, das bei Nachlaß des Zuges am Magen heftig blutet. Die Blutung kommt aus der Vorderwand der V. portae. A. hepatica und D. choledochus sind unverletzt. Nachdem die Leber mit einem Spatel nach oben gehalten, der Pylorus zwecks Kompression des Lig. hepato-duodenale nach unten gezogen ist, läßt sich eine feine Katgutnaht durchlegen, dann vier feine Zwirnnähte mit Gefäßnadeln. Die Wundränder des Ligaments werden mitgefaßt. Die Blutung steht. Gazestreifen aufs Ligament und den Leberausschuß, Leberwunden nicht weiter behandelt, weil sie nicht bluteten. Bauchnaht. Heilung, nach 15 Tagen entlassen. Am 2. Tag Schmerzen rechts in Brust und Schulter. Röntgen: Geschoß ganz weit rechts im Bauch.

Zur temporären Blutstillung könnte Aortenkompression und Abklemmen des Lig. hepato-duodenale ganz dicht am Duodenum gute Dienste leisten, bis man die Venenwunde gefunden hat.

Bei l a n g s a m e m V e r s c h l u ß d e r P f o r t a d e r ist das Leben auf Jahre möglich. Das Blut aus den Wurzelgebieten der Pfortader fließt durch Kollateralen in das Hohlvenensystem, die Leberläppchenkapillaren werden von den inneren Pfortaderwurzeln her, den Kapillaren zwischen A. hepatica und den Interlobularästen der V. portae durchströmt.

Ein genaues Schema der bei Behinderung der Pfortaderzirkulation sich ausbildenden Kollateralen geben T h o m a s und C h a r p y. In Betracht kommen: 1. Verbindungen zwischen der V. gastrica sup. und den V. diaphragmaticae und oesophageae inferiores, welche das Blut in die V. azygos und weiter in die Cava sup. ableiten (erklären die Blutungen aus Ösophagusvaricen).

2. Verbindungen zwischen den V. haemorrhoidales sup. der Pfortader und haemorrhoidales mediae und inferiores, welche das Blut in die V. hypogastrica und cava inferior abführen (erklären die Häufigkeit der Hämorrhoiden bei Leberkranken).

3. Kommunikationen zwischen der nicht obliterierten und erweiterten V. umbilicalis und den Venennetzen an der Außenfläche des Bauchfells einerseits, der V. epigastrica superior, mammaria interna, den intercostales zur Cava superior, den V. subcutaneae abdominis, epigastrica inferior und lumbales zur V. iliaca und cava inferior andrerseits (erklären das seltene Caput medusae, einen Kranz von erweiterten Venen um den Nabel, und die häufigeren Venenerweiterungen vorn an den Seiten des Rumpfes).

4. Kleine Verbindungen zwischen den Venen der Milz bzw. Darmwand und der Cava inferior (Venen von R e t z i u s).

Liegt die Ursache einer Venenerweiterung unten am Bauch in Kompression der Cava inferior unter der Leber, dann fließt das Blut in diesen Bauchhautvenen von unten nach oben zum System der Cava superior; hat man sie leergestrichen, so füllen sie sich von unten nach oben. Umgekehrt bei Pfortaderstauung.

Eine ungewöhnliche Kollateralbildung bei Pfortaderthrombose haben S a x e r und V e r s é beschrieben: S a x e r fand einen enormen Varix anastomoticus zwischen einem Ast der V. lienalis und der V. suprarenalis sinistra; ein Teil des Varix, entsprechend einer Magenvene, war in den Magen perforiert, so daß eine tödliche Blutung erfolgte. V e r s é fand das ganze Lig. hepato-duodenale in ein derbes kavernöses Gewebe umgewandelt; auch in die Leber, welche sonst unverändert war, zogen Züge kavernösen Gewebes hinein.

Betreffs der Ursachen und Folgen langsamen Pfortaderverschlusses verweise ich auf die im Literaturverzeichnis aufgeführten Arbeiten von B o r m a n n, L i s s a u e r (68 Fälle des Breslauer pathologischen Instituts), M a h a k j a n, U m b r e i t, U m b e r, S a x e r, B o d e, in welchen alle Literatur angeführt ist; betreffs Thrombose der Mesenterialgefäße auf R i t t e r s h a u s. V i r c h o w hielt die Kompressions- und marantische Thrombose der Pfortader für die häufigste. Die meisten neueren Autoren schließen sich H u n t e r und B o r m a n n an, daß oft eine primäre Phlebitis (durch Alkoholismus, Syphilis) zugrunde liege. Außerdem kann eine Entzündung von der Umgebung auf die Pfortaderwand übergreifen (Cholelithiasis, Leberlues, Drüsentuberkulose), das Produkt einer chronischen Entzündung oder ein Tumor durch Kompression von außen die Thrombose hervorrufen (Lymphdrüsen, Tumor des Magens, der Leber, des Pankreas, des Darmes, Gallensteine im D. choledochus, Schwielen von chronischer Peritonitis), ferner kann auf embolischem Wege eine eitrige Pylephlebitis entstehen (bei Appendizitis, Darmulzeration, eitriger Peritonitis, Milz- und Pankreasabszeß). Leberzirrhose beeinträchtigt die Pfortaderzirkulation nur dann in erheblichem Maße, wenn die Bindegewebswucherung an der Pforte direkt auf die Vene drückt. Nach L i s s a u e r führte am häufigsten Cholelithiasis zu Pfortaderthrombose, dann Leberlues, Magenleberkrebs, Leberzirrhose. In der Leber lag die Ursache in 47 %, im Pankreas in 14,5 %, im Darm in 12 %, im Magen in 10 %, in der Milz in 3 % der Fälle. Wenn man die Häufigkeit der Pfortaderthrombosen in ihrem Verhältnis zur Gesamtsumme der betreffenden Organerkrankungen berechnet, ergeben sich ganz andere Zahlen. Danach führte die am häufigsten (in 46 % von 28 Fällen) seltene portale Lymphdrüsenschwellung am häufigsten zu Thrombose, Gallensteine aber nur in 0,7 % von 1407 Fällen. In 8 operierten Fällen, die B o d e zusammenstellte, ist 4mal auch bei der Operation die Diagnose nicht gestellt, nur 3 sind auch geheilt (4mal Talma mit 2 Heilungen, 2mal Darmresektion und 1mal Gastroenterostomie — gestorben, 1mal nur Tamponade zwischen Leberpforte und Pylorus — geheilt).

Die Veränderungen der Leber sind verschieden, je nachdem, ob sie von der Leberarterie (den inneren Pfortaderwurzeln) her genügend durchströmt wird oder nicht. Zu partiellen Leberinfarkten und -atrophien infolge Vernarbung von Infarkten kommt es nur, wenn die kleinsten Äste der V. portae, die V. interlobulares, mitverstopft sind (Fall S t e i n h a u s). Diese haben untereinander keine Anastomosen. Auch im zweiten Fall von S a x e r, in welchem außer dem Stamm alle größeren Leberzweige verstopft waren, zeigte die also nur noch von der A. hepatica gespeiste Leber keine Veränderungen, ihre Funktion war auch nicht gestört. Ist die Leber sehr zirrhotisch, dann ist die Pfortaderthrombose nicht Ursache, sondern Folge der Zirrhose.

Ist einer der beiden Hauptäste der Pfortader in der Leberpforte verletzt (729, 751), so könnte man dessen Unterbindung wohl wagen. Aus Darm und Milz kann das Blut durch den anderen Ast abfließen, im betreffenden Leberlappen (besonders dem großen rechten) entstehen vielleicht multiple weiße und rote Infarkte mit nachträglicher Schrumpfung dieses und Hyperplasie des anderen Lappens. Der Fall von G u i b é und H e r r e n s c h m i d t spricht nicht dagegen, es ist zweifelhaft, ob die Nekrose des linken Lappens durch Ligatur nur des linken Pfortderastes herbeigeführt war, ob nicht vielmehr auch der linke Ast der A. hepatica unterbunden war.

Bei der Entwicklung einer breitgestielt mit der Unterfläche des linken Lappens zusammenhängenden Echinokokkuszyste wurde eine große Vene verletzt und unterbunden. Der Stiel von Lebergewebe wurde portionsweise abgeklemmt und durchschnitten, in der handtellergroßen Wundfläche die Gefäße ligiert, die Wundränder dann aufeinandergenäht. Tod am 3. Tag im Coma. Sektion: Linker Lappen und Lobus quadratus sehr verkleinert, rot und gelb gefleckt, Lobus Spigelii aber intakt! Ligiert ist der linke Ast der V. portae, der linke Ast der A. hepatica war nicht zu finden. Mikroskopisch: Totale Nekrose des linken Lappens, viele Blutungen und Verfettung. Epikrise: Der linke Lappen war durch die Entwicklung des Echinokokkus und die Kompression seiner Gefäße verkleinert und verfettet. Die Nekrose entstand durch die Ligatur des linken Pfortaderastes und vielleicht noch eines größeren Astes des Ramus sinister art. hepaticae. — Ich halte es für sehr wahrscheinlich, daß auch der ganze linke Ast der Leberarterie unterbunden war und dadurch die Nekrose entstand (s. u.).

Die Unterbindung größerer intrahepatischer Pfortaderäste ist erst recht nicht gefährlich. Die aseptische embolische Verstopfung einzelner mittelgroßer oder zahlreicher kleiner interlobulärer Äste (z. B. nach Netzunterbindungen) führt nur zur Bildung kleiner Infarkte, die durch Resorption und Vernarbung ausheilen, nicht zu ausgedehnter Nekrose (E n g e l h a r d t und N e c k).

Der langsame Verschluß eines der beiden Hauptäste (Fälle von B o t k i n, B a m b e r g e r, S c h u e p p e l, W a g n e r, O r t h, C h i a r i, N a u w e r c k, B e r m a n t u. a.) wird natürlich ohne Schaden für das Leben vertragen.

In N a u w e r c k s Fall war nach Obliteration des rechten Astes der rechte Leberlappen zu Faustgröße geschrumpft, der linke so vergrößert, daß sein Volumen dem einer normalen Leber entsprach. B e r m a n t sah völligen Schwund des rechten Lappens im Anschluß an die Verlegung des rechten Pfortaderastes durch ein kleines Karzinom im Leberhilus bei zwar verengter, aber durchgängiger Arterie. Unrichtig schließt B e r m a n t daraus, daß die A. hep. für die Erhaltung des Leberparenchyms eine ganz nebensächliche Bedeutung habe. Der rechte Lappen schrumpfte, weil die interlobularen Äste des rechten Pfortaderastes mit thrombosiert waren, so daß die inneren Pfortaderwurzeln, zumal bei verengter A. hepatica, von dieser her nicht oder nicht genügend durchströmt werden konnten.

## II. Verletzung der Arteria hepatica.

Hätte B e r m a n t recht, dann könnte man bei Verletzung des Stammes der A. h e p a t i c a  p r o p r i a diesen ruhig unterbinden. Täte man es, so wären totale Lebernekrose und der Tod die Folge.

Die A. hepatica communis geht als unpaarer Ast aus der A. coeliaca hervor und teilt sich nach kurzem Verlauf in die A. hepatica propria und A. gastro-duodenalis. Die A. hepatica propria gibt vor ihrer Teilung in die beiden Äste für die beiden Leberlappen die A. coronaria ventriculi dextra ab. (Nach B u d d e entspringt die Coronaria dextra häufiger aus der A. hepatica communis, d. h. vor Abgang der gastroduodenalis.)

Ist die A. h e p a t i c a c o m m u n i s verletzt, so kann man sie ohne Gefahr unterbinden, denn die reichlichen Anastomosen der Gastro-duodenalis und Coronaria ventr. dextra mit den übrigen Magenarterien (Coronaria ventr. sin. aus der Coeliaca und Gastro-epiploica sin. aus der Lienalis) sowie mit der A. mesent. sup. (durch die A. pancreatico-duode-nales) führen genug arterielles Blut zur Leber.

Würde man aber — immer normale Gefäßverhältnisse vorausgesetzt — eine verletzte A. h e p a t i c a p r o p r i a nach dem Abgang der Coronaria dextra unterbinden, dann wäre die Leber außer „Ernährung" gesetzt. Die A. hepatica ernährt zwar die Leberzellen nicht direkt, aber das inter-stitielle Gewebe mit den Pfortader- und Gallengangsverzweigungen in der Leber. Die A. hepatica teilt sich auf in Vasa vasorum der Pfort-aderäste. Verstopfung der A. hepatica hat daher Stase in den interlobulären Kapillaren, Thrombose der Pfortaderverzweigungen in der Leber und damit totale Lebernekrose zur Folge. Die Äste, welche aus den A. phrenicae inferiores in die Leber gelangen, sind beim Menschen inkonstant und spärlich, jedenfalls nicht ausreichend, um nach plötzlicher Unterbrechung des Blut-stroms einer normalen Leberarterie der Leber genügend Blut zuzuführen.

Nach H e n l e führen normalerweise nur die A. phrenicae inferiores arterielles Blut außer der A. hepatica zur Leber. Er erwähnt dann noch das Vorkommen von einer A. phrenica inferior accessoria. Am ausführlichsten hat S ö m m e r i n g 1792 die Beziehungen der A. phrenicae inferiores zur Leber behandelt.

Ich habe im anatomischen Institut Straßburg an einer sehr gut injizierten Leiche die A. phrenicae präpariert. Die Stämme der beiden Arterien, der Haupt-gefäße des Zwerchfells, sind etwa so dick wie eine Ulnaris am Handgelenk. Die A. phrenicae d e x t r a, welche aus der coronaria ventriculi sinistra dicht nach ihrem Abgang aus der Coeliaca entsprang, schickte aus ihrem hinteren Ast 2 feinere und 1 stärkeren Zweig zwischen dem Lig. hepatophrenicum und hepatorenale zur Hinter-fläche des rechten Leberlappens. Der stärkere Zweig hatte bei seinem Abgang einen Durchmesser von kaum 1 mm. Vom vorderen Ast der A. phrenica dextra gingen keine Zweige etwa durchs Lig. susp. zur Leber. Die A. phrenica s i n i s t r a entsprang aus der Coeliaca und schickte aus ihrem hinteren Ast 2 feine Zweige zwischen den Blättern des Lig. coronarium zur Hinterfläche der Leber (= rechts), von ihrem vorderen Ast 4 feine Zweige zwischen den Blättern des Lig. susp. zum vorderen Teil der Leberkonvexität. Diese anastomosierten im Lig. susp. mit einem Ast des Ramus dexter arteriae hepaticae, welcher links am Lobus quadratus aufstieg und am Lig. teres entlang verlief. — Außerdem zogen von den Rami oesophagei der A. coronaria ventriculi sinistra mehrere feinste Zweige durchs Lig. hepato-gastricum zur Leber-unterfläche; ferner gingen von der A. coronaria ventriculi dextra und gastro-duodenalis feinste Zweige im Lig. hepato-duodenale zur Leberunterfläche. Von diesen im Lig. hepato-gastricum und -duodenale verlaufenden Anastomosen, welche bei der Unterbindung der A. hepatica propria jenseits des Abgangs der Coronaria ven-triculi dextra ebenfalls in Betracht kämen, erwähnen die übrigen Autoren außer B u d d e nichts.

Dieses gewiß noch besonders günstige Präparat und das Studium von Präparaten der Straßburger Sammlung haben mich überzeugt, daß alle diese außer der A. hepatica an die Leber herantretenden Arterien viel zu fein sind, als daß sie nach Unterbindung einer normalen Leber-arterie diese ersetzen könnten. Mit Anomalien und akzessorischen Leber-arterien aber kann man nicht rechnen. Diese sind von S ö m m e r i n g, H e n l e, Testut, Haasler, da Silva Rio Branco, Budde studiert und beschrieben.

Schon oft hat man versucht, durch Unterbindung der Leberarterie bei Tieren Klarheit über die Zulässigkeit der Leberarterienligatur beim Menschen zu gewinnen, aber umsonst. Es stimmten nicht einmal die

Resultate überein, welche verschiedene Experimentatoren bei ein und derselben Tierspezies erhielten. Bei verschiedenen Spezies aber fielen die Ergebnisse ganz verschieden aus, weil die Ausbildung der Kollateralen eben bei ihnen eine ganz verschiedene ist.

Zuerst experimentierten 1876 C o h n h e i m und L i t t e n an K a n i n c h e n. Alle Versuchstiere starben, nach Unterbindung der ganzen Hepatica an totaler Lebernekrose innerhalb 20 Stunden, nach Unterbindung eines Hauptastes an Nekrose des betreffenden Lappens innerhalb 3 Tagen. Hingegen sah P i c k 1890 nur einige Blutungen, Z i l l e s e n 1891 gar keine Veränderungen in der Leber des Kaninchens auftreten. J a n s o n fand 1895 zwar schwere Leberveränderungen nach Ligatur der A. hepatica (Nekroseherde, später Zysten und Zirrhose), aber die Kaninchen überlebten doch die Unterbindung wochen- und monatelang. Er glaubt, daß die Tiere von C o h n h e i m und L i t t e n an peritonealer Infektion starben, ohne diese Ansicht aber begründen zu können. T i s c h n e r s Ergebnisse von 1904 stimmen wieder mit denen von C o h n h e i m und L i t t e n überein. Von 26 Kaninchen starben 21 binnen 24 Stunden bis 29 Tagen an den Folgen der Unterbindung, an Lebernekrose infolge von Thrombose der Pfortaderäste. Je größer die Nekrose, um so früher erfolgte der Tod. Bei den länger überlebenden war die Leber mit Magen, Netz, Darm verwachsen, das atrophische Parenchym zeigte keine Regenerationserscheinungen. Nur 1 Kaninchen blieb am Leben und zeigte trotz Ligatur des Arterienstammes keine Leberveränderungen.

Im Gegensatz zum Kaninchen verträgt der H u n d die Unterbindung ohne schwerere Störung. Die Versuche von C o h n h e i m und L i t t e n und von J a n s o n stimmen darin überein, daß die Leber nur unbedeutende Veränderungen zeigte. Ich habe auch 2mal bei Hunden den Arterienstamm unterbunden, die Tiere blieben am Leben, fraßen und waren guter Dinge. Als sie am 14. bzw. 24. Tage wieder laparotomiert wurden, zeigte sich die Leber völlig normal, geringe Verwachsungen bestanden zwischen Netz und Bauchnarbe. Im Lig. hepato-duodenale verlief zur Leberunterfläche eine kleine Arterie, welche zentral von der Unterbindung des Stammes zusammen mit der Coronaria ventriculi dextra abging; ferner ging noch von beiden A. phrenicae inferiores je 1 Ast, ebenso von den Rami oesophagei der A. coronaria ventriculi sinistra je 1 Ast in die Leber. Diese 5 kleinen Aste hatten bei den Hunden genügt, die A. hepatica zu ersetzen. Denn als die Hunde nach Feststellung dieser Kollateralen (pulsierend am Lebenden sind sie leichter aufzufinden) durch Chloroform getötet waren, ließen sich auch keine anderen in die Leber eintretenden Arterienzweige auffinden. Der Stamm der A. hepatica war in beiden Fällen dicht vor seiner Teilung und peripher vom Abgang der A. coronaria dextra unterbunden. Ganz ähnliche Verhältnisse hat 1905 v. H a b e r e r festgestellt: Wenn bei Hunden und Katzen ein „überzähliger" Arterienast von der A. hep. communis im Lig. hepato-duodenale zur Leber trat, schadete die Unterbindung der Hep. propria nach Abgabe der Gastrica dextra niemals etwas. Und auch beim Fehlen eines solchen überzähligen Astes blieb die Lebernekrose manchmal aus, indem die A. phrenicae zur Herstellung eines Kollateralkreislaufs ausreichten. Häufiger aber traten dann mehr oder weniger ausgedehnte Nekrosen auf.

K a t z e n vertrugen in E h r h a r d t s Experimenten von 1903 die Unterbindung der Hepatica dagegen wieder gar nicht, im Gegensatz zu v. H a b e r e r s Resultaten. Alle 5 Katzen, denen E h r h a r d t den ganzen Stamm unterband, starben binnen 48 Stunden infolge totaler Lebernekrose. Von 6 Katzen, denen er die zum linken Lappen führenden Arterienäste allein unterbunden hatte, starben 5 binnen wenig Tagen an Gangrän des linken Lappens; bei dem einen überlebenden Tier war nach der Tötung nicht sicher festzustellen, ob überhaupt ein Arterienast unterbunden war.

Bei diesen widersprechenden Ergebnissen ist von der Wiederholung von Tierexperimenten nichts Nutzbringendes für die Therapie beim Menschen zu erwarten. Es liegen aber auch jetzt schon hinreichende Erfahrungen am M e n s c h e n vor, welche die Beantwortung der Frage gestatten.

a) V e r l e g u n g d e s S t a m m e s.

C h i a r i sah nach Embolie des Stammes der A. hep. propria Lebernekrose und raschen Tod eintreten. Die A. coronaria ventriculi dextra hatte das nicht verhüten können

S o e i n hat 1883 bei Resektion eines Pyloruskarzinoms den Stamm der A. hep. communis wegen unstillbarer Blutung aus der Pancreatico-duodenalis ligiert; nach 3 Stunden war der Patient tot.

S a l z e r verletzte 1889 auch bei Magenresektion die Leberarterie und unterband sie 1 cm hinter dem Abgang der Gastroduodenalis. Der Patient starb nach 7 Stunden. Bei der Sektion zeigte sich die Leber schlaff, noch nicht deutlich nekrotisch (weil der Tod zu früh eingetreten war).

S p r e n g e l (712) fand 1902 einen Riß am Leberhilus, faßte eine große spritzende Arterie und ließ die Klemme liegen, weil ihm Umstechung zu riskant erschien. Fieberhafter Verlauf, starker Gallenfluß. Als am 7. Tag die Klemme abgenommen wurde, starke v e n ö s e Blutung, die auf Tamponade steht. Am 10. Tag Kollapstemperatur, starker Ikterus, Ausstoßung eines großen Lebersequesters. Eiterung, Drainage eines apfelgroßen Leberabszesses. Tod am 20. Tag. Sektion (B e n e k e): A. hep. propria zwischen Abgang der Gastroduodenalis und Gastrica dextra quer durchgerissen; die war mit der Dauerklemme gefaßt gewesen. Loch im D. hepaticus. V. portae an zwei Stellen angedaut und perforiert, ihr Stamm nicht thrombosiert. Multiple Abszesse in der Leber und rote Infarkte um thrombosierte Pfortaderäste, auch kleine trockene gelbe Nekroseherde. Viel Eiter im Bauch, besonders über und hinter der Leber. Also keine rasche Nekrose der ganzen Leber, weil durch die Coronaria ventriculi sinistra et dextra noch Blut in die Leber kam, aber nicht genügend, um die Pfortaderverzweigungen zu ernähren und vor Thrombosierung zu schützen.

W e n d e l berichtete auf dem 40. Chirurgenkongreß 1911 einen ähnlichen Fall: Gelegentlich der Resektion eines ins Lig. hepato-duodenale vorgewachsenen Magenkarzinoms wurde eine große Arterie unterbunden, wie sich bei der Sektion hernach herausstellte, die A. hepatica nach Abgang der Gastrica dextra. Tod nach 36 Stunden, fast totale Nekrose der Leber und der Gallenblase, Leber teils anämisch, teils hämorrhagisch infarziert.

1 Fall von Unterbindung der A. hepatica propria aber ging in Heilung aus. K e h r hat 1909 bei einer Cholezystektomie wegen starker Blutung aus der nicht zu fassenden A. cystica (ähnliche Indikation wie in S o c i n s Fall) die A. hep. propria zwischen Abgang der A. gastrica dextra und Leberpforte doppelt unterbunden und durchschnitten. Es trat partielle Lebernekrose ein mit profusen Blutungen und Ausstoßung von Lebersequestern. Noch nach 5 Monaten brach die Narbe wieder auf, es entleerte sich wieder stinkender Eiter. Aber der Mann kam mit dem Leben davon, die ganze Leber wurde nicht nekrotisch. Warum nicht? Weil ausgedehnte Verwachsungen zwischen Leber und vorderer Bauchwand und Zwerchfell und Magen zur Zeit der Operation vorhanden waren. Vielleicht, meint K e h r, war auch eine akzessorische Leberarterie vorhanden.

b) V e r l e t z u n g  e i n e s  H a u p t a s t e s  d e r  L e b e r a r t e r i e.

N a r a t h verletzte 1904 bei zirkulärer Magenresektion wegen Ulcus callosum, das in Bauchwand, Leber, Pankreas eingebrochen war, den linken Ast und unterband ihn. Tod am 6. Tage. Sektion: Ausgedehnte Nekrose des linken Lappens, des Lobus Spigelii und der angrenzenden Teile des rechten Lappens. Mikroskopisch: Nekrose der Leberzellen, Thrombose der Pfortader- und Lebervenenäste und Leberkapillaren. T i e h o w unterband 1906, wie B e r e s n e g o w s k i berichtet, bei Exstirpation eines großen Gallenblasenleberkrebses, der mit Magen und Darm verwachsen war, den rechten Ast der A. hepatica. Tod nach 72 Stunden. Sektion: Totale Nekrose des rechten Lappens bis an eine 3 cm rechts vom Lig. suspensorium gedachte Sagittalebene. Thromben in den Pfortaderästen.

K a u s c h hat sogar auf zu starkes Brennen mit dem Paquelin bei einer Zystektomie Thrombose eines größeren Leberarterienastes und Tod infolge partieller, nicht einmal sehr umfangreicher Lebernekrose folgen sehen.

3 Fälle gingen in Heilung aus: P a l a c i o  R a n a m hat 1899 den linken Ast präventiv unterbunden, um unter geringer Blutung ein Gumma resezieren zu können; wieviel vom linken Lappen übrig blieb, ist unklar. B a k e s erwähnte auf dem Chirurgenkongreß 1904, daß er gelegentlich einer Zystektomie die A. hepatica oder einen großen Ast derselben angeschnitten und ohne Schaden unterbunden habe; der Fall liegt also auch nicht klar. Bleibt nur 1 Fall von A l e s s a n d r i. A l e s s a n d r i hat 1908 bei einer Zystektomie den rechten Ast verletzt und unterbunden; monatelang starke Sekretion infolge Lebernekrose; nach 1 Jahr gesund.

Die Fälle, in denen vor Resektion eines ganzen Lappens der betreffende Arterienast präventiv unterbunden wurde, gehören natürlich nicht hierher. (Fälle von W e n d e l [rechter Lappen], v. H a b e r e r und R e h n [linker Lappen]).

Diese Erfahrungen zeigen also, daß unter normalen Verhältnissen
1. nur die Unterbindung der A. hep. communis vor Abgang der
Gastro-duodenalis erlaubt ist,
2. daß die Unterbindung der A. hep. propria zwischen Abgang der
Gastro-duodenalis und Gastrica dextra nicht erlaubt ist (Fälle von
Chiari und Sprengel),
3. daß die Unterbindung der A. hep. propria nach Abgang der Gastrica
dextra, sowie eines der beiden Hauptäste (ohne folgende Resektion des
betreffenden Lappens) auch nicht erlaubt ist.

Die Nekrose der Leber kann bei ausgedehnten Verwachsungen ausbleiben bzw. in mäßigen Grenzen bleiben (Fälle von Kehr und Alessandri), noch eher natürlich beim Vorhandensein akzessorischer
Leberarterien, welche man aber kaum bei der Operation erkennen
dürfte.

Wenn wir also nicht unterbinden dürfen, bleibt bei Verletzung des
Stammes nach Abgang der Gastro-duodenalis nur der Versuch der Arterien-
naht übrig — ein technisches Kunststück bei dem kleinen Kaliber und
in der Tiefe des Bauches. Denn die Tamponade ist hier noch mißlicher
als bei Verletzung der Pfortader. Ist sie so fest, daß die Blutung steht,
dann wird die Pfortader wohl sicher zugedrückt. Bei Verletzung des
linken Hauptastes würde man am besten den ganzen linken Lappen
resezieren nach Unterbindung auch des linken Astes der V. portae und
des linken D. hepaticus in der Pforte und nach Absteppung durch fest-
geschnürte Massenligaturen in der linken Längsfurche. Ob man bei
Verletzung des rechten Hauptastes in gleicher Weise den rechten Lappen
resezieren dürfte, selbst wenn man technisch mit der Operation fertig
würde (an der Leiche ist es zu machen), ist doch mehr als zweifelhaft.
Den plötzlichen Ausfall des weitaus größten Teils der Leber würde der
Körper wohl nicht aushalten.

### Aneurysma der A. hepatica.

Anders liegen wieder die Dinge um die Unterbindung der A. hepatica,
wenn eine allmählich zunehmende Verlegung des Gefäßes den an und für
sich kleinen und bei plötzlichem Verschluß unzureichenden Anastomosen
Zeit ließ, sich zu vergrößern. Da handelt es sich besonders um das
Aneurysma arteriae hepaticae. Villandre hat 1909
schon 41 Fälle gesammelt, hinzukommt 1 Fall von Garrè (publiziert
von Bode). In 8 Fällen wurde operiert. Vor der Operation wurde
keinmal die Diagnose gestellt, bei der Operation auch nur 4mal: von
Habs (Grunert), Alessandri, Tuffier (Villandre),
Kehr. Geheilt ist nur der Patient von Kehr.

Was die Ursache der Aneurysmabildung anlangt, so haben
Grunert, Bickhardt und Schümann auf ihre Häufigkeit
nach Infektionskrankheiten hingewiesen. Grunert legt diesem ätio-
logischen Moment solche Bedeutung bei, daß er bei Auftreten von Ikterus
und Schmerzanfällen nach kürzlich überstandener Infektionskrankheit
(Pneumonie, Osteomyelitis, Typhus, Dysenterie, Pyämie) die Diagnose
für gesichert hält, was Bode wohl mit Recht in Abrede stellt. Mechanische Ursachen (Gallensteine, Trauma im Fall von Garrè) und Arterio-
sklerose (besonders auf Grund von Lues), tuberkulöse Drüsen an der

Leberpforte (B i c k h a r d t und S c h ü m a n n, Fall I) geben seltener zu Aneurysmabildung Veranlassung.

Die D i a g n o s e stützt sich auf 3 Kardinalsymptome: Schmerzanfälle, Blutungen per os oder anum nach Durchbruch in die Gallenwege, selten in den Darm, und Ikterus durch Kompression des D. choledochus oder Blutung in die Gallenwege. Ist das Aneurysma nicht geplatzt, dann wird man aus Ikterus und Koliken immer nur Cholelithiasis diagnostizieren. Ist es in die Gallenwege geplatzt, kommen zu Koliken und Ikterus noch Magendarmblutungen und Anschwellung der Gallenblase durch das hineingeflossene Blut hinzu, dann muß man an Aneurysma denken. Freilich kann es sich dann auch noch um Cholelithiasis mit cholämischen Blutungen oder Ulcus duodeni bzw. ventriculi (eventuell mit Pfortaderthrombose) handeln, sogar um Pankreaskarzinom mit Schleimhautblutungen in Gallenblase und Magen wie in einem Fall von P a u l y. Sicher wird die Diagnose, wenn man eine pulsierende (anfangs derbe, später fluktuierende, im Grade der Spannung wechselnde) Geschwulst tasten, ein pulssystolisches Blasen über der Geschwulst hören kann (Fall I von B i c k h a r d t und S c h ü m a n n). Aber das war nur in diesem einen Fall möglich. Denn die Aneurysmen sind meist klein (erbsen- bis taubeneigroß) und bei ihrer tiefen Lage nicht zu tasten, zumal wenn sie intrahepatisch gelegen sind (4 Fälle). Die Perforation in die freie Bauchhöhle ist manchmal das erste Krankheitszeichen, der Tod tritt dann so schnell ein, daß nur durch die sofortige Laparotomie die Diagnose gestellt werden könnte. Meist lautete die Diagnose Cholelithiasis oder Ulcus duodeni.

v. M i k u l i c z (M e s t e r) und H e l l e r (N i e w e r t h) fanden das Aneurysma nicht einmal bei der Operation, sondern erst bei der Sektion. R i e d e l (S a u e r t e i g) erkannte den Tumor als Aneurysma auch erst bei der Sektion. G a r r è (B o d e) nahm bei der Operation Ulcus duodeni an und machte die Gastroenterostomie.

H a b s (G r u n e r t) fand einen apfelgroßen, den D. hepaticus umgebenden nicht pulsierenden Tumor; Probepunktion ergab hellrotes Blut, wodurch die Diagnose möglich wurde; von einem weiteren Eingriff aber wurde Abstand genommen.

A l e s s a n d r i spaltete die mit Blutklumpen gefüllte Gallenblase, tamponierte wegen schwerer arterieller Blutung und brach die Operation ab. Die Diagnose wurde jetzt auf ein in den D. cysticus geplatztes Aneurysma der Leberarterie gestellt. A l e s s a n d r i wollte noch einmal operieren und die Arterie unterbinden, aber sein Patient starb am 6. Tage.

T u f f i e r operierte einen 72jährigen Mann mit chronischem intensivem Ikterus und einem Tumor ähnlich einer vergrößerten Gallenblase. Diese zeigte sich normal, links von ihr im Lig. hepato-duodenale ein eigroßer, auch jetzt nicht pulsierender Tumor. Punktion negativ! Spaltung und Ausräumung von schaligen Blutgerinnseln. Plötzlich starke arterielle Blutung. Nach Kompression des Lig. hepato-duodenale wurde ein Loch in der A. hepatica gefunden, die Arterie am Eintritt ins Aneurysma unterbunden. Partielle Exstirpation des Sacks, weil totale wegen Verwachsung mit dem D. choledochus, der V. portae und dem Pankreas unmöglich. Tod am 4. Tag im Koma. Sektion: Keine richtige Lebernekrose, Tod auf Leberinsuffizienz infolge Unterernährung bezogen.

K e h r s Fall lag ähnlich wie der von A l e s s a n d r i. Die nach Perforation des D. cysticus blutgefüllte Gallenblase hatte wie ein Tampon das geplatzte Aneurysma zugedrückt, es war Zeit gewonnen zur Ausbildung von Kollateralen. Nach der doppelten Unterbindung und Durchschneidung der Arterie zentral vom Aneurysma verfiel nur ein 2 cm breiter Saum vom vorderen Leberrand der trockenen Nekrose. Die übrige Leber blieb gesund, und die Gallensekretion war ungestört.

Die totale Exzision des Sacks hält K e h r wegen der stets vorhandenen vielen Verwachsungen für nicht ausführbar, auch nicht für nötig. Zentrale

Ligatur, Spaltung, Ausräumung und Tamponade des Sacks genügen. Für frische Fälle, in denen man noch nicht auf ausreichende Kollateralen rechnen kann, macht V i l l a n d r e den wohl mehr theoretischen Vorschlag, das noch kleine Aneurysma zu resezieren und die Arterienstümpfe zirkulär zu vernähen. G r u n e r t und B o d e raten aus gleichem Grunde zu zweizeitigem Operieren: im ersten Akt wollen sie nach Art der T a l m aschen Operation durch Wundmachen der Leberoberfläche Verwachsungen zwischen Leber und Bauchwand bzw. Zwerchfell erzeugen; erst nachdem so der Leber mehr Ernährungsgefäße zugeführt sind, die Arterie in einer zweiten Operation unterbinden.

Ich erinnere an T i s c h n e r s Experimente: bei den die Ligatur der A. hepatica länger überlebenden Kaninchen war die Leber mit den benachbarten Baucheingeweiden verwachsen. Wird man aber Zeit zu zweizeitigem Vorgehen haben, vorausgesetzt, daß man überhaupt vor bzw. bei der ersten Operation die richtige Diagnose stellte? Beim Aneurysma, das sonst doch sicher durch Verblutung oder Cholämie zum Tode führt, ist die schon von L a n g e n b u c h vorgeschlagene Ligatur der Arterie jedenfalls zu wagen, wie der Fall von K e h r zeigt. Der Effekt wird von der Ausbildung der Kollateralen abhängen. Die Lebernekrose kann gering bleiben, aber auch so schwer werden, daß der Tod eintritt.

### G. Maßnahmen nach Versorgung der Leberwunde. Nachbehandlung.

Ist die Blutung aus der Leberwunde gestillt, so schließt die Operation mit sorgfältiger T o i l e t t e   d e r   B a u c h h ö h l e . Auch Blut, nicht nur Magendarminhalt, ist durch reichliche Kochsalzspülung, Einlegen eines Drains in kleine Becken durch ein unter dem Nabel geschnittenes Knopfloch und Beckentieflagerung nach R e h n zu beseitigen. Darauf hat besonders N ö t z e l hingewiesen, nachdem er den Tod durch Darm- und Herzlähmung ohne Peritonitis, lediglich infolge des mechanisch-chemischen Reizes des Blutergusses eintreten sah. B r e h m will das Blut nur, wenn es zersetzt ist, durch Spülen entfernen, sonst trocken auswischen. Schonender ist jedenfalls Spülung, sie wirkt außerdem stimulierend. Das Blut muß auch aus dem Grunde entfernt werden, weil es auch vom nicht perforierten Darm durch durchtretende Bakterientoxine infiziert werden kann, so daß eitrige Peritonitis entsteht.

Die Bauchwunde wird, wenn die Leberwunde genäht war, vollständig bis auf die Durchtrittsstelle des kleinen Sicherheitstampons geschlossen, wenn die Leberwunde tamponiert war, bis an die Tampons heran. E t a g e n n a h t , bei welcher besonders auf ein exaktes Adaptieren der Aponeurosenränder Gewicht zu legen ist (N e h r k o r n ), verhütet sicherer eine spätere Bauchbruchbildung als die durchgreifende Naht nach S p e n c e r   W e l l s . Doch haben K e h r und C z e r n y (nach M e r c k s Ausführungen) auch mit durchgreifender Naht gute Resultate gehabt. Das Einlegen eines kleinen Bandgazestreifens auf die Lebernaht stört die Narbenbildung nicht (P i c h l e r ). Bei großem Lappenschnitt lasse man nicht zu früh aufstehen, nicht vor 2—3 Wochen.

H e f t p f l a s t e r v e r b a n d ist besser als zirkulärer Bindenverband, weil er die Atmung weniger behindert. Ein Kompressionsverband, das Auflegen von Sandsäcken auf den Bauch (K ö r t e, M a d e - l u n g) ist gefährlich, weil dadurch einer Pneumonie Vorschub geleistet wird.

Nach (und noch besser schon während) der Operation ist die Herztätigkeit durch K o c h s a l z i n f u s i o n e n anzuregen: wenn Eile not tut intravenös, sonst rektal (W i l m s, K e h r) oder subkutan, wenn der Patient nicht bei Bewußtsein ist und rektale Einläufe nicht hält. E i c h e l s (633) permanente intraperitoneale Infusion durch einen in die Bauchwunde eingenähten Nélatonkatheter hat anscheinend keine Nachahmung gefunden wegen der möglichen Infektionsgefahr. T h i e ß hat für einwandfreie rektale Dauerinfusion einen besonderen Apparat von L a u t e n s c h l ä g e r anfertigen lassen.

Mit den Kochsalzinfusionen muß man übrigens auch vorsichtig sein. Ich habe wiederholt während intravenöser Infusion, wenn erst $^1/_2$ Liter und weniger eingelaufen war, schweren Kollaps (Blässe, Zyanose, Ausbruch kalten Schweißes, Frequenz und Unfühlbarkeit des Pulses, Erstickungsgefühl, Brechreiz) durch „Überanstrengung" des Herzens auftreten sehen. S t e i n t h a l (651) hat gleiche Beobachtungen gemacht. Auch sind die Infusionen nicht zu oft und zu lange zu wiederholen, weil es sonst zu Hydrämie, Ödemen, Hydrothorax usw. kommt (D u b u - j a d o u x 395).

Hochlagern der mit Flanellbinden eingewickelten Beine oder vorübergehendes festes Auswickeln der Extremitäten (A u t o t r a n s - f u s i o n) unterstützt die Wirkung der Infusion. Auf reichliche Wärmezufuhr durch Wärmflaschen und heißes Getränk ist nach großem Blutverlust Bedacht zu nehmen. Injektion von steriler Gelatine Merck ist zweckmäßig zur Verhütung von Nachblutungen. H o f m e i s t e r u. a. lassen Gelatinespeisen essen.

Um die D a r m t ä t i g k e i t nicht brachzulegen, ist, wenn wegen Unruhe und Schmerzen ein Narkotikum notwendig ist, kein Opium zu geben, sondern Morphium (oder Trivalin, besonders bei Brechneigung). Darmparalyse ruft durch Meteorismus Atmungsbehinderung und Herzschwäche hervor (O p p e n h e i m, N ö t z e l). Deshalb ist die Darmtätigkeit vielmehr bald anzuregen durch Einlegen eines Darmrohrs, kleine Glyzerinklystiere, Beheizen des Bauchs (H e u s n e r), intramuskuläre oder intravenöse Hormonalinjektion. Letztere leisten ganz entschieden mehr als die von C r a i g, V o g e l u. a. gerühmten Physostigmininjektionen. Ich habe so eklatante Erfolge bald nach Hormonalinjektionen gesehen, daß ich das Mittel nicht mehr entbehren möchte (s. auch K a u s c h).

Zur V e r h ü t u n g d e r p o s t o p e r a t i v e n P n e u m o n i e n (s. o.) ist die Technik der Narkose zweifellos von größter Bedeutung, weniger die Art des Narkotikums. Bei der sofortigen Operation Verletzter, bei welchen die Vorbereitungen zur Narkose durch Entleerung des Magendarmkanals, Reinigen der Mundhöhle wegfallen, ist Aspiration leichter möglich. Der Operierte ist vom ersten Tage an anzuhalten, systematische Atemübungen zu machen; ich lasse alle Stunde 12mal maximal tief und langsam atmen. Ist die Atmung wegen Schmerzen im Oberbauch oberflächlich, dann gebe ich kleine Dosen Trivalin, die Atmung wird dann freier. Die Mundhöhle ist fleißig durch Wasserstoffsuperoxydspülungen zu reinigen, Herzschwäche frühzeitig durch Reizmittel zu bekämpfen, damit einer Stase in den Lungen entgegengearbeitet wird.

Sobald Zeichen drohender Pneumonie erscheinen, tritt diese Komplikation in den Vordergrund des Interesses. Dann setze man den Patienten ohne Rücksicht auf die Bauchnaht aufrecht, oder lege ihn noch besser auf die gesunde Seite, damit die entlastete kranke Seite besser ventiliert wird, verordne hydropathische Umschläge und 1—2stündlich Kampferbenzoepulver.

Zur V e r h ü t u n g  v o n  T h r o m b o s e n in den Schenkelvenen empfahl L e n n a n d e r, das Fußende des Betts um 10—40 cm während der ganzen Rekonvaleszenz erhöht zu halten. Ich bin nicht dafür, die Atmung wird dadurch erschwert, die Kongestion nach dem Kopfe ist lästig. Angenehmer und auch wirksamer ist frühzeitiges Bewegen der Füße und Beine im Bett und tägliche Massage der Beine. Seitdem ich das schematisch durchführte, habe ich keine Thrombose nach Bauchoperationen mehr gesehen.

Noch ein Wort über d i e  B e k ä m p f u n g  d e s  E r b r e c h e n s. Besonders nach Operationen im Oberbauch kommt es leicht zum Erbrechen von anfangs wässerig-schleimigen, später gallig oder schwärzlich gefärbten Massen. Hält das Brechen länger als 24 Stunden an, so beruhige man sich nicht dabei, es auf die Narkose zurückzuführen (nach Chloroformnarkose ist es meist stärker und anhaltender als nach Äthernarkose), sondern suche nach anderen Ursachen. Zuerst kommt dann mechanische Kompression des Magens und Duodenums durch die Tamponade oder einen Bluterguß in Frage. Ich habe schon darauf hingewiesen, wie wichtig es ist, die Tampons auf möglichst direktem Wege, eventuell zu einer besonderen Inzision in der Seite oder am Rücken herauszuleiten, damit sie den Magen oder Darm nicht drücken. Nach Lockerung der Tampons hört bisweilen das Brechen mit einem Schlage auf, die akute Magendilatation (Vorwölbung des Epigastriums) bildet sich zurück. Selten beruht der Verschluß auf Kompression des Darms am Duodeno-Jejunalübergang, auf seiner Einklemmung zwischen Aorta und Radix mesenterii. Wie dieser arterio-mesenteriale Darmverschluß eigentlich zustande kommt, das haben auch die Arbeiten von K u n d r a t, S c h n i t z l e r, A l b r e c h t, P. M ü l l e r noch nicht aufgeklärt. Weiter kommt es zum Brechen bei Darmlähmung durch aseptischen Bluterguß oder Peritonitis.

Das gefürchtete s c h w a r z e  E r b r e c h e n beruht am häufigsten auf einfacher Venenstauung im gelähmten und geblähten Magen. Zerrungen des Magens und Duodenums bei der Operation, Druck von Tampons usw. spielen ätiologisch eine Rolle. Auch in schweren letalen Fällen findet man öfters bei der Sektion nur einen geblähten Magen mit erweiterten Venen und Kapillaren, kleinen punktförmigen Blutungen, keine Ulcera. Viel seltener entsteht das schwarze Erbrechen aus embolisch-thrombotischen Magengeschwüren, entstanden nach rückläufiger Verschleppung von Thromben, vorzugsweise nach ausgedehnten Netzabbindungen (v. E i s e l s b e r g), aber auch nach Thromboseprozessen in der Leber (N ö t z e l). Auch in die Leberpfortaderäste können Netzvenenthromben verschleppt werden und zur Bildung von Leberinfarkten führen. Während E n g e l h a r d t und N e c k eine Infektion der Thromben für notwendig erachten, daß Magenulzera entstehen, haben F r i e d r i c h, H o f f m a n n, S t h a m e r nachgewiesen, daß bakterielle Infektion keine Rolle spielt. Im Gegenteil, bei Verschleppung von infektiösem

Material würden in der Leber keine Infarkte, sondern multiple Abszesse entstehen. Ein Magengeschwür kann schließlich auch traumatischen Ursprungs sein: Durch das Trauma entstand ein kleiner Schleimhautriß, durch die verdauende Einwirkung bzw. den Reiz des Magensaftes auf die Gefäße das Geschwür.

Beruht das Erbrechen auf akuter Magendilatation, dann hört es bei 2—3maliger Magenspülung am Tage meist bald auf. Das Trinken wird ganz untersagt, der Gewebedurst durch Kochsalzeinläufe gestillt. Schon bei andauerndem Brechreiz, Aufstoßen oder Singultus fange man, zumal bei Vorwölbung im Epigastrium und Pulsfrequenz, mit Magenspülungen an, ehe es zum Brechen kommt. Rechte Seitenbauchlage unterstützt die Entleerung des Magens nach dem Darm hin. Führt das nicht zum Ziel, dann öffne man den Bauch rechtzeitig wieder, ehe die Kräfte zu weit gesunken sind, um nach einer lokalen mechanischen Ursache zu sehen.

# Die Verletzungen der Gallenblase und extrahepatischen Gallengänge.

## Ätiologie.

### Häufigkeit und Entstehungsursache.

Diese Verletzungen sind, zumal ohne Nebenverletzungen, sehr selten. Courvoisier zählt 1890 nur 34 subkutane und 14 offene Verletzungen (8 Stiche, 6 Schüsse) auf. Couteaud hat 1907 schon 39 Fälle von offenen Verletzungen der Gallenblase gesammelt: 11 wurden operiert, 9 mit Erfolg. Auch Biagi hat 1902 11 chirurgisch behandelte offene Gallenblasenwunden gesammelt (6 eigene Fälle); nur 4mal war die Gallenblase allein verletzt, 3mal außerdem die Leber, 2mal der Magen, 2mal der Dünndarm. Falione kommt auf 15 Fälle und bringt 1 neuen. 6 einfache wurden operiert von Verneuil, Colson und Walton, Dörfler, Caselli, Milesi, Falione. Dazu kommt ein mir aus der Münchner Klinik mitgeteilter Fall von einfacher Stichverletzung der Blase, der trotz Naht an Herzschwäche starb.

2 Messerstiche in die rechte Unterbauchgegend von unten nach oben. Aufnahme erst am 3. Tag. 38,3°. Puls 124. Blässe und Zyanose. Starker Meteorismus. Zwerchfellhochstand, starke Bauchdeckenspannung, Druckschmerzhaftigkeit besonders rechts, Dämpfung in den Flanken und über der Symphyse. Sofort nach Aufnahme Pararektalschnitt und Querschnitt durch den rechten Rektus. 6 Liter gallige Flüssigkeit, 1 cm lange Stichwunde am Gallenblasenfundus genäht. Darm mäßig injiziert, nicht verklebt. Kochsalzspülung, Tampon um die Gallenblase. Etagennaht. Tod nach 5 Tagen an Herzschwäche, nachdem der Leib auf Glyzerinklistier und Stuhlentleerung weich geworden war. Keine Sektion.

Also im ganzen 17 operierte offene Verletzungen der Gallenblase mit 13 Heilungen und 4 Todesfällen.

Offene Verletzungen der extrahepatischen Gallengänge sind nicht publiziert.

Über die subkutanen Rupturen der Gallenwege sind 1903 zwei größere Arbeiten von Hahn und Lewerenz erschienen. Lewerenz hat 63 Fälle gesammelt; verletzt waren

| | | |
|---|---|---|
| 24mal | | die Gallenblase, |
| 10 | „ | der D. choledochus, |
| 8 | „ | ein intrahepatischer Gallengang, |
| 6 | „ | der D. hepaticus, |
| 1 | „ | der D. cysticus, |
| 14 | „ | war die Verletzungsstelle unklar. |

1907 hat M e i ß n e r 7 neue Fälle von Ruptur des D. choledochus bzw. hepaticus hinzugefügt. Hinzukommen 5 operierte Gallenblasenrupturen:

> W i l l i a m s (Hufschlag, operiert nach 18 Stunden unter Diagnose Eingeweideverletzung, Riß am Fundus genäht, Tod nach 2 Tagen).
> Sanitätsbericht 1900/01, S. 172 (A b e l, Ektomie, Tod an Peritonitis).
> V a n d e n b o s c h e.
> v. B e c k (701), Ruptur des Halses bei Leberruptur.
> W a l s h a m (687), Ruptur des Fundus bei Leberruptur
> und 1 Choledochusquerriß bei Leberruptur (W i l l i a m s 709).
> Im ganzen also 76 Fälle.

Auffallend selten waren Gallenblase und -gänge in den Fällen, die wegen Leberruptur operiert wurden, mitverletzt, in meinen 260 Fällen war nur 2mal die Gallenblase (687, 701) und 1mal der Choledochus (709) mitgerissen. 3mal war außerdem die Gallenblase bis an den D. cysticus aus ihrem Leberbett ausgerissen, ohne selbst gerissen zu sein (512, 527, 710). Einen ähnlichen Fall teilte mir S u l t a n mit:

> 12jähriger Knabe, von einem vom Karussell abfliegenden Wagen gegen den Leib getroffen. Kollaps, Bauchdeckenspannung, Brechen. Diagnose wahrscheinlich Leberruptur. Operation vom Vater zunächst nicht erlaubt. Erholung vom Shock aber am 7. Tag Ikterus, Fieber, freier Erguß im Bauch. Diagnose jetzt Gallenblasenruptur. Laparotomie mit Wellenschnitt. Viel Galle im Bauch, Gallenblase ausgelöst und abgerissen, wird entfernt, Zystikusstumpf in Verklebungen nicht zu finden. Tamponade, Etagennaht, Heilung. 14 Tage lang starker Gallenfluß.

Schon K i l g o u r hat 1841 solchen Fall beschrieben, der Patient starb an Verblutung. R a s t o u i l sah nach Überfahren bei großem Riß im rechten Lappen die Gallenblase ausgerissen und alle großen Gallengänge quer durchgerissen. Und mit dieser schweren Verletzung hatte der Mann noch 12 Tage gelebt.

### Entstehungsmechanismus.

Die Seltenheit der Verletzungen der extrahepatischen Gallengänge kann bei ihrer versteckten Lage nicht wundernehmen. Die oberflächlicher gelegene und größere G a l l e n b l a s e ist häufiger betroffen und zwar durch direkte Gewalteinwirkung (Stoß, Hufschlag, in einem Fall von M c L a r e n durch Fall auf den eigenen künstlichen Arm). Sie platzt durch hydraulische Pressung, besonders wenn sie bei leerem Magen stärker gefüllt ist.

Sogenannte S p o n t a n r u p t u r e n durch indirekte Gewalt, gewaltsame Anspannung der Bauchpresse beim Stuhl usw. kommen nur an entzündeten morschen Gallenblasen vor, also besonders bei Cholelithiasis (Fälle von A r x, R e y n i e r, R o u t i e r, A r b u t h n o t L a n e, B r a i t h w a i t e), aber auch bei Cholecystitis ohne Gallensteine (K r a u z e), Typhusgeschwüren.

> Ätiologisch merkwürdig ist ein Fall von S i e g e l: Fall auf Radlenkstange, Blutung in die Gallenblase hinein, Verlegung des D. cysticus, aufsteigende Infektion vom Darm her, Cholecystitis, Ulcus, Sekundärperforation.

G a l l e n g a n g s r u p t u r e n entstehen dagegen vorwiegend durch i n d i r e k t e Gewalt, z. B. durch Überfahren quer über den Oberbauch. Die Leber wird nach oben gegen das Zwerchfell gedrängt, die Därme (Duodenum) nach unten. Die gegen das Duodenum fixierten Gänge

reißen quer ein oder durch. Daher erklärt sich die relative Häufigkeit
dieser Verletzungen bei Kindern. In ihrer Unachtsamkeit sind sie leichter
dem Überfahrenwerden ausgesetzt, ihr elastischer Brustkorb gibt dem
Drucke nach und gestattet ein Ausweichen der Leber. Die im Lig. hepato-
duodenale verlaufenden Gefäße sind dickwandiger und nicht gegen das
Duodenum fixiert, reißen daher nicht mit. Man hat aber auch einen
Längsriß entstehen sehen (O. Hildebrand, Garrè). Um diesen
zu erklären, läßt Hildebrand (Publikation von Lessing und
Hildebrand) eine hydraulische Berstung hinzukommen durch
Erhöhung des Innendrucks bei temporärem Abschluß des Choledochus
und Hepatikus nach unten und oben durch jene Verdrängung von Leber
und Darm.

Eine eng umschriebene Gewalt kann auch wohl die Gallengänge
direkt treffen (Meißner) bzw. gegen die Wirbelsäule durchquetschen
(Rotfuchs). Dann dürften aber wenigstens kleine Leberrupturen
nicht fehlen. Diese lagen überhaupt oft bei Gallengangsrupturen (besonders des D. hepaticus) vor: Auf 7 durch Leberrupturen komplizierte
Rupturen des D. hepaticus kommen nur 2 einfache (Fälle von Lewerenz und Hildebrand).

Spontanrupturen der entzündeten Gallengänge
bei Steinkrankheit sind dagegen sehr selten. Das Verhältnis ist also gerade umgekehrt wie bei Gallenblasenruptur. Spontanrupturen des D.
choledochus beobachteten Quénu und Routier.

Zuhorst hat eine Zystikusruptur aus Helferichs Klinik
publiziert, Neupert einen gleichen Fall von Bessel-Hagen.

## Symptome und Diagnose der subkutanen Rupturen der Gallenwege.

Die klinischen Erscheinungen bei subkutaner Gallengangsruptur
sind anfangs die vieldeutigen der subkutanen Eingeweideverletzungen
überhaupt. Sultan stellte die Diagnose auf Leberruptur, Krause
laparotomierte unter der Diagnose Volvulus der Flexura sigmoidea,
McLaren bei Perforation eines typhösen Gallenblasengeschwürs wegen
Verdachts auf Darmperforation.

Eine Diagnose ist erst nach Tagen möglich, wenn der Effekt des
Gallenergusses in den Bauch zur Geltung kommt: Zunehmende Schwellung des Leibes, abnorme Dämpfung in den Flanken, Gallenfarbstoff
im Urin, acholische Stühle, eventuell Ikterus, Pulsbeschleunigung ohne
Zeichen von innerer Blutung oder Peritonitis, später starke Abmagerung.
Selten senkt sich bei gleichzeitiger Verletzung des Peritoneum parietale
dorsale die Galle extraperitoneal am Kolon entlang nach abwärts (Fall
von Dixon). In Wainwrights Fall war ebenfalls ein retroperitonealer Gallenerguß vorhanden und zwar in sehr weiter Ausdehnung:
Nach oben reichte er in die rechte Brusthöhle durch einen Riß im Zwerchfell, indem er die Pleura costalis abgeschoben hatte; nach unten erstreckte

er sich hinter dem Colon ascendens herab bis ins kleine Becken und dann wieder links hinter dem Colon descendens herauf bis zur linken Zwerchfell-kuppel. Ganz selten bleibt der Gallenerguß in den Bauch überhaupt aus, wenn die Gallengangsverletzung frühzeitig verschlossen wird (Fall F. K r a u s e. publiziert von L i n c k e und H e y m a n n). H i l d e-b r a n d stellte die Diagnose auf Galleerguß, S u l t a n richtig auf Gallen-blasenruptur, T u f f i e r auf Choledochusruptur.

Das Einfließen von Galle in den Bauch kann dreierlei Folgen haben:

1. Wenn sich wie meist eine fibrinös-plastische Peritonitis ausbildet, durch welche die Gallenresorption verzögert oder verhindert wird, können alle schweren Krankheitserscheinungen fehlen. Der Verletzte kann sogar noch 8—14 Tage umhergehen, ehe er sich wegen zunehmender Auf-treibung und Schwere des Leibes zu Bett legt (Fälle von T h i e r s c h, H i l d e b r a n d). Dann kann Ikterus trotz Querruptur und völliger Acholie der Stühle fehlen (F ä l l e von S p e n c e r, C o h n h e i m, H a h n, S t i e r l i n. H i l d e b r a n d). In den Fällen von M e i ß n e r und H i l d e b r a n d war der Galleerguß steril und doch eine fibrinöse plastische Peritonitis entstanden. S c h i e v e l b e i n publizierte einen Fall R i t t e r s von galliger Peritonitis ohne Perforation der entzündeten Gallenblase, es wurde sterile Galle durch die Gallenblasenwand durch-filtriert. Diese Beobachtungen stimmen nicht zu den S. 56 ausgeführten Anschauungen E h r h a r d t s über die Wirkung der Galle auf das Bauch-fell. H i l d e b r a n d nimmt an, daß es schneller und stärker zu plastischer Peritonitis kommt, wenn die Galle nicht steril ist, M e i ß n e r dagegen, daß sterile Galle eine plastische, infizierte aber stets eine eitrige Peritonitis hervorrufe — was wohl sicher nicht richtig ist.

Ikterus ohne Acholie der Stühle ist vorhanden, wenn ein Teil der Galle frei in den Bauch, ein Teil noch in den Darm fließt, also bei Ruptur der Gallenblase, des D. cysticus und eines Hepatikusastes, ferner bei unvollständiger Ruptur des Choledochus oder Hepatikusstammes (Fall H i l d e b r a n d). Ikterus und dauernde Acholie der Stühle spricht für Querruptur des Choledochus oder Hepatikus.

In seltenen Fällen fehlen auch in späteren Tagen Ikterus und Acholie der Stühle, so daß der freie Erguß in den Bauch das einzige Symptom ist. Dann ist die Diagnose ohne Punktion kaum möglich. Erguß von Blut oder Magendarminhalt läßt sich zwar unter Berücksichtigung der seit dem Trauma verflossenen Zeit, beim Fehlen von Anämie oder Peritonitis leicht ausschließen. R o u t i e r und H a h n haben den Bauch in der Annahme geöffnet, es mit einer tuberkulösen Peritonitis zu tun zu haben. Die Diagnose kann noch möglich werden durch den Nachweis einer Ver-größerung und Druckschmerzhaftigkeit der Leber (M i l l a n, L i n c k e) oder zirkumskripter Schmerzhaftigkeit der Gallenblasengegend (Fall von C z e r n y bei P e t e r s e n).

Die oft auffallende Abmagerung in einigen Wochen bei afebrilem Verlauf, der auffallend kleine frequente Puls (L a n d e r e r) sind nicht durch den Galleverlust allein zu erklären (Leute mit Gallenfisteln magern nicht so rasch ab), sondern auf die Resorption gallensaurer Salze, deren Toxizität B i e d l und K r a u s nachwiesen.

2. Entsteht keine fibrinöse Peritonitis, so gehen die Verletzten in wenig Tagen an Cholämie zugrunde unter schwerem Ikterus, Benommen-

heit, Krämpfen. So endeten fast alle Querrupturen des Choledochus und Hepatikus, in denen nicht operiert wurde.

3. War die Galle schwer infiziert, so ist eitrige Peritonitis die Folge, besonders also nach Spontanruptur einer entzündeten Gallenblase mit oder ohne Steine, nach Perforation eines Typhusgeschwürs. Die Häufigkeit dieser Peritonitiden wird oft unterschätzt. Mc Laren beobachtete 9 Fälle unter 80 Cholelithiasisfällen; 8 Operierte hat er geheilt, 1 Nichtoperierter starb. Härtig berechnet 1910 46,6 % Mortalität.

Auch ohne Perforation kann es zu eitriger Peritonitis kommen, wenn die entzündete Gallenblase von Bakterien durchwandert wird. Körte hält diesen Entstehungsmodus sogar für häufiger. Friedrich sah gallig-eitrige Peritonitis bei akuter entzündlicher Gangrän der ganzen Gallenblase ohne Steine und ohne Perforation. Perforation von Steinblase mit aseptischem Inhalt haben Haggard, Walther, Rixford beobachtet.

Die Perforationsperitonitis kann gleich als diffuse einsetzen, oder es kommt zum pericholezystitischen, selten subphrenischen Abszeß. Den blanden Verlauf mancher Fälle führt Ehrhardt auf die antitoxische virulenzabschwächende Wirkung der Galle zurück. Die richtige Diagnose ist oft schwierig, wenn nicht eine charakteristische Anamnese und stärkere Exsudatansammlung in der rechten Oberbauchgegend auf die Gallenwege als Ausgang der Peritonitis hinweisen. Verwechslung mit Appendizitis ist leicht möglich. Das Leiden kann sogar als Ileus oder Volvulus imponieren (Reynier, Hochenegg, Krauze).

Auch nach Perforation einer nichtentzündeten Gallenblase durch Trauma kann eitrige Peritonitis entstehen, aszendierende Infektion ist durch die Verminderung des regelrechten Gallenabflusses erleichtert. In einem von Abel operierten Fall traten erst am 2. Tag nach einem Hufschlag peritonitische Erscheinungen auf. Die sofortige Ektomie konnte den Tod an peritonealer Sepsis nicht aufhalten. Am meisten ist Peritonitis durch aszendierende Infektion bei unvollständiger Ruptur des Choledochus oder Hepatikus zu befürchten, weil dabei der Gallenabfluß in den Darm mehr beeinträchtigt ist als bei Gallenblasenruptur, totale Querruptur der Hauptgänge aber in der Regel durch Cholämie zum Tode führt. Auch ein durch plastische Peritonitis abgekapselter Erguß (Pseudozyste) kann noch nach Monaten und Jahren vereitern (Todd, Thiersch).

(Einen merkwürdigen Fall von blitzartigem Tod durch Shoek nach Perforation einer Steinblase ohne vorherige Muskelanstrengung oder Trauma publizierte Braithwaite.)

---

# Prognose und Therapie.

## Prognose.

Spontanheilungen und Heilungen lediglich durch Punktionsentleerung des Gallenergusses sind möglich. 3 Spontanheilungen von Gallenblasenschuß sind publiziert von Parroisse 1812, Thompson und Biagi, alle 3 starben merkwürdigerweise nach 2 Jahren an Pleuraempyem und bei den Sektionen fand man die Kugel in der Blase.

Am leichtesten heilt natürlich eine kleine Stichwunde der Gallenblase, besonders durch Netzverklebung. Bei Rupturen sind die Aussichten auf Spontanheilung gering, sie ist aber möglich bei kleinen Rissen der Gallenblase und unvollständigen Rupturen der Gänge.

Heilung durch Entleerung des Galleergusses durch P u n k t i o n haben zuerst T h i e r s c h, K u l e n k a m p f f, P r ö l ß, L a n d e r e r, U h d e, B r a u n (bei J e n c k e l) erzielt.

Von 29 nicht operierten traumatischen Gallenblasenperforationen bei E d l e r endeten 22 letal. C o u r v o i s i e r berechnet 1890 $33\frac{1}{3}$ % Heilungen durch meist öfters wiederholte Punktion; $66\frac{2}{3}$ % starben an Kachexie oder Peritonitis.

Die Prognose der Spontanruptur einer entzündeten Blase ist noch schlechter: E r d m a n n hat 1903 34 Fälle zusammengestellt; 27 Nichtoperierte starben alle. von 7 Operierten wurden auch nur 4 gerettet. B r i c k a sammelte 39 Fälle (23mal Cholelithiasis, 11mal Typhus, 5mal Cholecystitis sine concremento); 35 Nichtoperierte starben, 4 Operierte wurden gerettet. K ö r t e zählt 1905 schon 23 operierte Fälle auf, darunter 4 eigene, mit 16 Heilungen und 7 Todesfällen. R i c k e t t s hat 1905 sogar 203 Fälle von spontanen und traumatischen Gallenblasenrupturen zusammengestellt: Die Spontanrupturen gaben ohne Operation nur 6 %, mit Operation 58 % Heilung; die traumatischen ohne Operation 22 %, mit Operation 88 % Heilung.

## Therapie.

### I. Indikationen zur Laparotomie.

Offene Verletzungen werden nach denselben Grundsätzen behandelt, wie jede offene Bauchverletzung überhaupt.

Bei subkutanen Verletzungen raten alle Autoren wegen der schlechten Prognose bei exspektativer Behandlung zu möglichst früher Operation. Sobald Zeichen von Cholämie oder akuter Peritonitis auftreten, ist nur bei sofortiger Laparotomie noch einige Aussicht auf Rettung vorhanden. Aber auch bei Galleerguß und fibrinöser plastischer Peritonitis ist es nur nach Laparotomie möglich, den Erguß gründlich zu entleeren, ein Wiederansammeln durch Verschluß der Gallenwegswunde zu verhüten. Je früher man operiert, um so mehr Chancen hat man, die Verletzungsstelle zu finden, ehe sie durch Verklebungen und Auflagerungen verdeckt ist.

Deshalb rät M e i ß n e r mit Recht, man solle sich gar nicht erst mit den doch im Erfolg unsicheren Punktionen aufhalten, sondern laparotomieren, sobald die Diagnose gestellt ist. S t i e r l i n will die Punktion zulassen, wenn es notwendig ist, die Kräfte vor einer größeren Laparotomie zu heben. Ich meine, eine Probelaparotomie in Lokalanalgesie kann man immer noch wagen. Findet man bei sehr geschwächtem Patienten die Wunde nicht bald, dann tamponiert man vorläufig nach der Verletzungsstelle hin. (Diese macht sich, wenn nicht durch Ansammlung von Galle an bestimmter Stelle, wohl dadurch geltend, daß hier die stärksten galligen Fibrinauflagerungen und Verwachsungen sind.) Dadurch reinigt man nicht nur den Bauch gründlicher, sondern schützt den Körper auch sicherer vor weiter schwächender Galleresorption oder Sekundärinfektion des Ergusses als durch wiederholtes Punktieren. Man wird also durch diese vorläufige Probelaparotomie die Kräfte eher heben. In manchem Falle wird dieser Eingriff schon zur Heilung führen, andernfalls operiert man bei gehobenen Kräften zum zweitenmal.

Die Laparotomie ist auch noch vorzuziehen, wenn der Verletzte erst nach Wochen oder Monaten in Behandlung kommt. C z e r n y (bei P e t e r s e n, S. 816) fand noch bei der nach 35 Tagen vorgenommenen Operation einen klaffenden Riß in der Gallenblase und verschloß ihn durch Naht und Netzaufnähen. Aber auch wenn man die Verletzungsstelle nicht findet, wird man durch gründliches Auswischen des Bauchs rascher Verklebungen erzeugen, welche den weiteren Gallenausfluß hindern (H e r m e s). M i c h a u x und R o t f u c h s fanden bei der Operation am 17. Tag die Wunde nicht, erzielten aber Heilung nach vorübergehender Fistelbildung; M a r t i n (publiziert von S c h m i d t) sogar noch durch Laparotomie nach 2 Monaten nach wiederholten nutzlosen Punktionen. K r a m e r operierte erst nach 4 Monaten wegen Ikterus und mannskopfgroßer Pseudozyste, fand keinen Riß, nur Verwachsungen um den Choledochus, erzielte durch Drainage Heilung in 7 Wochen.

In den meisten Fällen ist übrigens der Riß nicht gefunden. Das hat hauptsächlich darin seinen Grund, daß bis jetzt selten früh operiert wurde. Doch fand W a l t h e r bei sofortiger Operation einen $1^1/_2$ cm langen Choledochusriß nicht. Dann bleibt nichts als die Tamponade übrig. W a i n w r i g h t fand den Riß nicht einmal bei der Sektion. S t i e r l i n war der erste, der einen Riß im Choledochus fand, H i l d e b r a n d fand bei Operation am 13. Tag einen 1 cm langen Riß im Hepatikus. G a r r è konnte erst nach Choledochotomie und Sondierung aufwärts einen 3 cm langen Längsriß im Hepatikus finden. G a r r e t hat (wie S e n n bei Darmrupturen) mit einer Hohlnadel Luft in die Gallenblase eingetrieben; er sah zwar Luftblasen am Choledochus aufsteigen, konnte aber trotzdem die an der Rückseite gelegene Ruptur nicht sehen. Die Tamponade allein hat übrigens eine ganze Anzahl Verletzter gerettet.

## II. Operative Technik.

1. B e i  W u n d e n  d e r  G a l l e n b l a s e. Wunden in nichtentzündeter Gallenblase werden genäht (Z y s t e n d y s e). Gallenblasenwunden heilen rasch und mit vollständigem Ersatz der Schleimhaut und Muskularis (E n d e r l e n und J u s t i). Prinzipiell lege man keinen Gazetampon auf die Nahtlinie, der durch Austrocknen leicht zu Nahtinsuffizienz führt, sondern führe einen mit Guttapercha oder Kofferdam umwickelten Gazestreifen, ein Zigarettendrain bis in die Nähe der Nahtlinie (W. M a y o, K e h r, L e n n a n d e r). Bei großer unregelmäßiger Wunde, wenn Nähte durchreißen, wenn Verwachsungen die Blase abknicken, ist E k t o m i e am Platz (Fälle von D i x o n, C h o l z o w, S i e g e l, B i a g i, v. B e c k — 701). Auch wenn die Blase aus ihrem Leberbett ausgerissen, selbst aber nicht perforiert ist, würde ich sie entfernen. Doch haben M e r c a d é (512) und F a u r e (710) dabei auch durch einfache T a m p o n a d e Heilung erzielt. B i a g i heilte eine kleine Schußverletzung allein durch Tamponade.

Die Naht kann man durch (am besten freie) N e t z p l a s t i k sichern (C z e r n y, B r a u n u. a.). E n d e r l e n und J u s t i verschlossen in Tierexperimenten den Gallenblasendefekt nur durch Aufnähen vom Netz. Die Verschließung von Gallenblasendefekten durch ungestielte Serosamuskellappen aus Bauchwand oder Magen (B a l d a s - s a r i und G a r d i n i) hat keine praktische Bedeutung; die Ektomie, oder wenn die Blase erhalten werden muß, die Netzplastik ist viel einfacher.

Eine perforierte entzündete Gallenblase wird natürlich am besten ektomiert. Die Zystendyse, von H o c h e n e g g 1890 mit Erfolg gewagt, ist als zu riskant zu widerraten. Die Zystostomie kommt in Betracht, wenn der Patient die Ektomie nicht mehr aushalten würde oder der Choledochus unwegsam ist und man die Choledochotomie wegen des Allgemeinzustandes auf eine spätere Zeit verschieben muß (T h o m a s, K a r s c h u l i n). Der Fall von D i x o n zeigt, wie wichtig es ist, bei Spontanruptur einer Steinblase vor der Ektomie genau zu untersuchen, ob der Choledochus durchgängig ist. Sein Patient ging nach der Ektomie zugrunde, weil der Gang durch einen Stein verschlossen war.

2. W u n d e n  d e s  D.  c y s t i c u s kann man, wenn sie klein sind, nähen. Sonst macht man die Ektomie nach Unterbindung des Cystikus unterhalb der Verletzung. Kontinuitätsresektion des Ganges kommt nicht in Betracht. L o t h e i s s e n heilte einen Fall allein durch Tamponade.

3. C h o l e d o c h u s w u n d e n. Von 17 Fällen sind 14 laparotomiert. Gefunden wurde die Verletzung nur 1mal von S t i e r l i n. Es waren fast alles Spätoperationen am 18. Tag bis nach 4 Monaten, nur 1 wurde am 5. Tag operiert. Trotzdem die Wunde 16mal nicht gefunden war, wurden 9 geheilt und zwar 7 durch einfache Tamponade oder Drainage (H a h n, R o t f u c h s, G a r r e t, M a r t i n - S c h m i d t, K r a m e r, D i r c k, T u f f i e r), 2 durch Cholecystenteroanastomose (L e w e r e n z, K r a u s e).

5 sind gestorben: 1 sofort nach der Operation, 1 nach 8 Tagen, die übrigen nach Wochen bis $^3/_4$ Jahren an Entkräftung.

4mal war nur tamponiert oder drainiert (B a t t l e, S p e n c e r, R o s e, W a l t h e r), 1mal war der Choledochus über dem Riß abgebunden und die Cholecystenteroanastomose gemacht (S t i e r l i n).

3 Nichtoperierte sind gestorben: 1 wurde exspektativ behandelt (H u t c h i n s o n), 2 punktiert (F i z e a u, D r y s d a l e).

Hat man die Choledochuswunde gefunden, so versuche man bei unvollständiger Ruptur die Naht, sie ist bis jetzt nicht ausgeführt. S t i e r - l i n rät überhaupt von der Naht ab und zu tamponieren, den Grund sehe ich nicht ein. Mißlingt die Naht oder ist sie wegen versteckter Lage des Risses (Rückwand) nicht möglich, dann kommt allerdings in erster Linie die Tamponade oder Drainage in Betracht. Aber sie ist unsicher: 4 sind dabei gestorben, 7 gerettet. Eine umgehende Anastomose kann man dem Verletzten nur bei gutem Kräftezustand zumuten, S t i e r l i n s Patient starb danach am folgenden Tage. Er rät, in älteren Fällen zu anastomosieren, weil dann das Duodenalende obliteriert sein könne; er konnte es nicht einmal bei der Sektion finden.

Um die Gefahr der sekundären Cholangitis durch aufsteigende Infektion zu verhüten, fügen manche Operateure (K r a u s e, K a u s c h u. a.) prinzipiell der Cystenteroanastomose eine Enteroanastomose zwischen zu- und abführender Darmschlinge hinzu. Vermieden wird dadurch aber die Cholangitis doch nicht sicher. K e h r und H i l d e b r a n d bevorzugen daher die Cystogastrostomie, andere die Cystoduodenostomie. Die Cystokolostomie (M a y o R o b s o n) ist jedenfalls am wenigsten rationell.

K a u s c h geht in letzter Zeit so vor: Enteroanastomose 50 cm unter der Plica duodeno-jejunalis. Der abführende Schenkel wird dicht über der Anastomose durchschnitten, beiderseits abgebunden und übernäht. Dann wird der lange Schenkel dicht an seinem blindverschlossenen Ende mit der Gallenblase anastomosiert und in ganzer Länge durch eine fortlaufende Seidennaht verengt. Es entsteht so ein langer enger Kanal zwischen Gallenblase und Darm, eine Art von zweitem Choledochus, von dem erwartet werden kann, daß er dauernd von Galle durchspült wird und nicht so leicht Darminhalt in ihn hineingelangt.

Fast dasselbe Verfahren hat schon M o n t p r o f i t auf dem französischen Chirurgenkongreß 1908 angegeben: Eine obere Jejunumschlinge wird durchschnitten, das zuführende Ende mit einer unteren Schlinge anastomosiert, das abführende blind verschlossen und mit der Gallenblase, dem Choledochus oder Hepatikus in Verbindung gebracht. 5 Monate vorher hatte schon D a h l die Operation am Lebenden mit Erfolg gemacht bei vollständiger Gallenfistel, nachdem bei früherer Operation die Gallenblase exstirpiert und der D. hepaticus versehentlich in dicken Verwachsungen durchschnitten war. Auch C h o l i n hat so 1909 operiert.

Aber für unsere Verletzten ist solch ein Eingriff viel zu kompliziert.

Bei t o t a l e r Q u e r r u p t u r d e s C h o l e d o c h u s ist

a) Die Methode der Wahl die p a r t i e l l e N a h t d e r S t ü m p f e, im hinteren Dreiviertelumfang mit Hinzufügen von Tamponade oder Drainage des Operationsgebiets. Vollständige zirkuläre Naht würde zu leicht Stenose machen. Diese Operation ist von K e h r, M a y o, K ö r t e öfters bei Tumorresektion und akzidentellen Verletzungen gelegentlich Cholelithiasisoperationen ausgeführt.

W. M a y o hat 1mal nach versehentlicher Querdurchschneidung des Choledochus bei Steinoperation den Choledochus genäht. K ö r t e (v. L a n g e n b e c k s Archiv 1909) hat 1mal bei Ektomie einer Steinblase, als er den sehr kurzen Cysticus vorzog und vor einer Klemme abschnitt, den D. hepaticus und choledochus beide versehentlich quer durchgeschnitten: zirkuläre Naht beider Lumina mit Katgut, 12 Tage Hepatikusdrainage, Heilung. K ö r t e betont bei dieser Gelegenheit teleologisch die große Tendenz der Gallengänge, sich wieder zusammen zu finden, um die Galle in den Darm zu leiten.

7mal ist die zirkuläre Dreiviertelnaht nach Resektion des Choledochus gemacht: 2mal war wegen Druckusur und Stenose durch Stein reseziert (K e h r, D o y e n). 4mal wegen Karzinoms (M a y o 3 Fälle, D o b e r a u e r). 1mal wegen Adenofibroms (R o t t e r). Von diesen 9 Fällen von zirkulärer Choledochusnaht sind 7 operativ geheilt, 2 an cholämischem Blutungen gestorben (M a y o, R o t t e r). W. M a y o und K ö r t e nähen mit feinem Katgut, weil bei Benutzung von Seide, Zwirn oder Silk die Gefahr sekundärer Steinbildung besteht, langgelassene Seidenfäden (K e h r) sich aber schwer entfernen lassen. M a y o führt die Nähte durch alle Schichten der Wand durch und näht nur 1mal herum in einer Schicht.

b) Wenn die Naht mißlingt oder wegen großen Defekts gar nicht versucht werden kann, kommt zunächst, wenn man die Verletzung gefunden hat und der Zustand des Verletzten gut ist, die Ligatur des Choledochus über der Verletzung und das Anlegen einer umgehenden A n a s t o m o s e in Betracht (S t i e r l i n) oder nur die Anastomosierung (K r a u s e). Das ist jedenfalls noch einfacher als das Einpflanzen des oberen Choledochusstumpfs ins Duodenum (W i l l i a m s 709). Außer W i l l i a m s ist diese Einpflanzung von M a y o bei Cholelithiasis mit Verödung des D. choledochus, von K e h r nach Resektion eines Karzinoms an der Bifurkation ausgeführt, beide Male mit Erfolg.

c) Gestattet der Zustand des Verletzten die Anastomosierung nicht, dann kommt das Einführen eines T-Drains in Hepatikus und Choledochus mit Tamponade in Betracht (K e h r). Dadurch wird jedenfalls die Galle sicherer auf den richtigen Weg geleitet als durch Tamponade allein. Defektverschlüsse am Choledochus durch Serosamuskularislappen aus der Magen- oder Duodenumwand (K e h r und v. S t u b e n r a u c h), aus der Gallenblasenwand (K e h r - S i e b o l d), durch Netzzipfel (E n d e r l e n), bei Gallensteinoperationen und in Tierexperimenten ausgeführt, sind für die hier vorliegenden Fälle zu schwierig. (Bei Steinoperationen wäre übrigens auch der partielle Ersatz des Choledochus durch ein Venenstück mal zu versuchen.)

Noch schwieriger ist die völlige Neubildung eines Choledochus aus einem gestielten Dünndarmlappen, welche K a u s c h einmal bei narbigem Verschluß des Choledochus an der Papille mit Erfolg ausführte, eine technische Glanzleistung und eine ingeniöse Idee.

Nach Choledochostomie war eine alle Galle ausscheidende Fistel geblieben. Enteroanastomose 60 cm unterhalb der Plica duodeno-jejunalis. Abführender Schenkel dicht oberhalb der Anastomose durchgeschnitten und das kurze Ende blind verschlossen. Am Ende des langen offenen Schenkels wurde ein gestielter rechteckiger Lappen gebildet (Querschnitt 4 cm vom Ende entfernt durch Dreiviertelumfang, 1 Längsschnitt am Mesenteriumansatz), der Lappen um 90° gedreht, so daß er in die Längsrichtung des Darms fiel. Ein bleistiftdickes Drain wurde in den Darm und auf den Lappen gelegt, der Lappen darüber zusammengerollt, seine Ränder vernäht. Dann der Darmschenkel durch Längsfaltung und Vernähung in einen engen Kanal verwandelt. Am Drainrohr wird ein starker Seidenfaden befestigt und am Zusammenstoß des verengten Darmschenkels mit dem „neuen" Choledochus herausgeführt. Der neugebildete Gang wird mit Kornzange in die stumpf erweiterte Gallenfistel bis in den Choledochus eingeführt, der starke Seidenfaden oberhalb des Rippenbogens befestigt, so daß er den Gang in seiner Lage hält. Bauchnaht. Vorübergehend Ausfluß von Galle und Darminhalt. Drain nach 18 Tagen entfernt, neues Drain. Fistelverschluß nach 4 Wochen. Nach 1 Jahr gesund.

Einfacher haben sich S u l l i v a n, D r e e s m a n n, V e r h o o g e n, J e n c k e l geholfen; sie haben temporär den Choledochusdefekt durch ein Gummirohr ersetzt.

S u l l i v a n hat bei Hunden nach Resektion aus der Kontinuität des Choledochus ein Gummidrain in das obere Ende 1 cm weit eingeführt und mit 2 Katgutfäden befestigt. Das andere Ende des Gummidrains armierte er mit einem durch einen Katgutfaden zusammengepreßten Schwamm, führte es durch eine Inzision ins Duodenum, befestigte es lose mit einer Katgutnaht, vernähte darüber die Darmwand nach Art der W i t z e l schen Magenfistel und überdeckte die Naht mit einem Netzzipfel. Wenn das Katgut verdaut ist, dehnt sich der Schwamm aus, wird durch die Darmperistaltik nach unten gezogen und zieht den Schlauch nach. Bei Hunden waren die Resultate gut, aber das Verfahren ist unsicher; man weiß nicht, ob der Choledochus bereits wieder ausgewachsen bzw. durch ein bindegewebiges Rohr ersetzt ist, wenn das Gummirohr in den Darm abgeht. Leicht entsteht auch später Striktur.

Ganz ähnlich verfuhr D r e e s m a n n bei Operation einer kongenitalen Choledochuszyste, um die Kommunikation mit dem Duodenum herzustellen: Er nähte ein Gummirohr, an dessen Ende ein Murphyknopf befestigt war, nach Analogie einer W i t z e l schen Schrägfistel in das gefaltete Duodenum, nähte das andere Ende des Gummirohrs in die Zyste und vereinigte Zysten- und Duodenumwand darüber mit Nähten. Die Patientin starb am 3. Tag im Herzkollaps.

V e r h o o g e n (publiziert von G r a e u w e) hatte wegen Krebs die Blase, den D. cysticus, choledochus und hepaticus reseziert. Zwischen den Stümpfen des Hepatikus und Choledochus war eine Distanz von 6 cm. Er führte ein Drain duodenalwärts in den Choledochusstumpf, legte es bis an den Hepatikusstumpf, schnitt hier ein seitliches Fenster in das Drain, knickte es rechtwinklig um und führte sein Ende zur Bauchwunde heraus, Tamponade um das Drain. Tatsächlich floß Galle durch das gefensterte Drain in den Choledochus, der Stuhl war gefärbt. Nach 12 Tagen wurde das Drain entfernt, Patient ohne Fistel gesund entlassen.

J e n c k e l hatte in einem Falle von Cholelithiasis mit narbiger Schrumpfung des Choledochus zwischen den Stümpfen der Hepatici und dem Duodenum eine Distanz von 8 cm zu überbrücken. Er fixierte einen Gummischlauch im rechten Hepatikus, leitete wieder das untere Ende nach Art der W i t z e l schen Fistel ins Duodenum und tamponierte darum. Trotzdem anfangs Galle aus dem linken Hepatikus und noch Dünndarminhalt aus der Wunde floß, bildete sich allmählich ein neuer Gang durch Epithelisierung vom Duodenum und Hepatikus her. Nach 23 Tagen wurde das Drain entfernt, die Fistel später durch Sekundärnaht geschlossen.

4. H e p a t i k u s w u n d e n (12 Fälle) machen noch mehr Schwierigkeiten. In 5 Fällen wurde laparotomiert: C z e r n y und S p i l l m a n n fanden die Verletzung nicht und beschränkten sich auf Tamponade. Der Erguß von Galle sammelte sich wieder an und die Patienten starben. B e s s e l - H a g e n aber erzielte Heilung durch alleinige Tamponade, er hatte auch die Verletzung nicht gefunden. H i l d e b r a n d operierte am 13. Tage und rettete seinen Patienten durch Hepatikusdrainage und Tamponade. Der Versuch, den sichtbaren Riß zu nähen, mißlang, weil die Nähte durchschnitten. G a r r è operierte erst nach 8 Wochen, fand einen 3 cm langen Längsriß im Hepatikus erst nach Choledochotomie und Sondierung aufwärts, tamponierte und drainierte. Es blieben zunächst 2 Fisteln, aus denen alle Galle floß, später aber schlossen sich die Fisteln. Nach mehr als halbjährigem Wohlbefinden neuer schwerer Ikterus und Fieber. Zweite Operation in der Absicht, die Hepatikusnarbe zu resezieren. Aber in den Verwachsungen war der Hepatikus nicht zu finden. Deshalb Hepato-Duodenostomie, mit vollem Erfolg.

5 exspektativ behandelte Fälle starben bald an Cholämie (C l a r k, B r y a n t, W a i n w r i g h t, C a m p a i g n a c, M e i ß n e r).

2 mit Punktion behandelte starben ebenfalls (T h i e r s c h, C o h nh e i m).

K e h r (publiziert von V o l k m a r) hat einmal bei Zystektomie, als D. cysticus und hepaticus fest verwachsen waren, den D. hepaticus verschentlich durchschnitten und ligiert, ohne es zu merken. Nach 8 Monaten zweite Operation wegen Gallenfistel: Choledochus wird quer durchgeschnitten und im hinteren Umfang mit dem Hepatikusstumpf vernäht, der vordere Umfang des Choledochusquerschnitts wird an die Leber dicht oberhalb der Hepatikusfistel angenäht, so daß die Galle aus der Fistel direkt in den Choledochus fließen mußte. Erweiterung des Duodenalendes des Choledochus mit Laminariastiften. Heilung ohne Fistel.

Ideale Methode wäre die Naht.

Die von L a n g e n b u c h und L e w e r e n z vorgeschlagene E i np f l a n z u n g   d e s   H e p a t i k u s   i n s   D u o d e n u m, nach Tumorresektion wiederholt ausgeführt, wird bei Verletzungsfällen noch weniger möglich sein als die Naht. Man wird sich also wohl immer, wenn man die Verletzung findet, zunächst auf H e p a t i k u s d r a i n a g e und T a m p o n a d e beschränken; wenn man die Verletzung nicht findet, auf Tamponade allein. Hat man damit keinen Erfolg und läßt der Zustand des Patienten einen weiteren Eingriff zu, dann mache man nach G a r r è s Vorgang die H e p a t o - D u o d e n o s t o m i e. E n d e r l e n, H i r s c h b e r g, K ö r t e äußerten auf dem Chirurgenkongreß 1904 Zweifel, ob es überhaupt möglich sei, so dauernd die Galle in den Darm abzuleiten. Daß es bei stark erweiterten Lebergallengängen möglich ist, hat G a r r è erwiesen.

G a r r è s Fall ist der erste von Dauerbestehen einer Leberdarmfistel. Vorher war die 1896 von B a u d o u i n theoretisch vorgeschlagene Operation 4mal ohne

Erfolg gemacht: von C z e r n y und K e h r bei Krebs der Gallengänge, von M a y-
l a r d in einem unklaren Fall, von E h r h a r d t bei kongenitaler Aplasie der
Gallenwege.

Ob man bei Verletzung nur eines Astes des D. hepaticus, besonders
des linken, diesen unterbinden dürfte? N a s s e hat bei Tieren ohne
Schaden für das Leben einzelne Äste unterbunden. Die Folge war Schrumpfung des Lappens durch Beeinträchtigung der Zirkulation in den Pfortaderästen (Hypoplasie des Parenchyms und Hyperplasie des peripherischen Bindegewebes und der Gallengänge, nur kleine Nekroseherde, „vika-
riierende" Hyperplasie der anderen Lappen). Den funktionellen Ausfall
des linken Lappens würde der Mensch wohl ertragen, ob er die Nekrosen
mit dem Leben bezahlen müßte?

# Literatur.

## Arbeiten allgemeineren und zusammenfassenden Inhalts.

A b e l, Die chirurgische Behandlung der Verletzungen der Leber. Obermilitär-ärztliche Prüfungsarbeit 1899. Büchersammlung der Kaiser-Wilhelms-Akademie XIV, 29. — A d l e r. De la lap. explor. d'urgence pour les traum. de l'abdomen. (Plaies pénétr., contus. abdom. graves.) Thèse de Paris. S t e i n h e i l 1892. — v. A n g e r e r, Über subkutane Darmruptur und ihre operative Behandlung. 29. Chirurgenkongreß 1900. Verh. I, S. 482. — B a r t e l s, Leberruptur nach Kontusion. Diss. Berlin 1904. — B e c k (Neuyork), Surgery of the liver. Journal of the Americ. med. Assoc. 1902, April. — B e r t r a m. Bauchschußverletzungen. In.-Diss. Würzburg 1893. — B e s t e l m e y e r, Über Schußverletzungen (v. A n g e r e r-München). B r u n s' Beitr., Bd. 55, S. 637, 1907. — B i e r n a t h. Über subkutane Leberruptur mit späterer Ausstoßung größerer Lebersequester und deren Behandlung. Arch. f. klin. Chir. Bd. 90, S. 73, 1909. — B o l j a r s k i. Über Leberverletzungen in klin. u. exp. Hinsicht, unter besonderer Berücksichtigung der isol. Netzplastik. Arch. f. klin. Chir. Bd. 93, Heft 2. — v. B o r s z é k y, Über die offenen Verletzungen der Leber. B r u n s' Beitr., Bd. 48, S. 558 und Orvosi Hetilap. 1906, Nr. 1 (ungarisch), ref. H i l d e b r a n d s Jahresber. XII, S. 1009. — B r a u n u. B o r u t t a u, Exp. krit. Untersuchungen über den Ileustod. Deutsche Zeitschr. f. Chir. Bd. 96, S. 544. — B r e h m, Die komplizierte Bauchkontusion. Samml. klin. Vortr. N. F. Nr. 376, 1904 und Arch. f. klin. Chir. Bd. 73, S. 234, 1904. — B r e n t a n o, Bauchkontusionen. Deutsche med. Wochenschr. 1901. Vereinsbeilage. — B r o c a, Rev. de chir. T. 17, 1897, S. 250 (Verblutung nach Punktion) und Bull. et mém. de la Soc. de chir. 1896 Nr. 11—12 u. 1897, S. 93. — B u c c i, La sindrome H e i n e k e - L e j a r s nelle contus. addom. Clin. chir. 1910 Nr. 7, ref. Centr. f. Chir. 1910 Nr. 47, S. 1502. — B u r c k h a r d t, Beitr. z. Behandl. der Leberverletz. Zentralbl. f. Chir. 1887 Nr. 5, S. 88. — C l e m e n t i, Cura delle ferite d'arma bianca della cavità addominale. Atti dell' XI. Congr. med. internaz. Roma 1894. Vol. IV, S. 311. Torino. R o s e n b e r g u. S e l l i e r 1895. — M a c C o r m a c, Über den Bauchschnitt bei der Behandlung von intraperit. Verletzungen. v. V o l k m a n n s Samml. klin. Vortr. 1888, Nr. 316. — C o u r v o i s i e r, Kas. statist. Beitr. z. Pathol. u. Chir. d. Gallenwege. Leipzig 1890. — D e r s e l b e, Die Behandlung d. Cholelith. Korrespondenzbl. f. Schweizer Ärzte 1903, Nr. 9. — D a l t o n, Leberverletzungen. Annals of surg. 1888. — D e e t z (Rostocker Klinik — M ü l l e r), Leberrupturen. Med. Klinik 1906 Nr. 4, S. 90. — D e m o n s, Contrib. au trait. des contus. et plaies de l'abd. 10. Congrès franç. de chir. Okt. 1896. Revue de chir. T. 16. 1896, S. 872. — D e n c k s, Zur Diagnostik und Behandlung der Leberverletzungen. Deutsche Zeitschr. f. Chir. Bd. 82, S. 307, 1906. — E d l e r, Die traumatischen Verletzungen der parenchym. Unterleibsorgane. Arch. f. klin. Chir. Bd. 34, S. 173, 1887. — E i c h e l. Klin. und exp. Beitr. z. Lehre der subkutanen Darm- und Mesenterialverletzungen. Beitr. z. klin. Chir. Bd. 22, 1898. — D e r s e l b e, Über subkutane traumatische Bauchblutungen. Münch. med. Wochenschr. 1901, Nr. 41 u. 42, S. 1598 u. 1659. — E i s e n d r a h t, Traumatic. rupt. of the abd. viscera without external signs of injury. Journal of the Americ. med. Assoc. Vol. 39, 25. Okt. 1902. — F a u r e et L a b e y, Mal. chir. du foie et des voies bil. Paris. Baillière et fils. 1910. 307 Seiten. Bd. 27 der Nouv. traité de chir. Publié par le D e n t u et D e l b e t. — F i n k e l s t e i n, Über z. Frage d. Leberruptur. Wratsch 1901, Nr. 44 u. Deutsche Zeitschr. f. Chir. Bd. 63, S. 408, 1902. — F r ä n k e l. Über die subkutane Leberruptur und deren Behandlung durch die prim. Lap. B r u n s' Beitr., Bd. 30, Heft 2, 1901 und Münch. med. Wochenschr. 1901 Nr. 29. — D e r s e l b e. Einige Grundsätze für die Beurteilung und Behandlung der Kontusionen des Bauches. Münch. med. Wochenschr. 1903 Nr. 17, S. 732. — F r i e d l ä n d e r, G., Vagus und Peritonitis. Arch. f. klin.'Chir. Bd. 72, S. 196, 1903. — F u c h s i g, Zur Kasuistik der Leberverletzungen. Wiener klin. Rundschau 1902 Nr. 17 u. 18. — G a r r è, Naht von Lungenwunden. 34. Chirurgenkongreß 1905. Verh. II. S. 126. — G e b e l e, Über penetr. Bauch-, Stich- und Schußwunden. Münch. med. Wochenschr. 1903 Nr. 33, S. 1415. — G e o r g i, Leberverletzungen. Deutsche Zeitschr. f. Chir. Bd. 61, S. 430. — G i o r d a n o, Beitr. z. Chir. d. Leber- und Gallenwege. Festschr. f. N o v a r o C a g l i a r i - S a s s a r i 1898, ref. Zentr. f. Chir. 1899, S. 787. — D e r s e l b e, I resultati della lap. nei traumi del fegato. La clinica chirurg. Milano. Anno X. 1902, Nr. 4—6. — G o s s e t, Sur deux cas de contus. du foie. Gaz. des hôp. 2. VIII. 1900. Nr. 87, S. 875. — G r a n t, The journal of the Americ. med. assoc. 17. III. 1900. — G r e k o w, Beitr. z. Kas. d. Stich- u. Schnittverletzungen der Leber. Deutsche Zeitschr. f. Chir. Bd. 63, S. 402, 1902 und Wratsch 1901, Nr. 44. — G u i n a r d, De la lap. dans les contus. de l'abd. X. Congr. franç. de chir. Paris, Okt. 1896. Revue de chir. T. 16, 1896, — S. 873. H a g e n, Über die Bauchverletzungen des Friedens (Krankenh. Nürnberg, G ö s c h e l). B r u n s' Beitr., Bd. 51, S. 529, 1906. — H a l b f a s, Über Leberverletzungen. Diss. Greifswald 1901.· — H a l t e r (Klinik K o c h e r, Bern), Bauchverletzungen. Deutsche Zeitschr. f. Chir. Bd. 81, 1906. — H a r t m a n n, Contusion de l'abd. Bull. et mém. de la Soc. de chir. 12., Okt. u. 26. Okt. 1898 u. 1900, p. 143. — H e i n e k e, Über Meteor. nach Bauchkontusionen. Arch. f. klin. Chir. Bd. 83, S. 1104, 1907. — H e r t l e, Über stumpfe Bauchverletzungen. 77. Versamml. Deutscher Naturforscher u. Ärzte zu Meran 1905, ref. Zentr. f. Chir. 1905 Nr. 50, S. 1359. — H i l d e b r a n d, O., Über Bauchkontusionen. Berl. klin. Wochenschr. 1907 Nr. 1. — v. H i p p e l, Beitr. z. Behandlung der Leberrupturen. Arch. f. klin. Chir. Bd. 81, II. — H o f f m a n n, A u g., Die Ursache der Bauchdeckenspannung. B r u n s' Beitr., Bd. 69, S. 701, 1910 und Deutsche med. Wochenschr. 1910 Nr. 26 und 82. Vers. Deutscher Naturforscher und Ärzte in Königsberg 1910. — H o f m e i e r, Über Leberrupturen. In.-Diss. Greifswald 1876. — H o x i e, Bericht über die in der Züricher chirurgischen Klinik in den Jahren 1881—1900 behandelten Fälle von offenen Wunden des Abd. B r u n s' Beitr., Bd. 31, S. 315, 1901. — H ü b n e r, Die subkutanen Verletzungen der Leber und des Gallensystems. In.-Diss. Königsberg 1904. — J a h r e s b e r i c h t der Heidelberger chir. Klinik für 1902. Suppl.-Heft zu B r u n s' Beitr., Bd. 39, 1903. — J e n c k e l, Beitr. z. Chir. d. Leber und Gallenwege (Göttinger Klinik, B r a u n). Deutsche Zeitschr. f. Chir. Bd. 96, S. 254—301 u. S. 338—393, 1908. Bd. 98, S. 199—1909. Bd. 102, S. 308—363, 1910. Bd. 104, S. 1—121, 1910. — J o r d a n, Über die subkutane Milzzerreißung und ihre operative Behandlung. Münch. med. Wochenschr. 1901 Nr. 3. — K e h r, Die Verletzungen und chirurgischen Erkrankungen der Leber, der Gallenwege und der Milz. Im Handbuch der praktischen Chirurgie von v. B e r g m a n n, v. B r u n s, v. M i k u l i c z. Stuttgart, E n k e. — D e r s e l b e, Die chirurgische Behandlung der Gallensteinkrankheiten. Deutsche Klinik von v. L e y d e n. Berlin, U r b a n - S c h w a r z e n b e r g. 1901. — D e r s e l b e, Technik der Gallensteinoperationen. München 1905, L e h m a n n. (447 u. 395 Seiten. Reichliche Literaturangaben.) — K i r s t e i n, Zur Kasuistik der subkutanen Darmverletzungen. Deutsche Zeitschr. f. Chir. Bd. 57, 1900. — K l e m m, Zur Pathologie und Therapie der Schußwunden des Magendarmkanals. v. V o l k m a n n s Samml. klin. Vortr. 1896, Nr. 142. — K ö n i g, F r i t z, Über gleichzeitige Schußverletzungen von Brust- und Bauchhöhle. Berl. klin. Wochenschr. 1900 Nr. 2—5. — K ö r t e, Über die Chirurgie der Gallenwege und der Leber. v. V o l k m a n n s Samml. klin. Vortr. N. F. Nr. 40, 1892. — D e r s e l b e, Beitr. zur Chirurgie der Gallenwege und der Leber. Hirschwald 1905. — K r e c k e, Jahresbericht aus Dr. Kreckes Privatklinik. München 1905 und 1906. — K r o n e r, Erfahrungen über Friedensschußverletzungen (K ö r t e, Urban). Arch. f. klin. Chir. Bd. 75, S. 643, 1905. — L ä h r, Über subkutane Rupturen der Leber und Gallenwege. Diss. München 1890. — L a n g e n b u c h, Chirurgie der Leber und Gallenblase. Deutsche Chir. Lief. 45 c., I. Teil, 1894, II. Teil 1897. — L a t h r o p, Bullet wounds of the abd. Boston med. and surg. journal. 19. April 1900. — L a w s o n, T a i t, The surgery of the Liver. Edinb. med. journ. 1899, p. 305 und 401. — L e n n a n d e r, Über die Sensibilität der Bauchhöhle. Zentralblatt f. Chir. 1901 Nr. 8. — L e x e r, Über Bauchkontusionen. Berl. klin. Wochenschr. 1901 Nr. 48 u. 49. — L o n g u e t, Rupt. de l'intest. Bull. de la Soc. anat. Paris 1875. — L ü h e, Zur Behandlung durchbohrender Bauchverletzungen. Deutsche militär-ärztliche Zeitschr. 1892, S. 145. — M a d e l u n g, Einige Grundsätze zur Behandlung der Verletzungen des Bauches. B r u n s' Beitr., Bd. 17. S. 695, 1896. — D e r s e l b e, Chirurgische Behandlung der Leberkrankheiten. P e n z o l d t - S t i n t z i n g s Handb. d. spez. Therap. Abt. VI b. — M a y e r. Die Wunden der Leber und Gallenblase. München 1872. — M a y o R o b s o n, 534 Operationen an den Gallenwegen. Boston med. and surg. journ. 21. Mai 1903. — M o r i. Sopra 650 caso di chir. abdom. Gaz. lombarda. Serie 9, Tomo 9, 1897, p. 265. — M o t y, Le trait. des contus. de l'abd. Arch. de méd. et de pharm. mil. T. 17, p. 158, 1891. — M ü l l e r, M a x, Über subkutane Unterleibsverletzungen durch stumpfe Gewalt. Diss. München 1897. — N e h r k o r n, Leberverletzungen. Fortschr. d. Med. Jahrg. 27, Nr. 29, 1909. — N e u m a n n, Über subkutane Darmruptur nach Bauchkontusion. Deutsche Zeitschr. f. Chir. Bd. 64, S. 158, 1902. — D e r s e l b e, Zur Behandlung der Leberverletzungen. Deutsche med. Wochenschr. 1908 Nr. 3. — N ö t z e l, Über die Operationen von Leberverletzungen. Beitr. z. klin. Chir. 1906, Bd. 48 und 1909 Bd. 61. — N u ß - b a u m, Die Verletzungen des Unterleibes. Deutsche Chirurgie Lief. 44. 1880. — O'C o n o r. Surgery of the Liver. Annals of surg. 1897, I. May, p. 560, und Glasgow med. journ. 1897, May und Med. press 25. Aug. 1897. — O p p e n h e i m, Das Verschwinden der Leberdämpfung bei Meteorismus. Deutsche med. Wochenschr. 1902 Nr. 27. — O s s i g, Zur Pathologie und Therapie der Revolverschußverletzungen des Kopfes und Rumpfes. Beitr. z. klin. Chir. Bd. 37, 1903. — P e c h, Contus. de l'abd. par coup de pied de cheval. Arch. de méd. et de pharm. milit. T. 34. 1899, p. 201. — P e r e z, Sulle contus. dell' addom. Contrib. sperim. e consid. clin. Arch. intern. d. Chir. Vol. II. Fasc. 4, ref. Zentralbl. f. Chir. 1906, 33. — P e r t h e s, 29. Deutscher Chirurgenkongreß Berlin 1900 (Blutdruckmessung). — D e r s e l b e, Über einige Schußverletzungen. Deutsche Zeitschr. f. Chir. Bd. 63. S. 96, 1902 (erster durch Operation geheilter Blasenschuß). — P e t e r s e n, Beiträge zur Pathologie und Therapie der Gallensteinkrankheiten (Heidelberger Klinik). Beitr. z. klin. Chir. Bd. 23, S. 705, 1899 und 27. Chirurgenkongreß 1898, Verhandl. I, S. 128. — D e r s e l b e, (Bauchverletzungen). Münch. med. Wochenschr. 1901 Nr. 15. — P e t r y, Über die subk. Rupt. u. Kontus. d. Magendarmkanals. B r u n s' Beitr., Bd. 16, 1896. — P i e r i n g, (Leipziger Klinik, T r e n d e l e n b u r g). Beitr. z. Kas. d. subk. Leberrupt. Diss. Leipzig 1901. — P r o p p i n g, Zur Frage der Sensibilität der Bauchhöhle. Beitr. z. klin. Chir. Bd. 63, S. 690, 1909. — R a m m s t e d t, Über Leberzerreißungen. Arch. f. klin. Chir. Bd. 75, Heft 4, S. 985, 1905. — R e c l u s et N o g u è s (Bauchverletzungen). Rev. de Chir. 1890 Bd. 10. — R e c l u s, Bull. de la Soc. de Chir. de Paris 1900. — R i c a r d (Blutung nach Punktion der Leber). Rev. de chir. T. 17, 1897, S. 149, und Bull. et mém. de la Soc. de chir. T. 23, 1897, S. 50. — R i e d e l, Die Pathologie, Diagnostik und Behandlung des Gallensteinleidens. Jena 1903, Fischer. — D e r s e l b e, Chirurgische Behandlung der Gallensteinkrankheiten. P e n t z o l d t - S t i n t z i n g s Handb. d. spez. Therap. Abt. VI b. S. 68, 1903. — D e r s e l b e, Bauchverletzungen. Deutsche med. Wochenschr. 1912 Nr. 1—2. — R i e g n e r, Darmzerreißung durch Hufschlag. Deutsche Zeitschr. f. Chir. Bd. 62, 1902, S. 375. — R o e s e r, Ein Beitrag zur Chirurgie der Milz- und Leberverletzungen. Beitr. z. klin. Chir. Bd. 36, Heft 1, 1902. — R o u s t a n (Leberrupturen). Thèse d'agrégation. Paris 1875. — L e R o y d e s B a r r e s, Traumatism de l'abd. Mort par inhibition. Gaz. des hôp. 1903 Nr. 31. — S a t o, Über die Verletzungen der Leber. Diss. München 1903. — S a u e r b r u c h, Die Pathologie und subkutane Ruptur des Magendarmtraktus. Mitteil. a. d. Grenzgeb. d. Med. u. Chir. Bd. 12, Heft 1, S. 93, 1903. — S c h a c h n e r. On penetrating wounds of the abdom. Annals of surgery, Vol. 11, Juni 1890, S. 401. — S c h i e f f e r, Beitr. z. Shokwirkung bei Schrotschüssen. Deutsche Zeitschr. f. Chir. Bd. 76, März 1905, S. 581. — S c h l a t t e r, Die Behandlung der traumatischen Leberverletzungen. Beitr. z. klin. Chir. Bd. 15, S. 531, 1896. — S c h m i t t, A., Über Verletzungen des Unterleibs durch stumpfe Gewalt. Münch. med. Wochenschr. 1898 Nr. 28 u. 29. — D e r s e l b e. Über Stich- und Schußwunden der Leber. Annalen der städt. allg. Krankenhäuser zu München. München 1899, L e h m a n n. S. 198. — S c h ü p p e l, Krankheiten der Gallenwege und Leber. v. Z i e m s s e n s Handb. d. spez. Pathol. VIII. S. 68. 1880. — S c h w a r t z, Chir. du foie. Bibl. de chir. contemp. Paris 1901. Doin. (555 Seiten Literatur). — S e n n. Diagn. and operat. treatm. of gunshot wounds. Journ. of the Americ. med. Assoc. 1890 Nr. 9—11. — S i e g e l, Zur Diagnostik und Therapie der penetr. Bauchverletzungen. B r u n s' Beitr., Bd. 21, S. 395, 1898. — S i c u r, De l'intervent. chir. dans les contus. graves de l'abdom. Arch. générales de méd. 1893, Vol. 1 (VII. Série T. 31), S. 533 u. 697 u. 1893 Vol. 2. S. 43. — S p r e n g e l. Deutsche Ärztezeitung 1899, S. 55. — S t r e h l, Über die Nerven der Bauchhöhle. Arch. f. klin. Chir. Bd. 75, Heft 3, S. 711, 1905. — S u d e c k, Die chirurgische Erkrankung der Leber und der Gallenwege. Jahrb. d. Hamb. Staatskrankenanst. Bd. VII, 1899/1900. Hamburg 1902. — T a n t z s c h e r, Bauchverletzungen. Volkmanns Samml. klin. Vortr. N. F. Nr. 319, 1901. — T e r r i e r et A u v r a y, Les traumatismes du foie et des voies bil. Rev. de chir. 1896 Nr. 10 u. 1897 Nr. 1. — T e r r i e r (Verblutung nach Punktion). Rev. de chir. T. 17, 1897, S. 250, und Bull. et mém. de la Soc. de chir. T. 23, 1897, S. 92. — T e r r i e r et A u v r a y, Chir. du foie et des voies bil. Paris 1901, Alcan (318 Seiten). — T h ö l e, Traumat. Leberwunden und die Operation von Lebergeschwülsten mit part. Leberresekt. 34. Chirurgenkongreß Berlin 1905, Verh. I, 228. — D e r s e l b e, Zwei operierte Fälle von Leberruptur. Zugleich ein Beitrag zur Ätiologie der Ösophagusrupturen. Deutsche Zeitschr. f. Chir. Bd. 80, S. 1, 1905. — D e r s e l b e, Über die Bauchverletzungen in der Kgl. Preuß. Armee 1896—1906. Deutsche Zeitschr. f. Chir. Bd. 101, 1909 und XVI. internat. med. Kongreß Budapest 1909. — T h o m m e n, Klin. u. exp. Beitr. z. Kenntnis d. Bauchkontusion. Arch. f. klin. Chir. Bd. 66, S. 563, 1902. Jubiläumsband für K ö n i g. — T i l t o n, Some consider. regarding wounds of the liver. Annals of surgery 1905, Nr. 1. — T o c k e l, Über subkutane Leberruptur. Diss. Leipzig 1910. — T r a p p, Zur Kenntnis der Verletzungen der Unterleibsorgane, Deutsche Zeitschr. f. Chir. Bd. 44, S. 394, 1897. — T r e n d e l e n b u r g, Über Milzexstirpation wegen Zerreißung der Milz durch stumpfe Gewalt und über die Lap. bei schweren Bauchkontusionen überhaupt. Deutsche med. Wochenschr. 1899 Nr. 40 u. 41. — V a n v e r t s, Des rupt. du foie et de leur trait. Arch. gén. de méd. 1897, S. 44—78. — V i n c e n t. Plaies perfor. de l'abd. Rev. de chir. 1901 Nr. 7. — W i l l i a m s, Crit. analysis of 186 operations upon the liver and gall passages New York med. journ. 1906, June 2, 9, 16. — W i l m s, Zur Behandlung der Leber rupturen. Deutsche med. Wochenschr. 1901 Nr. 34—35. — W ü r t h v. W ü r t h e n a u Die mod. Prinzip. i. d. Behandlung d. penetr. Bauchverletzungen. B r u n s' Beitr., Bd. 34, S. 703, 1902 (Heidelberger Klinik, C z e r n y). — Z i e g l e r Bauchverletzungen. Münch. med. Wochenschr. 1898 Nr. 10 (Münch. Klinik).

# Kasuistik der früh operierten Fälle, geordnet nach Blutstillungsmethoden.

## A. Stichverletzungen.

### I. Naht.

#### 1. Einfache Leberverletzungen.

1. A d l e r (Fr. Vereinig. d. Chir. Berlins 13. Juli 1891; Deutsche med. Wochenschr. 1892, Nr. 2, S. 38). Transpleural, Res. der 11. Rippe. Geheilt.
2. A m a n t e (Rif. med. 29. Juli 1893; ref. Zentralbl. f. Chir. 1893, Nr. 40, S. 880). Geheilt.
3. B e c k e r (Hildesheim). Persönliche Mitteilung. 1899. Messerstich unter r. Rippenbogen. Keine Bauchsymptome. Operation nach 30 Stunden, Rippenrandschnitt. Bauch frei von Blut, bei jedesmaligem Lüften des Rippenbogens kolossale Blutung aus dem Subphrenium. Tiefe und oberflächliche Katgutnähte. Heilung. Tod 1905 an Tuberkulose. Leberoberfläche in ganzer Ausdehnung mit Narbe und vorderer Bauchwand verwachsen.
4. B e r n a y s (Pittsburg. med. rev. 1888, p. 89; bei L ü h e, D. mil. Z. 1892, Nr. 14, S. 270). 5 Leberstichwunden. Tod.
5. B o d e (Klinik R e h n; bei S i e g e l, B r u n s' Beitr., Bd. 21, S. 405, 1898, Fall 7 und bei N ö t z e l, ebenda Bd. 48, 1906, S. 337, Fall 3). Große Verletzung, schwerer Zustand. Geheilt.
6. B o l j a r s k i (Obuchow-Krankenhaus, Z e i d l e r; Arch. f. klin. Chir. Bd. 93, Heft 2, 1910, Fall 10). Tod nach 2 Tagen an Peritonitis.
7. B r e h m (Stadtkrankenhaus Riga, A. v. B e r g m a n n; Arch. f. klin. Chir. Bd. 73, S. 234, Fall 18, 1904). Geheilt.
8. B r i n (Presse méd. 12. Febr. 1898). Geheilt.
9. C a m a g g i o (Gazz. int. di med. prat. 1900, p. 278; nach G i o r d a n o, La clin. chir. X, 4, p. 368, Nr. 10). Thorakolapar. Tod an Empyem.

10. C a n a c - M a r q u i s (Presse méd. 11. Juli 1900, p. 13). Große Wunde, besondere Nahtmethode. Geheilt.
11. C h i f o l i a n (1899, nur bei T e r r i e r und A u v r a y, Chir. du foie 1901, p. 68). Geheilt.
12. C o l s o n et W a l t o n (Belgique méd. 1897, p. 65, Fall 1). Geheilt.
13. D i e s e l b e n (ebenda Fall 2). Geheilt.
14. C o s t a (Il Policl. 1905). Geheilt.
15. D a l t o n (Trans. of the med. assoc. of Missouri 17. Mai 1891; ref. Zentralbl. f. Chir. 1891, Nr. 18, S. 362, Fall 1). Geheilt.
16. D e r s e l b e (ebenda Fall 2). Geheilt.
17. D e r s e l b e (Journ. of the Am. med. Assoc. XV, 15. Nov. 1890, p. 710, Fall 6 und Med. news LVII, 1. Nov. 1890, p. 460, Fall 2). Transpleural. Geheilt.
18. D e e t z (Rostocker Klinik, Op. D ö r f l e r; Med. Klin. 1906, Nr. 4, S. 90, Fall 2). Tod an Lungenembolie.
19. E s c h e r (bei B r o c a, Le merc. méd., 22. Juli 1891, Nr. 29, p. 361, Anm. 1). Geheilt.
20. D'E v a n t (1896; nur bei G i o r d a n o, La clin. chir. X, 4, Fall 23, p. 369). Geheilt.
21. D e r s e l b e (1897; ebenda Fall 24). Transpleural. Geheilt.
22. F a s a n o (Atti del XX. Congr. d. soc. ital. di chir. Okt. 1907; ref. H i l d e b r a n d s Jahresber. XIII, S. 825). Transpleural. Geheilt.
23. F e r r a r e s i (Atti del XI. Congr. med. internaz. Roma 94. Vol. IV. In P o s - t e m p s k i s Tabelle d. Zwerchfellwunden. Torino, Rosenberg u. Sellier, 1895, Nr. 25). Transpleural. Geheilt.
24. F u r g i n e l e (bei G i o r d a n o, l. c. Fall 26). Geheilt.
25. D e r s e l b e (ebenda Fall 27). Geheilt.
26. D e r s e l b e (ebenda Fall 28). Geheilt.
27. de G a e t a n o (ebenda Fall 29). Geheilt.
28. D e r s e l b e (ebenda Fall 30). Geheilt.
29. D e r s e l b e (ebenda Fall 31). Geheilt.
30. D e r s e l b e (ebenda Fall 32). Transpleural. Geheilt.
31. D e r s e l b e (ebenda Fall 34). Geheilt.
32. D e r s e l b e (ebenda Fall 35). Transpleural. Geheilt.
33. G a l o t t a (ebenda Fall 57). Tod am 33. Tag, subphr. Abszeß in Lunge perforiert.
34. D e r s e l b e (ebenda Fall 58). Geheilt.
35. G a n g i t a n o (ebenda Fall 37). Geheilt.
36. G e o r g i (Deutsche Zeitschr. f. Chir. Bd. 61, S. 430, 1901). Tod am 35. Tag an Tetanus nach Injektion von gewöhnlicher Galatine wegen Blutung aus einer am 19. Tag eröffneten subphrenischen Abzeßhöhle.
37. G i o r d a n o (Rif. med. 1899, I, p. 459 und Clin. chir. X, 4, p. 370, Fall 39). Geheilt.
38. D e r s e l b e (ebenda Fall 40). Geheilt.
39. D e r s e l b e (ebenda Fall 42). Geheilt.
40. D e r s e l b e (ebenda Fall 43). Geheilt.
41. D e r s e l b e (ebenda Fall 44). Transpleural. Geheilt.
42. D e r s e l b e (ebenda Fall 47). Geheilt.
43. M c G l a n n a n (Old Dominian journ. of med. and surg. IX, 1909; ref. Zentralbl. f. Chir. 1910. Nr. 16, S. 590). Fall auf Sägeschneide. 18 cm lange Wunde. Prolaps von Kolon und Magen. Geheilt.
44. G o l j a c h o w s k i (Wratsch 1899, Nr. 33. Fall 1; ref. Zentralbl. f. Chir. 1899, Nr. 47, S. 1263; Op. P o d r e s). Transpleural. Geheilt.
45. D e r s e l b e (ebenda Fall 3). Tod an Peritonitis.
46. G r e k o w (D. Z. f. Chir. 63, S. 402, 1902, Fall 2 und Wratsch 1901, Nr. 44.) Geheilt.
47. G u i d o n e (bei Giordano, La clin. chir. X, 4, p. 371, Fall 50). Geheilt.
48. D e r s e l b e (ebenda Fall 51). Geheilt.
49. D e r s e l b e (ebenda Fall 54). Geheilt.
50. H a h n (Fr. Vereinig. d. Chir. Berlins 14. Juni 1897, D. m. W. 1898, Vereinsbeil. Nr. 10, S. 58). Mit Zwerchfellnaht vom Bauch aus. Geheilt.
51. H e u s n e r (Barmen). Persönliche Mitteilung.
Schwerer Zustand. 1 cm lange Stichwunde r. von Gallenblase an Leber-unterfläche, 1 Katgutnaht. Mesokolonwunde genäht. Geheilt; am 4. Tag Gallenfluß.
52. H o x i e (Bruns' Beitr., Bd. 31, S. 344, Nr. 31, 1901). Geheilt.

53. D e r s e l b e (ebenda Fall 43). Geheilt.
54. J a c o b e l l i (bei G i o r d a n o, La clin. chir. X, 4, p. 373, Fall 65). Geheilt.
55. D e r s e l b e (ebenda Fall 66). Geheilt.
56. D e r s e l b e (ebenda Fall 61). Geheilt.
57. D e r s e l b e (ebenda Fall 62). Geheilt.
58. D e r s e l b e (ebenda Fall 63). Geheilt.
59. J a c o m e t (Gaz. des hôp. 21. Nov. 1899, Nr. 132, S. 1241). Geheilt.
60. J o h n s o n (Annals of surg. Juni 1900, p. 744). Geheilt. 48 Stunden Glykosurie.
61. J o n e s (Lancet 5. Mai 1894, 1, p. 1132). Geheilt.
62. I s r a e l (R o s e n s t e i n; Fr. Vereinig. d. Chir. Berlins 8. Mai 1899. D. m. W. 1899, Vereinsbeil. 38, S. 227). Transpleural. Geheilt.
63. L i n g u i t i (bei G i o r d a n o, La clin. chir. X, 4, p. 373, Fall 70). Geheilt.
64. D e r s e l b e (ebenda Fall 71). Transpleural. Geheilt.
65. D e r s e l b e (ebenda Fall 72). Geheilt.
66. D e r s e l b e (ebenda Fall 73). Transpleural. Tod am nächsten Tage, primäre Verblutung.
67. L o n g o (ebenda Fall 77). Geheilt.
68. D e r s e l b e (Rif. med. 1897, I, S. 722). Geheilt.
69. L o u b e t (La Presse méd. 1902, Nr. 30). Geheilt.
70. M a g l i e r i (bei G i o r d a n o, X, 4, S. 374, Fall 81). Transpleural. Geheilt.
71. D e r s e l b e (ebenda Fall 82). Transpleural. Geheilt.
72. M a n e g a (Rif. med. 1897, Nr. 103). Geheilt.
73. M a r t i n e l l i (bei G i o r d a n o X, 4, Fall 86). Geheilt.
74. M a s t r o s i m o n e (Suppl. al Policl. 1. Nov. 1902; ref. H i l d e b r a n d s Jahresber. VIII, S. 883). Netzlappen zwischen die Wundränder gesteckt und mit der Naht mitgefaßt. Geheilt.
75. M e r c a d é (Rev. de chir. XXV, 1902, p. 89). Geheilt.
76. M i c h a i l o w s k y (ref. H i l d e b r a n d s Jahresber. VI, S. 703). Geheilt.
77. M i c h e l i (Rif. med. 1893, IV, p. 368). Geheilt.
78. M i l k ó (Orvosi Hetilap 1905, Nr. 19 [ungarisch]; ref. H i l d e b r a n d XI, S. 896). Transpleural. Geheilt.
79. M o r i (Gaz. med. lomb. 1897, p. 266). Tod an Peritonitis.
80. M ü n c h n e r K l i n i k (v. A n g e r e r). Persönliche Mitteilung. 1903. Kleine Leber- und Zwerchfellwunde mit Katgut genäht. Geheilt. Pleuritisches Exsudat.
81. D i e s e l b e (1901; in S a t o s Diss. 1903, S. 43). Geheilt.
82. D i e s e l b e (1902; ebenda S. 41). Transpleural. Geheilt.
83. D i e s e l b e (1901; ebenda S. 44). Tod am 5. Tag an Peritonitis.
84. D i e s e l b e (1907). Persönliche Mitteilung.
Op. Dr. A c h. Kleine Wunde am Leberrand. Geheilt.
85. D i e s e l b e (1908). Persönliche Mitteilung.
Op. Dr. A c h. Stich unter l. Rippenbogen. Dämpfung l. u. Auffallend hohe Tympanie in Magengegend. Sofort Rippenrandschnitt. Auch nach Eventeration Quelle der Blutung schwer zu finden: an Konvexität l. L, 2 cm lang. Matratzen- und Knopfnaht. Geheilt. Pleuraerguß links.
86. N e h r k o r n (Fortschr. d. Med. Jahrg. 27, 1909, Nr. 29, S. 1089, Fall 1). Tympanie in Lebergegend. Geheilt.
87. D e r s e l b e (ebenda Fall 2). Aufklappen des Rippenbogens. Geheilt.
88. D e r s e l b e (ebenda Fall 3). Transpleural. Geheilt. Empyem. Thorakoplastik.
89. N i n n i (bei G i o r d a n o X, 4, Fall 89). Geheilt.
90. D e r s e l b e (ebenda Fall 91). Geheilt.
91. N ö t z e l (Klinik R e h n; 1906; B r u n s' Beitr., Bd. 61, S. 221, Fall 3, 1909). Transpleural. Geheilt.
92. P a r l a v e c c h i o (bei G i o r d a n o, p. 437, Fall 94). Geheilt.
93. P e l l i (ebenda Fall 95). 2 transpleurale Stiche. Tod am 11. Tage an Empyem.
94. P i t z o r n o (ebenda Fall 96). Geheilt.
95. P o m a r a (ref. Zentralbl. f. Chir. 1899, S. 683). Geheilt.
96. P o s t e m p s k i (Boll. ac. med. di Roma 1887/88, IX, p. 227 und Rif. med. 9. Juni 1888). Geheilt.
97. D e r s e l b e (ebenda 1892, p. 532 und Spallanzani 1892; ref. Zentralbl. f. Chir. 1893, S. 359). Geheilt.
98. R e c c h i a (bei G i o r d a n o, p. 438, Fall 103). Tod am nächsten Tag, primäre Verblutung.
99. S a n i t ä t s b e r i c h t d e r K g l. P r e u ß. A r m e e (1903/04, S. 186, Ope-

rationsliste Nr. 219). Hineinreiten in die entfallene Lanze. Geheilt. Seidenfadenfistel.
100. S c h l a t t e r (B r u n s' Beitr., Bd. 15. S. 539, Fall 1, 1896). Geheilt.
101. S c h m i t t. A. (Annalen d. städt. allg. Krankenh. z. München 1896. München.
Lehmann, 1899, S. 199, Fall 1 und bei Z i e g l e r. M. m. W. 1898. Nr. 10, S. 293.
Fall 17 und in S a t o s Diss. S. 54). Geheilt.
102. D e r s e l b e (ebenda Fall 2 und in S a t o s Diss.. S. 40). Geheilt.
103. D e r s e l b e (ebenda Fall 3 und in S a t o s Diss., S. 39). Geheilt.
104. S m i t s (Geneesk. Tijdsch. v. N. Indie. Bd. 33; ref. Zentralbl. f. Chir. 1893.
Nr. 28, S. 622). Geheilt.
105. S o e i n (Korresp.-Bl. f. Schweizer Ärzte 15. Juli 1897, S. 429). Geheilt.
106. S a d o (bei G i o r d a n o X, 5. p. 438, Fall 109). Transpleural. Geheilt.
107. D e r s e l b e (ebenda Fall 112). Tod nächsten Tag, primäre Verblutung.
108. D e r s e l b e (ebenda Fall 113). Tod nach 1 Monat. Ursache?
109. D e r s e l b e (ebenda Fall 114). Tod nach 2 Tagen. Ursache?
110. D e r s e l b e (ebenda Fall 115). Tod nächsten Tag, primäre Verblutung.
111. S o r r e n t i n o (ebenda Fall 118). Geheilt.
112. D e r s e l b e (ebenda Fall 119). Geheilt.
113. D e r s e l b e (ebenda Fall 121). Geheilt.
114. D e r s e l b e (ebenda Fall 122). Transpleural. Tod 3. Tag, Peritonitis.
115. D e r s e l b e (ebenda Fall 124). Tod in 24 Stunden. primäre Verblutung.
116. D e r s e l b e (ebenda Fall 125). Geheilt.
117. S u b b o t i é (Serbisch; ref. Zentralbl. f. Chir. 1899, Nr. 28, S. 786). Geheilt.
118. D'U r s i (bei G i o r d a n o X, 5, p. 440, Fall 129). Transpleural. Geheilt.
119. V i r d i a (ebenda Fall 133). Transpleural. Geheilt.
120. D e r s e l b e (ebenda Fall 134). Geheilt.
121. Z e i d l e r (Fall 1 bei G r e k o w; D. Z. f. Chir. Bd. 63, S. 402, 1902 und Wratsch
1901, Nr. 44). Geheilt.
122. Z i m m e r m a n n (Straßburger Klinik; Unterelsäss. Ärzteverein. D. m. W.
16. Nov. 1905, Nr. 46, Vereinsbeil. S. 1860, Fall 1). Transpleural. Geheilt.

## 2. Kompliziert durch andere Eingeweideverletzungen.

### a) L e b e r w u n d e. H a u p t s a c h e b z w. s c h w e r.

123. v. B e c k (Heidelberger Klinik; D. m. W. 1894, Nr. 39. S. 759 und Verhandl.
des Naturhist. med. Vereins zu Heidelberg. N. F. Bd. V, 3). Magennaht. Geheilt. Seidenfadenfistel.
124. B o l j a r s k i (Arch. f. klin. Chir. Bd. 93, Fall 34, 1910). Transpleural. Lungennaht. Geheilt. Empyem.
125. D e r s e l b e (ebenda Fall 53). Transpleural. Milznaht. Geheilt.
126. D e r s e l b e (ebenda Fall 54). Magen-Pankreasnaht. Tod 2. Tag, Peritonitis.
127. v. B o r s z é k y (Klinik R e c z e y-Budapest; Orvosi Hetilap 1906, Nr. 1 und
B r u n s' Beitr., Bd. 48, S. 558). Magennaht. Pankreastamponade. Tod
bald. Sektion: V. renalis sin. durchstochen.
128. B r o e a (Le merer. méd. 22. Juli 1891. Nr. 29, p. 362, Fall 2 und Bull. et mém.
de la Soc. de Chir. 13. Mai 1891). Naht von Magenwunde und Wunde an Leberunterfläche. Tod. Verblutung aus übersehener Wunde an Konvexität.
129. C a m a g g i o (bei G i o r d a n o X, 4, p. 368, Nr. 9). Magennaht. Geheilt.
130. C a r s o n (St. Louis curr. med. 1887, S. 226). Gallenblasenwunde genäht.
Tod. keine Peritonitis.
131. H a g e n (Krankenhaus Nürnberg, G ö s c h e l; B r u n s' Beitr., Bd. 51.
S. 529, Fall 17 v. 1895. 1906. Magennaht. Tod 10. Tag, subphrenischer und
submuköser Magenabszeß.
132. J a c o b e l l i (Policl. 1901, p. 79, bei G i o r d a n o, X, 4, Fall 64). Magennaht.
Geheilt.
133. K e h r (10. Jahresber. d. K e h r - R o h d e n schen Privatklinik. Guben,
König 1900, S. 15). Magennaht. Tod. Peritonitis.
134. L i n g u i t i (bei G i o r d a n o X, 4, Fall 74). Magennaht. Tod, Peritonitis.
135. L o n g o (ebenda Fall 78). Magen-Gallenblasennaht. Geheilt.
136. M a r t i n e l l i (ebenda Fall 85). Magennaht. Geheilt.
137. M ü n c h n e r K l i n i k (1904). Persönliche Mitteilung.
Fall in Transchiermesser mit r. Brustseite (S. J. R., hintere Axillarlinie).
Hämopneumothorax. Dämpfung unten im Bauch. Sofort op. (Dr. G e b e l e):

Res. 7.—9. Rippe. 9 cm lange Leberwunde. Leber-Zwerchfellwunde durch 4 Seidennähte geschlossen. 2 Sicherheitstampons. Hautnaht. Geheilt. Mäßige Pleuraschwarte.

138. N i n n i (bei G i o r d a n o, X, 5, Fall 90). Querkolonnaht. Geheilt.
139. D e r s e l b e (ebenda Fall 92). Magennaht. Geheilt.
140. D e r s e l b e (ebenda Fall 93). Magen-Gallenblasennaht. Geheilt.
141. P e r f e c t (New York med. journ. 30. Juni 1888, S. 704). Leber-Netz-Kolonprolaps. Pleura durch Fraktur der 8. Rippe eröffnet. Lungenwunde. Geheilt.
142. S a n i t ä t s b e r i c h t d e r K g l. P r e u ß. A r m e e (1903/04, S. 186, Operationsliste Nr. 222). Hirschfängerstich transpleural. Res. 7. u. 8. Rippe. Magen-Pankreasnaht. Splenektomie. Tod nach 6 Stunden. Sektion: noch Wunden im Mesokolon und Mastdarm.
143. S c h l a t t e r (M. m. W. 1901, Nr. 34, Fall 1 und bei H o x i e, B r u n s' Beitr., Bd. 31, S. 347, 1901). Transpleural. Res. 9. Rippe. 2 Leber- und 1 Nierenwunde genäht. Geheilt.
144. S i e g e l (Klinik R e h n; B r u n s' Beitr., Bd. 21, S. 400, Fall 4, 1898). Magen-Kolonprolaps. Magennaht. Geheilt. Vorübergehend Kotfistel.
145. S o d o (bei G i o r d a n o, X, 5, S. 438, Fall 110). Magennaht. Tod, Peritonitis.
146. D e r s e l b e (ebenda Fall 111). Magen-Zwerchfellnaht. Geheilt.
147. D e r s e l b e (ebenda Fall 116). Duodenumnaht. Geheilt. Gallenfistel.
148. S o r r e n t i n o (ebenda Fall 120). Magennaht. Geheilt.
149. D e r s e l b e (ebenda Fall 123). Magennaht. Geheilt.

### b) L e b e r w u n d e N e b e n s a c h e.

150. C o u t e a u d (Rev. de chir. Bd. 27, Nr. 9). Gallenblasennaht. Tod, Peritonitis.
151. d e G a e t a n o (Policl. 1901, bei G i o r d a n o, X, 4, Fall 33). Magennaht. Geheilt.
152. G a n g i t a n o (ebenda Fall 36). Magennaht. Geheilt.
153. G i o r d a n o (La Rif. med. 1899, p. 459 und La clin. chir. X, 4, Fall 45). Magennaht, Tod, Peritonitis.
154. G u i d o n e (ebenda Fall 55). Tod. Zwerchfell-Magenwunde durch 2. Thoraxstich übersehen.
155. S t r a ß b u r g e r K l i n i k (1900). Persönliche Mitteilung. Nach 8 Stunden in schwerem Zustand aufgenommen. 2 Magen- und 2 Leberwunden genäht. Tod am folgenden Tag, Peritonitis.

### II. Tamponade.

### 1. Einfache Leberverletzungen.

156. v. B e e' k (Karlsruhe 1909). Persönliche Mitteilung. Stich mit Kavalleriesäbel durch r. Lappen und Zwerchfell. Profuse Blutung in den Bauch, Hämatothorax. Aufnahme nach 1 Stunde. Sofort operiert. Adrenalin-Jodoformgazetamponade. Geheilt.
157. B o l j a r s k i (Arch. f. klin. Chir. Bd. 93, 1910, Fall 3). Geheilt. Pneumonie, Fistel. Tod nach 1 Jahr an Leberabszeß.
158. D e r s e l b e (ebenda Fall 4). Geheilt. Pneumonie.
159. D e r s e l b e (ebenda Fall 7). Geheilt.
160. D e r s e l b e (ebenda Fall 8). Geheilt.
161. D e r s e l b e (ebenda Fall 9). Tod nächsten Tag, primäre Verblutung.
162. D e r s e l b e (ebenda Fall 11). Geheilt, Pneumonie.
163. D e r s e l b e (ebenda Fall 13). Tod nach 1 Woche an Pneumonie.
164. D e r s e l b e (ebenda Fall 14). Geheilt.
165. D e r s e l b e (ebenda Fall 15). Geheilt.
166. D e r s e l b e (ebenda Fall 16). Geheilt.
167. D e r s e l b e (ebenda Fall 17). Geheilt.
168. D e r s e l b e (ebenda Fall 18). Geheilt.
169. D e r s e l b e (ebenda Fall 19). Geheilt.
170. D e r s e l b e (ebenda Fall 20). Geheilt.
171. D e r s e l b e (ebenda Fall 21). Geheilt.
172. D e r s e l b e (ebenda Fall 22). Geheilt.
173. D e r s e l b e (ebenda Fall 23). Geheilt.

174. Derselbe (ebenda Fall 26). Geheilt.
175. Derselbe (ebenda Fall 27). Geheilt.
176. Derselbe (ebenda Fall 29). Tod, primäre Verblutung.
177. Derselbe (ebenda Fall 30). Geheilt.
178. Derselbe (ebenda Fall 32). Geheilt.
179. Derselbe (ebenda Fall 35). Transpleural. Tod, primäre Verblutung.
180. Derselbe (ebenda Fall 36). Transpleural. Tod nach 3 Monaten an Leberabszeß trotz Eröffnung.
181. Derselbe (ebenda Fall 37). Transpleural. Tod, primäre Verblutung.
182. Derselbe (ebenda Fall 38). Tod, primäre Verblutung.
183. Derselbe (ebenda Fall 41). Transpleural. Geheilt.
184. Derselbe (ebenda Fall 42). Transpleural. Tod, primäre Verblutung.
185. Derselbe (ebenda Fall 45). Transpleural. Geheilt, Empyem, Thoraxfistel.
186. Derselbe (ebenda Fall 47). Transpleural. Geheilt. Pneumonie, Thrombophlebitis am Unterschenkel.
187. Derselbe (ebenda Fall 48). Transpleural. Geheilt.
188. Derselbe (ebenda Fall 49). Transpleural. Tod, primäre Verblutung.
189. Derselbe (ebenda Fall 51). Transpleural. Geheilt.
190. Brehm (Arch. f. klin. Chir. Bd. 73, S. 234, Fall 19, 1904). Geheilt.
191. Broca (Le mercr. méd. 15. Juli 1891, Nr. 29, S. 361. Fall 1. Soc. de chir. 13. Mai 1891. Katgutnähte schnitten durch, Thermokauter vergebens versucht. Tod nach 62 Stunden. Weiterbluten von 3 übersehenen Leberwunden, beginnende Peritonitis.
192. Burckhardt (Zentralbl. f. Chir. 1887, Nr. 5. S. 88). Geheilt. Lungenembolie. Nach 4 Wochen Ausstoßung eines vergessenen Gazestreifens, Fistel, erst geschlossen nach Entfernung eines Tampons nach 7 Monaten.
193. Camaggio (bei Giordano, X, 4, Nr. 11). Tod, primäre Verblutung.
194. Catellani (Policl. 15. Okt. 1899). Geheilt.
195. Dalton (Trans. of the med. Assoc. of Missouri, 17. Mai 1890, ref. Zentralbl. f. Chir. 1891, Nr. 18, S. 362). Tod, primäre Verblutung.
196. Derselbe (ebenda). Wegen Nachblutung Relaparotomie. Geheilt.
197. Finkelstein (Obuchow-Krankenhaus; Russky Wratsch 1902, Nr. 12—21, Fall 2). Geheilt.
198. Derselbe (ebenda Fall 4). Geheilt.
199. Derselbe (ebenda Fall 5). Geheilt.
200. Derselbe (ebenda Fall 7). Geheilt.
201. Derselbe (ebenda Fall 8). Geheilt.
202. Derselbe (ebenda Fall 9). Tod am 21. Tag an eitriger Peritonitis.
203. Derselbe (ebenda Fall 11). Tod am 4. Tag, Del. trem. degen. cordis, Hyperaemia pulm.
204. Derselbe (ebenda Fall 12). Tod am 17. Tag, subphren. Abszeß und Empyem, Operation verweigert.
205. Giordano (La clin. chir. X, 4, Fall 41). Tod 12. Tag an Septikämie.
206. Derselbe (ebenda Fall 46). Geheilt.
207. Guidone (ebenda Fall 53). Geheilt.
208. Guillot (Gaz. des hôp. 22. Jan. 1901, Nr. 9, S. 77). Geheilt.
209. Hagen (Bruns' Beitr., Bd. 51, S. 529, 1906, Nr. 12, Fall 90). Geheilt.
210. Hammer (Freiburger Klinik, Kraske); Beitr. z. klin. Chir. Bd. 31, S. 616, 1901). Geheilt. Lungenembolie und Pleuritis.
211. Jenckel (Deutsche Zeitschr. f. Chir. Bd. 96, 1908, Fall 3). Tod, Peritonitis.
212. Legueu (9. Congr. franç. de chir. 1906, Proc. verb., p. 159, Fall 4). Tod, Peritonitis.
213. Linguiti (bei Giordano, X, 4, Fall 75). Geheilt.
214. Marcille (bei Terrier et Auvray, Chir. du foie 1901, S. 70). Transpleural. Geheilt.
215. Michailowsky (ref. Hildebrands Jahresber. VI, S. 704). Transpleural. Geheilt.
216. Münchner Klinik (in Satos Diss. S. 35). Transpleural. Geheilt. Pleuropneumonie.
217. Neumann (D. m. W. 1908, Nr. 3, Fall 2 von 1907). Geheilt.
218. Derselbe (ebenda Fall 3 von 1908). Tod am selben Tag, primäre Verblutung.
219. Derselbe (ebenda Fall 4 von 1909). Geheilt.
220. Sanitätsbericht der Kgl. Preuß. Armee (1904/05, S. 211, Operationsliste Nr. 264). Transpleural. Geheilt.

221 D e r s e l b e, 1905/06, S. 183. (Operationsliste Nr. 293.) Geheilt.
222. S o d o (La Rif. med. 1892 bei G i o r d a n o, X, 5. Fall 108). Geheilt.
223. T r i c o m i (Policl. 1899, p. 429). Geheilt.
224. W a s s i l e f f (Rev. de chir. 1891, p. 1006). Transpleural. Geheilt.
225. Z e i d l e r (Fall 3 bei G r e k o w, D. Z. f. Chir. Bd. 63, S. 403, 1902 und Wratsch 1901, Nr. 44). Transpleural. Geheilt.
226. Z é r é n i n e (Chir. Lietop. 1894 nach T e r r i e r et A u v r a y. Chir. du foie 1901). Geheilt.

### 2. Kompliziert durch andere Eingeweideverletzungen.

#### a) L e b e r w u n d e H a u p t s a c h e bzw. s c h w e r.

227. Boljarski (Arch. f. kl. Ch. Bd. 93, 1910, Fall 40). Magennaht. Tod, Peritonitis.
228. D e r s e l b e (ebenda Fall 43). Magennaht. Geheilt.
229. D e r s e l b e (ebenda Fall 44). Transpleurale Lebertamponade. Vom Bauchschnitt aus 4 Dünndarm- und 2 Mesenteriumlöcher genäht. Tod, Peritonitis.
230. D e r s e l b e (ebenda Fall 50). Magennaht. Tod, Peritonitis.
231. F i n k e l s t e i n (Russky Wratsch 1902, Nr. 12—21, Fall 10). Tod 7. Tag, Allgemeininfektion, metastat. Lungenabszeß, Peritonitis. V. cava war mitverletzt.
232. D e r s e l b e (ebenda Fall 13). Tod 2. Tag, Peritonitis, D. choled. durchschnitten.
233. G a y e t (Lyon méd. T. 109, Nr. 42, 20. Okt. 1907, S. 660). Säbelhieb. Gallenblase gespalten. Geheilt.
234. G u i d o n e (bei G i o r d a n o X, 4, Fall 52). Nicht perfor. Magenwunde. Geheilt.
235. K n o c h (Essen). Persönliche Mitteilung. 1905.
Von weißglühendem Eisenspan rechts neben 12. Brustwirbeldorn getroffen. Katheterurin blutig, Schmerzen und Spannung, Röntgen: Fremdkörper r. im Bauch. Puls steigt auf 126, Temperatur auf 40 Grad, Brechneigung, keine Dämpfung. Operation 2. Tag: Lumbalschnitt, nach vorn parallel Rippenbogen verlängert. Hinteres Ende des Splitters in Niere, vorderes an Vorderfläche der Leber zu fühlen. Umgebendes Lebergewebe weißlich, verbrannt. Splitter am vorderen Ende gefaßt und herausgezogen (8,5 cm lang; 1,5 dick). Tamp. der Leber- und Nierenwunde, Bauchnaht: Heilung. 14 Tage Fieber bis 40 Grad. Ausstoßung von nekrot. Lebergewebe. Nach 2 Monaten mit Bauchbruch entlassen.
236. L u p ó (Rif. med. 1895, II, p. 350). Dickdarmnaht. Geheilt.
237. D e r s e l b e (Rif. med. 1893, IV, p. 502 bei G i o r d a n o, X, 4, Fall 79). Dickdarmnaht. 9. Tag Tod; Peritonitis, nachdem Patient sich den Verband abgerissen hatte.
238. P e n r o s e (Pennsylv. Hosp. Rep. 1888. Nach L ü h e, D. mil. Zeitschr. 1892, S. 284 Nr. 102). Darmwunden genäht. Tod, keine Peritonitis.

#### b) L e b e r w u n d e N e b e n s a c h e.

239. P o n c e t (Rapp. méd. légal de M. le prof. Lacassague, Lyon 1894). Tod, Verblutung aus übersehener Verletzung der V. portae.
240. Z ü r i c h e r K l i n i k (1885 bei H o x i e; B r u n s' Beitr., Bd. 31, S. 342, Nr. 4, 1901). A. hep. und V. port. mitverletzt, Tamp. Tod nach 2 Tagen an Verblutung und Peritonitis.

### III. Naht und Tamponade.

#### 1. Einfache Leberverletzungen.

241. F ü s t e r (Wien. kl. Wochenschr. 1809, Nr. 48, S. 1690). Geheilt.
242. M ü n c h n e r K l i n i k (1903). Persönliche Mitteilung.
Stich ins Epigastrium. Dämpfung im l. Meso- und Hypogastrium. Lap. nach 6½ Stunden Lebereinstich daumenbreit über dem Leberrand mit Katgut genäht. Weitere Blutung unter der Leber nahe Lig. hep. gastr. Tamponade dahin, weil Wunde nicht zu sehen. Bauchnaht. Tod plötzlich nächsten Abend. Sektion: 5½ cm lange Wunde an Leberunterfläche durch Gerinnsel geschlossen, keine Nachblutung. Tod durch primären Blutverlust.

243. D i e s e l b e (1904). Persönliche Mitteilung.
2 cm lange Stichwunde in r. v. Axillarlinie in Höhe der 9. Rippe. Dämpfung rechts, Zwerchfellhochstand beiderseits, schwerer Zustand. Rippenrandschnitt nach $\frac{1}{2}$ Stunde (G e b e l e): Leberverletzung erst nach Zufügen von Pararektalschnitt und Resektion der 9. Rippe zu überstehen. Wunde an Konvexität mit Katgut genäht, Wunde an Unterfläche nur für Tamp. zugänglich. Tod während der Bauchnaht.

## 2. Kompliziert durch andere Eingeweideverletzungen.

### a) L e b e r w u n d e  H a u p t s a c h e  bzw.  s c h w e r.

244. D a l t o n (Journ. of the Am. med. Assoc. Vol. 15, 15. Nov. 1890, S. 709, Fall 5). Magennaht. Geheilt.
245. S o r r e n t i n o (bei G i o r d a n o, X,      S. 440, Fall 126). Magennaht. Geheilt.

## IV. Aufnähen von Netz.

### 1. Einfache Leberverletzungen.

246. B o l j a r s k i (Arch. f. klin. Chir. Bd. 93, 1910, Fall 2).  Freie Netzplastik. Geheilt.
247. F i n k e l s t e i n (Russky Wratsch 1902. Nr. 12—21, Fall 6).  Nicht isoliertes Netz aufgenäht.  Geheilt.
248—252. O b u c h o w - K r a n k e n h a u s (1910).  Persönliche Mitteilung von Dr. H e s s e.
4 mit gutem, 1 mit schwerem Allgemeinzustand, nur 1 mal Blutung stark. Isolierte Netzplastik. Geheilt.
253. S a n d u l l i (1901 bei G i o r d a n o, X, 5. Fall 104).  Blutung steht zunächst auf Paquelin; bei Bauchnaht neue Blutung. Netz aufgenäht. Tod.

## 2. Kompliziert durch andere Eingeweideverletzungen.

### L e b e r w u n d e  s c h w e r.

254. B o l j a r s k i (Arch. f. klin. Chir. Bd. 93, 1910, Fall 33).  Transpleural. Naht nicht perforierender Magenwunde.  Isolierte Netzplastik.  Geheilt.

## V. Tamponade mit Netz.

### 1. Einfache Leberwunden.

255. B o j a r s k i (ebenda Fall 5).  Isol. Netzzipfel in den Stichkanal eingeführt und mit 2 Nähten fixiert. Geheilt.
256. D e r s e l b e (ebenda Fall 6).  Ebenso.  Weil Nähte durchschneiden, zweiter Netzlappen darüber genäht.  Geheilt.

## 2. Kompliziert durch andere Eingeweideverletzungen.

### L e b e r w u n d e  s c h w e r.

257. B o l j a r s k i (ebenda Fall 55).  Magennaht. Geheilt.

## VI. Thermokauter.

### Einfache Leberverletzungen.

258. F i n k e l s t e i n (Russky Wratsch 1902, Nr. 12—21. Fall 1).  Geheilt.
259. F o x (Med. news, Vol. 51, 12. Nov. 1887, S. 567, Fall 1).  Tod, primäre Verblutung.
260. M e r c e r (Med. record 1893. S. 487; R o t h s Jahresber. üb. d. Leist. u. Fortschr. d. Mil.-San.-Wesens Jahrg. 19, 1893, S. 169, Fall 4).  Tod nach 3 Stunden, Herz durch 2. Bruststich verletzt.
261. Z e i d l e r (D. m. W. 1894, Nr. 37, S. 724, Fall 2).  Geheilt.

### VII. Thermokauter und Tamponade.
#### Einfache Leberverletzung.

262. Z e i d l e r (ebenda Fall 3 = F i n k e l s t e i n. R. Wratsch 1902, Nr. 12—21, Fall 3). Geheilt.

### VIII. Nichts auf der nicht blutenden Leberwunde gemacht.
#### 1 Einfache Leberverletzungen.

263. d'A l e s s a n d r o (1900 bei G i o r d a n o, La clin. chir. X, 4, Fall 2). Transpleural. Geheilt.
264. B o l j a r s k i (Arch. f. klin. Chir. Bd. 93, 1910, Fall 1). Geheilt.
265. D e r s e l b e (ebenda Fall 12). Nur Tampon zur Leber (nach Mitt. v. Dr. H e s s e). Geheilt.
266. D e r s e l b e (ebenda Fall 24). Geheilt.
267. D e r s e l b e (ebenda Fall 25). Geheilt.
268. D e r s e l b e (ebenda Fall 28). Geheilt.
269. D e r s e l b e (ebenda Fall 31). Geheilt.
270. D e r s e l b e (ebenda Fall 46). Transpleural. Tod nächsten Tag, Herzschwäche, keine Sektion.
271. C a r s o n (Journ. of the Am. med. Assoc., Vol. 9, 5. Nov. 1887, S. 582). Tod 5. Tag, Jodoformvergiftung.
272. I k a w i t z (Chirurgia 1897 [russisch]; ref. Zentralbl. f. Chir. 1897, S. 710). Geheilt.
273. M o r i (Gaz. med. lomb. 1897, S. 266). Tod nach 36 Stunden. Primäre Verblutung.
274. N e u m a n n (D. m. W. 1908, Nr. 3, Fall 1 von 1902). Geheilt.
275. R o s s i n i (Atti del XI. Congr. med. internaz. Roma 1894, Vol. IV, p. 180, Nr. 9 und Boll. della Soc. Lancis. d. osp. di Roma 1894). Transpleural. Geheilt.
276. S a n i t ä t s b e r i c h t d e r K g l. P r e u ß. A r m e e (1898/99, S. 183, Nr. 139). Geheilt, Empyem.
277. D e r s e l b e (1902/03, S. 186, Operationsliste Nr. 220). Geheilt.
278. V i r d i a (La Rif. med. 1895, bei G i o r d a n o X, 5, Fall 131). Transpleural. Geheilt.
279. D e r s e l b e (ebenda Fall 132). Tod am 22. Tag, Ursache nicht angegeben.
280. V o l l b r e c h t (Berl. klin. Wochenschr. 1888, Nr. 41, S. 830). Säbelhieb. Geheilt.

#### 2. Kompliziert durch andere Eingeweideverletzungen.
##### Leberwunde Nebensache.

281. A b e l (D. mil. Z. 1904 = S a n i t ä t s b e r i c h t d e r K g l. P r e u ß. A r m e e 1900/01, S. 146, Operationsliste Nr. 145). Magennaht. Geheilt.
282. B a r t o n (Philad. med. times 1888, S. 428). Mesokolonwunde genäht, geheilt.
283. B o l j a r s k i (Arch. f. klin. Chir. 93, 1910, Fall 52). Transpleural. Magennaht. Tod, Peritonitis.
284. S o r g e (La Rif. med. 1895, I, p. 844, bei G i o r d a n o, X, 5, Fall 117). Magennaht, geheilt.
285. T a n t z s c h e r (Stadtkrankenhaus Riga; V o l k m a n n s Samml. klin. Vortr. N. F. Nr. 319, 1901, Fall 13). Magennaht. Tod an Empyem durch 2. Bruststich.

### IX. Leberwunde nicht gefunden.
#### 1. Einfache Leberverletzung.

286. B o l j a r s k i (Arch. f. klin. Chir. 93, 1910, Fall 39). Transpleural. Tod Verblutung.

#### 2. Kompliziert durch andere Eingeweideverletzungen.
##### Leberwunde Nebensache.

287. F o x (bei A d l e r. Thèse de Paris 1892, p. 84, Nr. 70). Magennaht. Tod. Peritonitis.

288. Sanitätsbericht der Kgl. Preuß. Armee (1905/06, S. 183, Operationsliste Nr. 290). Magennaht. Tod 10. Tag, keine Peritonitis. Loch in Magenhinterwand und l. Leberlappen übersehen.

## X. Unklar, was mit der Leberwunde gemacht ist.

### 1. Einfache Leberwunden.

289. Gann (Lancet 1894, I, S. 1371). Fall in Harpune, r. Lunge durchbohrt; geheilt.
290. Michailowsky (Chir. mat. 1900, p. 24, ref. Hildebrands Jahresber. VI, S. 703). 2 transpleurale Stiche. Geheilt.
291. Tantzscher (Volkmanns Samml. klin. Vortr. N. F. Nr. 319, 1901, Fall 50). Geheilt.

### 2. Kompliziert durch andere Eingeweideverletzungen.

292. Derselbe (ebenda Fall 17). Magen-Leberwunde. Geheilt.

## B. Schußwunden.

### I. Naht.

#### 1. Einfache Leberverletzungen.

293. Gèrard Marchand (Bull. et mém. de la Soc. de chir. 1900, Nr. 40, p. 1141 [Op. Lenormant] und Lenormant, Rev. de chir. Bd. 27, 1903, p. 617). Explosionsverletzung, transpleural. Geheilt.
294. Hagen (Bruns' Beitr., Bd. 51, S. 529, 1906, Fall 102). Tod an Pneumonie.
295. Kerr u. Ford (Med. news 1897, p. 203, Fall 1). Geheilt.
296. Dieselben (ebenda Fall 2). Geheilt.
297. Körte (Beitr. z. Chir. d. Gallenwege und Leber, 1905, Kap. XVIII, S. 436, Nr. 15 von 1891 = v. Haselberg. Diss. Berlin 1893, Fall 29). Geheilt.
298. Derselbe (ebenda Nr. 18, 1901 = Kroner. Arch. f. klin. Chir. Bd. 75, S. 643, 1905, Fall 20). Bald Tod im Kollaps.
299. Kümmell (bei Sudeck, Jahrb. d. Hamb. Kr.-Anstalten VII, 1899/1900, S. 370, Fall 94). Geheilt.
300. Lejars (Bull. et mém. de la Soc. de Chir. Bd. 29, 1903, Nr. 29. p. 875). Transpleural. Geheilt.
301. Micheli (Rif. med. 1893, IV, S. 368). Tod, Peritonitis.
302. Derselbe (Arch. e Atti d. Soc. it. d. chir. 1896). Tod, primäre Verblutung.
303. Münchner Klinik (1901; Satos Diss. 1903, S. 61 und bei Bestelmeyer, Bruns' Beitr., Bd. 55, S. 637, Fall 44, 1907). Tod, Peritonitis.
304. Obuchow-Krankenhaus (1910). Persönliche Mitteilung von Dr. Hesse. Selbstmord. Stark blutende Leberwunde im r. Lappen, genäht, geheilt.
305. Ruepp (bei Schlatter, Bruns' Beitr., Bd. 15, S. 542, 1896. Fall 2). Geheilt.
306. Sanitätsbericht der Kgl. Preuß. Armee (1898/99, S. 183, Nr. 137). Geheilt.
307. de Santis (bei Giordano, X, 5. Fall 199). Tod, Peritonitis.
308. Sprengel (Braunschweig 1910). Persönliche Mitteilung.
   Selbstmord, 2 Revolverschüsse in Herzgegend, kommt zu Fuß. Querer Bauchschnitt durch beide Rekti. L. Lappen nahe dem Rand durchschossen, kein Blut im Bauch. Katgutnaht. Tampon darauf, Bauchnaht; geheilt.
309. Sultan (Rixdorf 1907). Persönliche Mitteilung.
   Vor 1 Stunde vom Schutzmann mit Dienstrevolver aus 10 Schritt geschossen. Einschuß 2 Querf. unter l. Rippenbogen. Medianschnitt; viel Blut, l. Lappen am Rand durchschossen. Katgutnaht. Loch im Mesokolon genäht. Spülung, Bauchnaht. Geheilt.
310. Terrier et Auvray (Rev. de chir. 1896/97). Transpleural. Geheilt.
311. Urbanik (Przeglad lek. 1899, Nr. 32/33; ref. Hildebrands Jahresber. V, S. 680). Geheilt.

## 2. Kompliziert durch andere Eingeweideverletzungen.

### a) Leberwunde Hauptsache bzw. schwer.

312. d'Alessandro (Giorn. internaz. d. sci. med. 1900, p. 97, bei Giordano X, 5, Fall 139). Magennaht. Tod, Peritonitis. Zweite Magenwunde übersehen.
313. Bergalonne (Rev. med. de la Suisse Rom. Vol. II, 1900, p. 145). Pankreaswunde. Geheilt.
314. v. Borszéky (Orvosi Hetilap 1906, Nr. 1 und Bruns' Beitr., Bd. 48, S. 558, Fall 1). Magennaht. Geheilt.
315. Couteaud (Bull. et mém. de la Soc. de chir. XXXI, 1905, Nr. 18. p. 431). Nierennaht. Tod, primäre Verblutung.
316. Dalton (Ann. of. Surg. VIII, 1888, August, p. 81). Magennaht. Geheilt.
317. de Gaetano (bei Giordano, X, 5, Fall 159). Thorakolap. Nephrektomie. Geheilt.
318. Glantenay et Neveu (Bull. et mém. de la Soc. anat. de Paris 1899, 74. Jahrgang, I, p. 105). Magennaht. Tod, primäre Verblutung.
319. Goljachowski (Wratsch 1899, Nr. 33; ref. Zentralbl. f. Chir. 1899, Nr. 47, S. 1263). Magennaht. Tod, primäre Verblutung.
320. Jacobelli (Policl. 1901, S. 79; bei Giordano X, 5, Fall 171). Kolonnaht. Tod an eitriger Hepatitis.
321. Körte (Beitr. z. Chir. d. Gallenwege und Leber 1905, S. 438, Nr. 19 = Kroner, Arch. f. klin. Chir. Bd. 75, S. 643, 1905, Fall 13). Magennaht. Geheilt, subphren. Abszeß.
322. Krönlein (bei Schlatter, Bruns' Beitr., Bd. 15, S. 544, Fall 3, 1896). Tod nach 24 Stunden, Nachblutung zwischen 2 Lebernähten. Loch im Duod. u. Magen, Zerreißung der l. Niere.
323. Mercer (Med. Record 1893, S. 487, in W. Roths Jahresber. 19. Jahrg., S. 168, Fall 1). Magennaht. Tod am 23. Tag, Bauchdeckenphlegmone.
324. Münchner Klinik (1897, bei Schmitt, A., Ann. d. allg. städt. Kreisanstalten München 1899, S. 201, Fall 2 = Ziegler, M. m. W. 98, Nr. 10, S. 292 = Bestelmeyer, Bruns' Beitr., Bd. 55, S. 637, 1907, Fall 40 = Satos Diss. S. 52). Tod, Schuß durch Leber, Magen, Milz, Zwerchfell, Lunge (nur Leber versorgt).
325. Dieselbe (1909). Persönliche Mitteilung. Selbstmord, Revolver. Einschuß 7. l. J. R. Dämpfung in l. Bauchseite, Epigast. hoch tympanitisch. Rippenrandschnitt l. Viel Blut im Bauch. L. Lappen handbreit über dem Rande durchschossen, 3 tiefe Katgutnähte durch die Wunde an Konvexität, an Unterfläche Naht unmöglich. 1 Magenwunde genäht, Magenausschuß nicht zu finden. Tampon zwischen Magen und Leber, Bauchnaht. Geheilt. Pleuraempyem, Rippenresektion.
326. Ramsay (Ann. of surg., Vol. XIV, Okt. 1891, p. 291). Magennaht. Geheilt.
327. Riese (33. Chir.-Kongr. 1904, Verhandl. I, S. 89). Magen-Zwerchfellnaht. Nierenriß von Lumbalschnitt aus tamp. Geheilt. Subphren. Abszeß perpleural eröffnet.
328. Siegel (Bruns' Beitr. Bd. 21, S. 403, 1898, Fall 6 = Nötzel, ebenda Bd. 48, S. 337, 1906 [Klinik Rehn]). Geheilt. Kugel ging per rectum ab.
329. Sodo (bei Giordano X, 5, Fall 202). Thorakolaparotomie. Magennaht. Tod, Pleuroperitonitis supp.
330. Derselbe (ebenda Fall 203). Magennaht. Tod Hepatitis und Perinephritis septica.
331. Terrier et Auvray (Rev. de chir. 1896. T. 16, p. 750). Thorakolaparotomie. Tod, Magenverletzung.
332. Würth v. Würthenau (D. mil. Z. 1904, S. 111). Magennaht. Tod, Verblutung aus Lunge.
333. Zimmermann (Straßburger Klinik 1905; Unterelsäss. Ärzteverein 1. August 1905 in D. m. W. 1905, Nr. 46, Vereinsbeil., S. 1860). Transpleural. Operation abgebrochen. Tod durch Herzverletzung.

### b) Leberwunde Nebensache.

334. Brehm (Arch. f. klin. Chir. Bd. 73, S. 234, 1904, Fall 16). Magennaht. Geheilt.
335. Connell (Ann. of surg. T. 41, Nr. 5, May 1905, p. 724). Magennaht. Tod, Pankreas zertrümmert und nekrotisch.

336. **F a b i a n i** (bei **G i o r d a n o** X, 5, Fall 154). Dünndarmlöcher, Darmresektion. Tod nächsten Tag.
337. **F e n n e r** (Ann. of surg., Vol. 35, Jan. 1902, p. 22, Fall 6). Splenektomie, Magen-Zwerchfellnaht. Geheilt.
338. **G a b s z e w i c z** (Gaz. lek. 1892, p. 341; bei **S c h r o e t e r**, Arch. f. klin. Chir. Bd. 51, 1896, S. 179, Nr. 11). Magennaht. Tod, Schuß durch die Lunge, Zwerchfell, Leber, Magen, Colon transvers., Pankreas.
339. **K a l i n o w s k i** (Wratsch 1894, Nr. 5; bei **S c h r o e t e r** ebenda Nr. 12). Magen-, Milz-, Pankreas-, Zwerchfellperfor. genäht. Tod, Peritonitis.
340. **K r o n e r** (**K ö r t e**, Arch. f. klin. Chir. Bd. 75, S. 643. 1905, Fall 18). Magen-Zwerchfellnaht. Tod, keine Peritonitis oder Nachblutung, Lungenödem. Hintere Leber- und Magenwunde übersehen.
341. **M a g l i e r i** (Giorn. intern. d. sci. med. 1899, p. 193; bei **G i o r d a n o** X, 5, Fall 181). Magen-, Duodenum-, Jejunum-, Ileumlöcher genäht. Tod, Peritonitis.
342. **M i c h e l i** (Soc. ital. di chir. 19. Okt. 1895; bei **G i o r d a n o**, Fall 187). Kolonnaht, Wunde in r. Niere. Tod, primäre Verblutung.
343. **M i g l i a c c i o** (bei **G i o r d a n o**, Fall 188). Duodenum-, Ileumlöcher genäht. Verletzung der A. mes. sup., enormer Bluterguß. Tod, primäre Verblutung.
344. **M ü n c h n e r   K l i n i k** (1908). Persönliche Mitteilung. Revolver, Selbstmord. Einschuß am l. Rippenbogen. Magenblase perkutorisch vergrößert, Hochstand der l. Zwerchfellhälfte. Operation (Dr. **G e b e l e**): Rippenrandschnitt, 2 Magenlöcher u. 1 kleiner Schlitz im Leberrand genäht. Blutung neben Wirbelsäule, Tamponade, Bauchnaht. Geheilt. Abszeß um den Magen eröffnet.
345. **D i e s e l b e** (1909). Persönliche Mitteilung. Revolverschuß zwischen Schwertfortsatz und Nabel. Keine Bauchsymptome. Operation (Dr. **A c h**): Rand des l. Lappens durchschossen, Katgutmatrazennaht beider Wunden. Retroperitoneales Hämatom, Spaltung des Perit. dorsale, kolossale Blutung aus V. cava, seitliche Venennaht. Blutung steht, Bauchnaht. Tod plötzlich am folgenden Abend. Sektion: im Bauch blutig-gallige Flüssigkeit, V. cava durchschossen, hintere Wunde liegt der Rückenwand fest an, keine Nachblutung. 5 cm langer fibrinöser Thrombus an der Verletzungsstelle.
346. **R o d m a n n** (Am. pract. and news. 31. März 1888, p. 196; nach **L ü h e**, D. mil. Z. XXI, 1892, S. 218, Nr. 77). Dünndarmverletzung. Tod, Peritonitis.
347. **S a n i t ä t s b e r i c h t   d e r   K g l.   P r e u ß.   A r m e e** (1904/05, S. 176, Operationsliste Nr. 272). Dienstgewehrschuß aus 5—700 Meter. Duodenumloch genäht. Tod, Loch in V. cava.
348. **S t r a ß b u r g e r   K l i n i k** (1908). Persönliche Mitteilung. Revolverschuß im 7. l. J. R. Schwerer Zustand. Keine Dämpfung, trotzdem bei Lap. nach 2 Stunden viel Blut im Bauch. Magen gebläht. L. Lappen am Rand durchschossen, Naht. Serosariß im Duodenum übernäht. Tampon, Bauchnaht. Tod am 2. Tag, Peritonitis. Keine Sektion.
349. **W h e a t o n** (Northwest Lancet, 1. März 1889, p. 58; nach **L ü h e**, D. mil. Z. XXI, 1892, S. 262, Nr. 39). Wunde in Col. asc., r. Niere. Tod, Peritonitis. Zweite Kolonwunde übersehen.
350. **W ü r z b u r g e r   K l i n i k** (1910). Persönliche Mitteilung. Revolverschuß unter r. Rippenbogen. Schwerer Zustand, keine Dämpfung. Spannung des ganzen Leibes. Laparot. (Dr. **H o t z**). Viel Blut in r. Bauchseite. Einschuß an Konvexität, zerfetzter Ausschuß an Konkavität des r. Lappens, kaum blutend. 2 Katgutnähte durch Ausschuß. V. coron. inf. durchrissen, ligiert. 1 Dünndarmperforation genäht. Bauchnaht, Drain zu e. Lumbalschnitt heraus. Heilung ohne Störung.

## II. Tamponade.

### 1. Einfache Leberwunden.

351. **B a r r o w** (Journ. of the Am. med. Assoc., Vol. XII, 15. Juni 1889, p. 835, Fall 4). Tod 5. Tag an Cholämie.
352. **B o l j a r s k i** (Arch. f. klin. Chir. Bd. 93, 1910, Fall 56). Tod, primäre Verblutung.
353. **D e r s e l b e** (ebenda Fall 57). Transpleural. Heilung.

354. B o l t o n (New York Country med. Assoc. 1899; bei T e r r i e r et A u v r a y, Chir. du foie 1901, p. 74). Geheilt.
355. B r a u n (K ö n i g, Charité-Annalen VI, 1900). Geheilt.
356. B r e h m (Arch. f. klin. Chir. Bd. 73, S. 234, Fall 20, 1904). Geheilt.
357. D e r s e l b e (ebenda Fall 21). Laparotomie und Thorakotomie. Tod, primäre Infektion der Leberwunde.
358. B r e n n e r (Wien. klin. Wochenschr. 1892. Nr. 18, S. 267). Geheilt.
359. D e r s e l b e (ebenda 1894, Nr. 27, S. 496). Geheilt.
360. C o l s o n et W a l t o n (Belg. méd. 1897, p. 65. Fall 1; bei T e r r i e r et A u v r a y, Chir. du foie, 1901, p. 74). Geheilt.
361. D a l t o n (Ann. of surg., Vol. XIV, 1891, p. 471, Fall 3). Geheilt.
362. D e n c k s (D. Z. f. Chir. Bd. 82, S. 307, 1906, Fall 1 = N e u m a n n, D. m. W. 1908, Nr. 3, Fall 7). Geheilt.
363. F u r g i n e l e (bei G i o r d a n o X, 5, Fall 157). Transpleural. Tod, Peritonitis.
364. H a h n (Fr. Vereinig. d. Chir. Berlins 14. Juni 1897, D. m. W. 98, Vereinsbeil. Nr. 10, S. 59). Quelle nicht gefunden. Sofortige Relap. wegen Durchblutens. Loch an Unterfläche tamp. Geheilt.
365. H a y n e s s (Ann. of surg., Vol. 46, July 1907, p. 155). Geheilt. Subphren. Abszeß.
366. J e l k s (Journ. of the Am. med. Assoc., Vol. 19, 6. Aug. 1892, p. 164). Geheilt.
367. K i e l e r K l i n i k (A n s c h ü t z 1908). Persönliche Mitteilung.
    Salonbüchsenschuß aus 5 Meter r. in Oberbauch. Aufnahme nach 5 Stunden: Schmerzen, zunehmender Meteorismus, einmaliges Erbrechen, Puls 140. Sofort Laparot.: viel Blut, Ein- u. Ausschuß der Leber bluten nicht mehr, werden tamponiert. Geheilt.
368. K ü m m e l l (1900; bei S u d e c k, Jahrb. d. Hamb. Kr.-Anst. VII, 1899/1900, S. 370, Fall 93). Geheilt.
369. L e g u e u (Bull. et mém. de la Soc. de chir. 28. Dez. 1898, p. 1204 und 9. Congr. franç. de chir. 1906, Proc. verb. p. 159, Fall 2 und A u v r a y, Bull. et mém. de la Soc. anat. 1899, p. 594). Geheilt.
370. M a r t i n e l l i (bei G i o r d a n o X, 5, Fall 185). Transpleural. Geheilt.
371. M a y o. W. (New York med. journ. 1897; bei T e r r i e r et A u v r a y, Chir. du foie 1901, p. 76). Geheilt.
372. M ü n c h n e r K l i n i k (1902; S a t o s Diss. 1903, S. 64 und bei B e s t e l m e y e r, Beitr. z. klin. Chir. Bd. 55, S. 637, 1907, Fall 43). Tod bald nach Operation, ½ Liter Blut im Bauch, Lebereinschuß an Konvexität übersehen.
373. D i e s e l b e (bei B e s t e l m e y e r. ebenda S. 683). Geheilt.
374. N e u m a n n (1907, D. m. W. 1908, Nr. 3, Fall 8). Geheilt.
375. D e r s e l b e (1907, ebenda Nr. 9). Geheilt.
376. O s s i g (Beitr. z. klin. Chir. Bd. 37, 1903, S. 553, Fall 66). Geheilt.
377. P e t r o f f u. K o j u c h a r o f f (ref. H i l d e b r a n d s Jahresber. VII, S. 889). Geheilt.
378. P o w e l l (Accid. med. times, July 1896, Fall 1; ref. Zentralbl. f. Chir. 1897, Nr. 50, S. 1297). Geheilt.
379. D e r s e l b e (ebenda Fall 2). Geheilt.
380. R e h n (bei S i e g e l, B r u n s' Beitr., Bd. 21, S. 402, 1898, Fall 5 = N ö t z e l, Beitr. z. klin. Chir. Bd. 48, S. 337, Fall 1, 1906). Geheilt.
381. R o e s e r (Op. v. B e c k; B r u n s' Beitr., Bd. 36, S. 262, 1902, Fall 5). Tod an Tetanus (Reiterpistole mit Pulver, Lederpfropfen und Wurstpapier geladen).
382. S a n i t ä t s b e r i c h t d e r K g l. P r e u ß. A r m e e (1904/05, S. 221 und Operationsliste Nr. 268). Thorakolap. Tod, primäre Verblutung.
383. D e r s e l b e (1904/05, S. 211 und Operationsliste Nr. 269). Tod, primäre Verblutung.
384. D e r s e l b e (1906/07, S. 155 und Operationsliste Nr. 364). Geheilt.
385. D e r s e l b e (1908/09, S. 188 und Operationsliste Nr. 408). Tod, primäre Verblutung.
386. S c h r o e d e r (Cook Country hosp. rep. 1906, p. 14; ref. Zentralbl. f. Chir. 1907, Nr. 47, S. 1392). Geheilt.
387. S u l t a n (Rixdorf 1910). Persönliche Mitteilung.
    Revolverschuß unter Schwertfortsatz, Selbstmord. Aufnahme sofort. Puls klein, Unruhe, keine Bauchsymptome. Sofort Laparot. Viel Blut. Medianschnitt zum Wellenschnitt verlängert. L. Lappen durchschossen, Blutung jetzt gering. Tamponade, Etagennaht. Tod nach 6 Stunden an primärer Verblutung. Keine Sektion.

388. T a y l o r (Journ. of the Practice 1895. Nr. 7; bei G i o r d a n o X. 5, Fall 204).
     Tod. Peritonitis.
389. T e r r y (Brooklyn med. journ. 1897, p. 605; bei T e r r i e r et A u v r a y.
     Chir. du foie 1901, p. 77). Geheilt.

## 2. Kompliziert durch andere Eingeweideverletzungen.

### a) Leberwunde Hauptsache bzw. schwer.

390. v. B e c k (1903). Persönliche Mitteilung.
     Duellverletzung. Einschuß in 8. r. J. R. in mittl. Axillarlinie. Laparot.
     nach 3 Stunden. Schuß durch Leber, Duodenum. Pankreas. l. Niere. Milz.
     Lebertamponade. Duodenumnaht. Pankreas-Milztamponade. Tod am
     6. Tag an Peritonitis.
391. D e r s e l b e (1909). Persönliche Mitteilung.
     Revolver. Selbstmord. 2 Einschüsse am r. Rippenbogen. Aufnahme
     nach 2 Stunden: hochgradige Anämie. Dämpfung, Hochstand der r. Zwerch-
     fellhälfte. Sofort Laparot.: 1. Kugel sitzt quer im r. Lappen; stark zerrissener
     Einschuß, Zertrümmerung am Kugelsitz. Tamponade stillt Blutung. 2. Kugel
     hat r. Lappen glatt durchschlagen. $^2/_3$ Pankreas in Längsrichtung durchbohrt.
     V. lien. angerissen und steckt in Milz. Ligatur der V. lien., Tamponade der
     Pankreas-Milzwunde. Tod am 15. Tag an embol. Pneumonie. Gangrän des
     Pankreas, Thrombophleb. pur. V. lien. bis in V. portae. multiple thrombophleb.
     Leberabszesse.
392. D e r s e l b e (1910). Persönliche Mitteilung.
     Revolverschuß an Spitze der 9. r. Rippe. Selbstmord. Aufnahme nach
     2 Stunden: hochgradige Anämie. Dämpfung. Sofort Laparot.: r. u. l. Lappen
     durchschossen, doppelte Perforation des Magenfundus. Schuß durch Milz
     mit Zerreißung der Hilusgefäße. Kugel sitzt in l. Niere. Lebertamponade.
     Magennaht, Milzexstirpation. Drainage. Tod am 6. Tag an eitriger Peritonitis.
393. D e r s e l b e (1910). Persönliche Mitteilung.
     Revolverschuß im 9. r. J. R. in vorderer Axillarlinie. Selbstmord. Auf-
     nahme nach $1^1/_2$ Stunden: hochgradige Anämie. großer Bluterguß im Bauch.
     Erbrechen. Sofort Laparot.: stark zerrissener Schußkanal in Leber. besonders
     am Ausschuß an Unterseite des l. Lappens. Tamponade der Leber-, Pankreas-,
     Milzwunden. Heilung. Nach 2 Monaten Chylusfistel. Befinden gut.
394. C o l s o n et W a l t o n (Belg. méd. 1897, p. 65. Fall 1; bei T e r r i e r et
     A u v r a y. Chir. du foie 1901. p. 74). Tod. primäre Verblutung aus Leber,
     3 Nierenrisse.
395. D u b u j a d o u x (Bull. et mém. de la Soc. de chir. T. 24. 1898. p. 862 und
     Rev. de chir. T. 18. 1898. p. 1035). Geheilt. Nicht perforierende Magenwunde.
396. H a h n (Fr. Vereinigung d. Chir. Berlins 8. Mai 1899. D. m. W. 1899, Vereins-
     beilage Nr. 38. S. 226 und Zentralbl. f. Chir. 1899, S. 781). Geheilt. Mesokolon
     und Pankreas mitverletzt.
397. H a l s t e a d (The Journ. of the Am. med. Assoc., Vol. 32. p. 235, 4. Febr. 1899).
     Geheilt. Nephrektomie.
398. H a l t e r (Klinik K o c h e r 1893, D. Z. f. Chir. Bd. 81. S. 169. 1906, Fall 71.
     S. 233). Magennaht. Tod am Schluß der Operation.
399. J e n c k e l (Göttinger Klinik. B r a u n 1902. D. Z. f. Chir. Bd. 96. 1908. S. 254
     bis 301). Magennaht. Milztamponade. Tod. primäre Verblutung.
400. L e g u e u (1902; 19. Congr. franç. de chir. 1906; Procès verb.. p. 159. Fall 3
     und Bull. et mém. de la Soc. de chir. Bd. 29. 1903. Nr. 36, p. 1063). Geheilt.
     A. fem. mitverletzt. Verweilklemmen an diese.
401. M a n z o (bei G i o r d a n o X. 5. Fall 183). Magennaht. Geheilt.
402. M o r e s t i n (bei T e r r i e r et A u v r a y. Chir. du foie 1901. p. 77). Magennaht.
     Tod, Septikämie.
403. M o r t o n (Ann. of surg.. Vol. 21. 1895. p. 82). Tod. primäre Verblutung.
     Lunge verletzt.
404. N e u m a n n (D. m. W. 1908. Nr. 3, Fall 11). Niere mitverletzt. Tod 20. Tag
     an Nachblutung aus Leberzertrümmerung. in die der zerrissene r. Ast der A. hep.
     mündete.
405. P a r k (Annals of surg., Vol. 36. 1902. p. 228). Magennaht. Geheilt.
406. R o e s e r (Op. v. B e c k; B r u n s' Beitr.. Bd. 36. 1902, S. 261, Fall 4).
     Magennaht. Leber-Milztamponade. Tod. Peritonitis.

407. Sanitätsbericht der Kgl. Preuß. Armee (1884/1888, S. 179). Tod, primäre Verblutung. Pankreas zerrissen.
408. Derselbe (1902/03, S. 152, Nr. 49). Magennaht. Tod, übersehenes Loch in Magenhinterwand, Milz- und Zwerchfellverletzung.
409. Derselbe (1906/07, S. 158 und Operationsliste Nr. 366, S. 195). Tod, Bauch voll Blut, Leber und Pankreas zertrümmert.
410. Derselbe (1907/08, S. 147 und Operationsliste Nr. 422, S. 190). Tod, primäre Verblutung, Lunge mitverletzt.
411. Derselbe (1908/09, S. 188, Operationsliste Nr. 403). Magennaht. Tod, Verblutung. L. Lappen, Niere, Pankreas zerrissen.
412. Derselbe (1908/09, S. 188, Operationsliste Nr. 407. Op. Thöle). Tod, Verblutung, Loch in V. cava hoch oben auch bei Relap. nicht gefunden.
413. Sauerbruch (Zürich 1910). Persönliche Mitteilung. Neuerdings publiziert von Schumacher, Bruns' Beitr., Bd. 77, 1912, S. 96, Fall 1. Selbstmord. Einschuß im 6. r. J. R. Mammillarlinie. Rasch sich vergrößernder Hämothorax, bald auch Pneumothorax. R. Hypochondrium gespannt und druckschmerzhaft. Diagnose Lungenverletzung, vielleicht auch Zwerchfell-Leber. Thorakotomie wegen Zunahme des Hämothorax. L. Halbseitenlage mit erhöhtem Oberkörper, Äthernarkose, hernach Äther-O-Überdrucknarkose mit dem Tiegel-Henleschen Apparat. Großer Interkostalschnitt im 6. J. R. von einwärts der Brustwarzenlinie bis zur hinteren Axillarlinie. Viel Blut. Einsetzen des Rippensperrers. A. pericardiaco-phrenica spritzt, wird unterbunden. 3 Lungenwunden genäht. Durch eine Zwerchfellwunde, die nach vorn erweitert wird, kommt man in eine Zertrümmerungshöhle der Leberkuppe mit ausstrahlenden Rissen. Tamponade mit Jodoformgaze, herausgeleitet zu einer Inzision unter dem Rippenbogen. Zwerchfellnaht. Anlagen von 5 perikostalen dicken Seidennähten. Während sie geknotet und die Muskeln-Fasziennähte gelegt werden, wird die Lunge durch starken Überdruck vollständig gebläht gehalten. Keine Drainage der Pleura. Hautnaht. Heilung. 6 Tage Fieber bis 38,6 °. Pleuraerguß, spontan resorbiert. Thoraxwunde p. p. geheilt.
414. Stuckert (D. mil. Z. 1901, S. 276 = Sanitätsbericht der Kgl. Preuß. Armee 1899/1900, S. 176, Operationsliste Nr. 128). Transpleural. Geheilt. Abgang von Galle und Leberbröckeln mit Kot, Kolonwunde war nicht gefunden.
415. Summers (Pittsb. med. rev. 1888, Nr. 240; nach Lühe, D. mil. Z. 1892, S. 260, Nr. 34 und Adler, Thèse de Paris 1892, S. 65, Nr. 96). Leber-Nierenwunde. Tod. Nachblutung.
416. Tiffany (The Am. journ. of the med. sci., Vol. 111, 1896, p. 552). Magennaht. Geheilt. Geschoß ging mit Stuhl ab.
417. Winslow (Ann. of surg. 1898, Oct., p. 487). 5 Jejunumlöcher genäht. Geheilt.

b) Leberwunde Nebensache.

418. Gangitano (Soc. ital. di chir. 29. Okt. 1897; bei Giordano X, 5, Fall 161). Netz und Magen verletzt. Tod, Peritonitis.
419. Hagen (Bruns' Beitr., Bd. 51 1906, S. 529, Fall 96 von 1898). Magen-Milznaht. Tod sofort.
420. v. Haselberg (Op. Körte; Diss. Berlin 1893, Fall 30, S. 35). Tod. V. lien. verletzt.
421. Heidelberger Klinik (Jahresber. über 1902, S. 145, Suppl.-Heft zum 39. Band der Bruns' Beitr., 1903). Kolonnaht. Geheilt.
422. Kroner (Op. Körte; Arch. f. klin. Chir. Bd. 75, S. 643, 1905, Fall 17 von 1898). Magen-Darmnaht. Tod, Peritonitis.
423. Lupò (bei Giordano X, 5, Fall 180). Magennaht, Nierenwunde. Tod, Peritonitis.
424. Makins (Surg. exp. in South-Africa 1899/1900. London, Smith, Elder & Co. 1901, S. 425, Fall 164). Magennaht. Tod, lok. Periton. u. Nachblutung.
425. Martin (Ann. of Surg. 1901, p. 311). Verletzung der Beckengefäße, des Rektums, Dünndarms, Flex. coli hep., Gallenblase. Geheilt.
426. Münchner Klinik (1901; Satos Diss. 1903, S. 47 und bei Bestelmeyer, Bruns' Beitr., Bd. 55, 1907, S. 683). Magennaht. Geheilt.
427. Ossig (Op. Riegner; Bruns' Beitr., Bd. 37, S. 548, Fall 59, 1903). Tod, Peritonitis durch nicht gefundene Magenperforation.

428. D e r s e l b e (ebenda Fall 60, S. 551). Aorta verletzt. Tod auf Operationstisch.
429. W e i ß (14. Congr. franç. de chir. 1901, Proc. verb., p. 151). Milztamponade, Ligatur einer Netzarterie. Geheilt.

### III. Naht und Tamponade.

#### 1. Einfache Leberverletzungen.

430. K ö r t e (v. V o l k m a n n s Samml. klin. Vortr. N. F. Nr. 40, 1892, S. 272, Fall 20). Lebereinschuß genäht, -ausschuß tamponiert. Geheilt.
431. S a n i t ä t s b e r i c h t d e r K g l. P r e u ß. A r m e e (1904/05, S. 211, Operationsliste Nr. 267 = K l e t t. D. mil. Z. 1906, S. 103). Leberrisse genäht, Zertrümmerungshöhle tamp. Geheilt.
432. S c h m i t t, A. (Ann. d. Städt. Allg. Krankenh. z. München 1896. Lehmann 1899, S. 203, Fall 6 = S. 49 in S a t o s Diss.). Einschuß genäht, Aussch. tamp. Geheilt.

#### 2. Kompliziert durch andere Eingeweideverletzungen.

Leberwunde Hauptsache bzw. schwer.

433. C a m a g g i o (Gaz. internaz. di med. prat. 1901, p. 177 bei G i o r d a n o X, 5, Fall 147). Niere und Kolon verletzt. Tod, Peritonitis.
434. F i s c h e r (Darmstadt 1910). Persönliche Mitteilung.
Schuß mit Flobert unter r. Rippenbogen. Aufnahme nach 2 Stunden: Anämie, Leib oben druckschmerzhaft, Erbrechen. Röntgen: Kugel an 10. l. Rippe. Sofort Laparot. median: L. Lappen durchbohrt, 1 Magenperforation genäht. Brücke zwischen Leberein- und -ausschuß reißt durch. Unterbindung einer spritzenden Arterie, teilweise Naht und teilweise Tamp. Bauchnaht. Geheilt. 14. Tag subphren. Abszeß eröffnet. Röntgen: Kugel nicht mehr zu finden (blieb im Magen und ging mit Stuhl ab?).
435. S a n i t ä t s b e r i c h t d e r K g l. P r e u ß. A r m e e (1902/03, S. 150, Nr. 29 = W ü r t h v. W ü r t h e n a u, D. mil. Z. 1904, S. 111). Magennaht, Zwerchfell und Lunge verletzt. Tod bald.
436. S c h m i t t, A. (Ann. d. Städt. Allg. Krankenh. z. München 1896, Lehmann 1899, S. 202, Fall 3 = Z i e g l e r, M. m. W. 1898, Nr. 10, S. 292, Fall 7 = S a t o s Diss. 1903, S. 55). Magennaht. Glatter Sagittalriß genäht, zerquetschter Querriß tamp. Tod, primäre Verblutung.
437. S t e i n t h a l (Stuttgart 1910). Persönliche Mitteilung. (Op. Dr. N a s t-K o l b.)
Revolverschuß am Proc. xiph. Selbstmord. Anämie, Dämpfung l. im Oberbauch, starke Bauchdeckenspannung. Sofort Laparot.: median und Querschnitt nach l. Viel Blut. Schußkanal durch l. Lappen. Einschuß an Konvexität genäht, Ausschuß hinten an Unterfläche tamponiert. Drainage, Bauchnaht. Tod nach 22 Stunden an Sepsis infolge Perforation des Ösophagus am Eintritt in den Magen. Oberer Pol der l. Niere zertrümmert. Kugel war durch Zwerchfell und l. Pleurahöhle ($\frac{1}{2}$ Liter Blut) in Rückenmuskulatur gegangen.

### IV. Resektion und Tamponade.

#### Einfache Leberverletzung.

438. S n y e r s (Ann. de la Soc. belge de chir. T. VI, 1898, S. 25). Brücke, mit welcher ein fast ausgerissenes 10 : 5 cm großes Leberstück noch mit der Leber zusammenhing, durch Massenligaturen abgebunden. Geheilt. In der 7. Woche entleert sich Eiter, ein Rippenstück und ein taubeneigroßes Lebersequester mit Seidenfäden.

### V. Nichts an der Leberwunde gemacht, weil sie nicht blutete.

#### 1. Einfache Leberverletzungen.

439. B a r k e r (Brit. med. journ. 1888, I, p. 570, Fall 1). Geheilt.
440. v. F l a m e r d i n g h e (D. m. W. 1890, Nr. 39, S. 867). Geheilt.
441. G a n g o l p h e (bei T e r r i e r, Lyon méd. T. 27, 1895, p. 428). Geheilt.

442. **H a g e n** (B r u n s' Beitr.. Bd. 51, S. 529, 1906, Fall 103). Geheilt.
443. **D e r s e l b e** (ebenda Fall 104). Geheilt.
444. **H e d d e n s** (Transact. Miss. stat. med. assoc. Mai 1886, nach L ü h e, D. mil. Z. 1892, S. 266, N. 13 und D a l t o n, Ann. of surg. 1888, p. 81). Geheilt.
445. **L e g u e u** (19. Congr. franç. de chir. 1906, Proc. verb., p. 159, Fall 1). Geheilt.
446. **M o t y** (Bull. et mém. de la Soc. de chir. 1906, Nr. 18, p. 493). Geheilt.
447. **M u r p h y** (The journ. of the Am. med. assoc., Vol. X, 10. März 1888, p. 291, Fall 2). Geheilt.
448. **S a n i t ä t s b e r i c h t d e r K g l. P r e u ß. A r m e e** (1902/03, S. 187, Operationsliste Nr. 226). Geheilt.
449. **S c h m i t t, A.** (Ann. d. Städt. Allg. Krankenh. zu München 1896, Lehmann 1899, S. 202, Fall 5 = Z i e g l e r, M. m. W. 1898, Nr. 10, S. 292, Fall 2). Geheilt.
450. **T i l t o n** (Ann. of surg., Vol. 41, Nr. 1, Jan. 1905, p. 20, Fall 2). Geheilt.
451. **W i l l i a m s** (New York med. journ. 16. Juni 1906, p. 1239, Fall 5). Geheilt.

### 2. Kompliziert durch andere Eingeweideverletzungen.

#### a) L e b e r w u n d e H a u p t s a c h e bzw. s c h w e r.

452. **B e r n a y s** (Berl. klin. Wochenschr. 1890, Nr. 31, S. 710, Fall 4 und St. Louis med. and surg. journ. Juni 1890, p. 329, Fall 4). Magennaht. Geheilt.
453. **H a l b e r t** (Trans. Texas stat. med. assoc. 1886; nach L ü h e, D. mil. Z. 1892, S. 266, Nr. 12 und D a l t o n, Ann. of surg. 1888, p. 81). Darmnaht. Geheilt.
454. **R o u g i e r** (Arch. de méd. et de pharm. mil. T. 27, 1896, p. 397). Kolonperforation durch Adhäsion geschlossen. Geheilt.

#### b) L e b e r w u n d e N e b e n s a c h e.

455. **B e c k** (Journ. of the Am. med. assoc., Vol. 38, 26. April 1902, p. 1064). Darm-Harnblasennaht. Geheilt.
456. **B r e h m** (Arch. f. klin. Chir. Bd. 73, S. 234, 1904, Fall 17). Magennaht. Milzexstirpation. Geheilt.
457. **H a l l o p e a u** (Rev. de chir. XXX, Nr. 7, 10. Juli 1910, p. 141). Naht der verletzten V. portae. Geheilt.
458. **K e e n** (Med. news 14. Mai 1887; bei M c C o r n a c, Samml. klin. Vortr. Nr. 316, 88, Tafel II, Nr. 17 und S c h r ö d e r, Arch. f. klin. Chir. Bd. 51, 1896, S. 177 Nr. 1). Magen-Darmnaht, Nierenexstirpation, Ligatur der V. mes. sup. Tod, Peritonitis.
459. **K ö r t e** (v. V o l k m a n n s Samml. klin. Vortr. N. F. Nr. 40, 1892, S. 273, Fall 21 = v. H a s e l b e r g, Diss. 1893, Fall 31 und K ö r t e, Beitr. z. Chir. der Gallenwege und Leber 1905, S. 436, Nr. 14). Magen-Darmnaht. Tod, Peritonitis.
460. **L a m b o t t e** ct **H e r m a n n** (Ann. de la Soc. de méd. d'Anvers. 1895). Magennaht. Tod, Loch in Aorta.
461. **M a n l e y** (Med. Rec., Vol. 40, 1891, p. 67, Fall 3). Magennaht. Tod 6. Tag, Magenwunde an Hinterwand übersehen, keine Peritonitis. Schuß 2mal durch Lunge und Zwerchfell. L. Pleura voll Blut.
462. **M u d d** (bei C a r s o n, Journ. of the Am. med. Assoc., Vol. 9, 5. Nov. 1887, p. 579 u. 583). Magennaht. Tod, Peritonitis.
463. **M ü n c h n e r K l i n i k** (1910). Persönliche Mitteilung. Revolverschuß 2 cm unter l. Mammilla. Selbstmord. Keine Bauchsymptome, nur etwas helles Blut aus dem After, geringe Anämie. Röntgen: Geschoß im r. Mesogastr. Mediane Laparot. (Dr. A c h): viel Blut im kl. Becken. L. Lappen schräg durchschossen, ebenso Lig. hep. duod. Geschoß liegt auf der unverletzten V. cava. Bauchnaht. Heilung. Pleura-Perikarderguß am 2. Tag, dadurch Fieber in der 3.—4. Woche.
464. **M u r p h y** (The Journ. of the Am. med. assoc., Vol. X, 10. März 1888, p. 291, Fall 3). Kolonnaht. Geheilt.
465. **D e r s e l b e** (ebenda Fall 4). Magennaht. Tod, Morphiumvergiftung (versehentlich 2 Inj.).
466. **P r i c e** (ebenda, Vol. X, 18. Febr. 1888, S. 210 u. 792). Nephrektomie. Geheilt.
467. **S c h m i t t, A.** (Ann. d. Städt. Allg. Krankenh. z. München 1896; Lehmann 1899, S. 201, Fall 1 = Z i e g l e r, M. m. W. 1898, Nr. 10, S. 292, Fall 1). Duodenum-Mesenteriumloch genäht. Tod, Peritonitis.

**468.** D e r s e l b e (ebenda Fall 4 = Z i e g l e r, Fall 3 = S a t o s Diss. 1903, S. 50). Magennaht. Geheilt.

**469.** S c h ö n e b e r g e r A u g u s t a - V i k t o r i a - K r a n k e n h a u s (1907). Persönliche Mitteilung von Prof. K a u s c h.
   Pistolenschuß im 8. r. J. R. Brustwarzenlinie. Selbstmord. Aufnahme sofort: Kollaps, r. Spannung und Druckschmerz. Obere Lebergrenze steigt nach der Achsellinie auf (subphrenischer Bluterguß). R. hinten vom Schulterblattwinkel abwärts Dämpfung und Kompressionsatmen. Dämpfung in r. Flanke und Hypogastrium. Katheterurin blutig. Diagnose: Leber-Nierenschuß. Operation sofort (Dr. N o r d m a n n): 20 cm langer Winkelschnitt vom Ansatz der 10. Rippe über Schwertfortsatz bis Nabel. Viel Blut, besonders im Subphrenium. Man fühlt an Leberoberfläche einen sternförmigen Einschuß, der nicht zu Gesicht zu bringen ist, aber nicht mehr blutet. Starke arterielle Blutung von der vergrößert zu fühlenden Niere her, blutendes Gefäß nicht sichtbar zu machen. Kochsalzspülung, Zigarettendrain auf die blutende Stelle. Etagennaht. Heilung. 1 Woche lang Blut und Zylinder im Urin. Am 3. Tag Anfall von rechtseitigem Schulterschmerz. 8 Wochen lang Fistel, drainiert. Geschoß subkutan am Rücken, exzidiert.

**470.** T r e v e s (The Brit. med. journ. 10. März 1900, p. 599). Mehrfache Jejunumperforation genäht. Leber-Milzwunden bluten nicht mehr. Tod bald.

## VI. Nichts an der Leberwunde gemacht, weil zu schwer.

### 1. Einfache Leberwunden.

**471.** B u l l (Med. news 1886, p. 6). Tod auf Operationstisch. Primäre Verblutung.
**472.** D e n n i s (Med. news 6. März 1886, S. 253, Fall 12). Tod, Verblutung, Peritonitis und Hepatitis.

### 2. Kompliziert durch andere Eingeweideverletzungen.

#### Leberwunde schwer.

**473.** K r a s k e (Verh. d. Deutsch. Ges. f. Chir. 1879, II, S. 22, Fall 23). Tod nach 6 Tagen. Blut im Bauch und Pleura. Niere verletzt.
**474.** N e u m a n n (D. m. W. 1908, Nr. 3, Fall 6, 1906). Tod. Perikard, l. Lunge, Milz, l. Niere, Leber, Magen durchschossen.
**475.** S a n i t ä t s b e r i c h t d e r K g l. P r e u ß. A r m e e (1894/96, S. 192, Nr. 75). Magen, Leber zerrissen. Tod.
**476.** D e r s e l b e (1903/04, S. 149, Nr. 17). Tod. Leber, Magen, Zwerchfell, l. Lunge zerrissen.

## VII. Leberwunde nicht gefunden.

### 1. Einfache Leberwunden.

**477.** A r m s t r o n g (Rep. U. S. Mar. Hosp. serv. 1886; bei A d l e r, Thèse de Paris 1892, S. 62, Nr. 76). Tod. Peritonitis. viel Blut im Bauch.
**478.** d e G a e t a n o (La Puglia med. 1897; bei G i o r d a n o, X.   Fall 158). Thorakolap. Tod, Peritonitis, viel Blut und Galle im Bauch.

### 2. Kompliziert durch andere Eingeweideverletzungen.

#### a) Leberwunde Hauptsache bzw. schwer.

**479.** K ö r t e (1891, Beitr. z. Chir. d. Gallenwege und Leber 1905, S. 436, Nr. 16 = v. H a s e l b e r g, Diss. 1893, Fall 28). Tod, Peritonitis, Blut und Galle im Bauch. Leber-Nierenschuß.
**480.** D e r s e l b e (1892, ebenda S. 437, Nr. 17). Tod, primäre Verblutung. V. lien. verletzt.

#### b) Leberwunde Nebensache.

**481.** A u v r a y (13. Congr. franç. de chir. 1899, Proc. verb. p. 341. Fall II). Magennaht. Tod, Verblutung aus Magenwunde.

482. D e r s e l b e (ebenda Fall III). Magennaht. Tod.
483. B i l l r o t h (Klinik 1886; bei M c C o r m a c, Samml. klin. Vortr. Nr. 316, 1888, Tafel II. Nr. 7). Thorakolap. Magennaht. Tod, Pleuroperitonitis, Leber, Aorta und Niere verletzt.
484. S a n i t ä t s b e r i c h t d e r K g l. P r e u ß. A r m e e (1896/97, S. 144, Nr. 30). Kolonnaht. Tod, Peritonitis.
485. D e r s e l b e (1904/05, S. 212, Operationsliste Nr. 274). Kolonriß zum Anus praeternat. eingenäht. Tod.
486. S c h u l z e (H e l f e r i c h, Diss. Greifswald 1895). Splenektomie, Magennaht. Tod.

## VIII. Unklar, was mit der Leberwunde gemacht wurde.

### 1. Einfache Leberwunden.

487. A l l i s (Journ. of the Am. med. Assoc. 1890). Tod, Peritonitis.
488. H o t c h k i s s (Ann. of surg. Bd. 38, Sept. 1903, p. 448). Geheilt. Nach 11 Monaten plötzlicher Tod. Därme voll Blut, vermutlich geplatztes Aneurysma.
489. S m a r t t (Brit. med. journ. 21. Febr. 1885, p. 379). Kugel aus Leber geschnitten. Geheilt.
490. T a n t z s c h e r (V o l k m a n n s Samml. klin. Vortr. N. F., Nr. 319, 1901, Fall 34.) Geheilt.

### 2. Kompliziert durch andere Eingeweideverletzungen.

### Leberwunde Nebensache.

491. W a l t e r (Bull. et mém. de la Soc. de Chir. 6. März 1901). Magenarterie verletzt Geheilt.
492. Z ü r i c h e r K l i n i k (1882; bei H o x i e. B r u n s' Beitr., Bd. 31, 1901, S. 354, Nr. 7). Tod, Perikarditis und Mediastinitis.

## C. Rupturen.

### I. Naht.

### 1. Einfache Leberverletzungen.

493. B e c k m a n n - D e l a t o u r (Med. news 17. Febr. 1900, Fall 2). Geheilt.
494. B e r l i n e r U n i v e r s i t ä t s k l i n i k (B i e r 1908). Persönliche Mitteilung.
13jähriges Kind überfahren. Aufnahme sofort: blaß, Puls 112, mäßig, Schmerzen, Spannung. Dämpfung r. im Bauch, Hautabschürfungen am Rippenbogen, etwas Dämpfung auch l. Nach $\frac{1}{2}$ Stunde Puls 132, klein, Erbrechen, Kollaps. Diagnose: Leberruptur. Lap. parallel Rippenbogen. 1 Liter Blut. 2 Sagittalrisse, ein 12 cm langer ganz durch den r. Lappen, ein 5 cm langer über der Inzisur der Gallenblase. Ligatur von 2 Arterien im größeren Riß, Naht beider. Sicherheitstampon, Etagennaht. Tod am 8. Tag an fortdauernder Herzschwäche. Sektion: zirkumskripte Peritonitis um Leber-Bauchwunde.
495. D i e h l (Diss. Leipzig 1908). Erst Lap., dann Thorakolap., weil Frontalriß hoch oben an Konvexität des r. Lappens. Geheilt.
496. F r a e n k e l (B r u n s' Beitr., Bd. 30, S. 462, Fall 1, 1901). Tod, primäre Verblutung.
497. D e r s e l b e (ebenda Fall 2). Geheilt. Pneumonie.
498. H a g e n (ebenda Bd. 51, 1906, S. 586, Fall 31). Tod, primäre Verblutung.
499. D e r s e l b e (ebenda Fall 33). Geheilt.
500. D e r s e l b e (ebenda Fall 34). Tod, primäre Verblutung.
501. H a h n (Fr. Vereinig. d. Chir. Berlins 3. Mai 1899, D. m. W. 1899, Vereinsbeil. Nr. 38, S. 226 und Zentralbl. f. Chir. 1899, S. 781). Geheilt.
502. H a l l o p e a u (B e r g e r, Rev. de chir. XXX, Nr. 7, 10. Juli 1910, p. 141). Tod, primäre Verblutung.

503. Hannoversches Krankenhaus I (Schlange 1910). Persönliche Mitteilung.
    Pufferquetschung. Schwerste Anämie. Starke Bauchmuskelspannung, Dämpfung in abhängigen Partien, Leib aufgetrieben. Sofort Laparot. (Dr. Harraß): Medianschnitt. Viel Blut aus 5 cm langem Riß im Lob. quadr. 2 Katgutnähte stillen die Blutung. Heilung. Am 3. Tag Durchbruch von Galle durch den oberen Wundwinkel. Wunde teilweise geöffnet. Tamponade. Starker Ausfluß von Galle und Eiter, Abszesse zwischen Bauchfell und -muskeln mehrfach gespalten. Erst in 6 Monaten geheilt, großer Bauchbruch.

504. Hogarth Pringle (Ann. of surg. Bd. 48, 2. Okt. 1908, S. 541, Fall 3). Tod, primäre Verblutung.

505. Hohmeier (Fritz König; Altonaer ärztl. Verein, 26. Febr. 1908, M. m. W. 1908, S. 1204). Geheilt.

506. Kieler Klinik (Anschütz 1910). Persönliche Mitteilung.
    10jähriger Knabe, mit r. Brustseite gegen das Rad eines fahrenden Wagens gestoßen. Abschürfung über 6. und 7. Rippe. Laparot. nach 2 Stunden: viel Blut aus Leberriß. Querschnitt nach r. Riß von der Pforte fast ganz durch den r. Lappen. Blutung steht nach Katgutnaht, Tampon, Bauchnaht. Tod nach einigen Stunden an primärer Verblutung.

507. Kirste (Nürnberger med. Ges. 1. Febr. 1900, M. m. W. 1900, Nr. 21, S. 751). Tod, primäre Verblutung.

508. Krönlein (Korrespondenzbl. f. Schweizer Ärzte 1898, S. 629). Geheilt.

509. Derselbe (bei Schönholzer, ebenda 1907, Nr. 3 u. 4, Fall von 1906). Geheilt.

510. Leeming (bei Eisendraht, Journ. of the Am. med. Assoc., Vol. 39, 25. Okt. 1902, S. 1036). Tod.

511. Lotheissen (Wiener klin. Wochenschr. 1904, Nr. 42, S. 1127). Geheilt.

512. Mercadé (Rev. de chir. T. XXV, 1902, p. 91). Geheilt.

513. Münchner Klinik (v. Angerer 1903). Persönliche Mitteilung.
    36jähriger Mann. Hufschlag. Starker Shock. Puls 42, sehr kräftig. Ganzer Bauch druckempfindlich. Leichte Dämpfung in r. Seite. Nach einigen Stunden 1mal Brechen. Nächsten Tag unverändert. 2. Tag Puls steigt auf 120, Leib sehr gespannt und druckschmerzhaft, kein Fieber. Deshalb Laparot. am 3. Tag. Gallig-blutige Flüssigkeit im Bauch, Darm gallig gefärbt. Einrisse an der Leber. Querschnitt nach r. aufgesetzt. Im Lobus dexter und Spigelii ein 6 cm langer und mehrere kleinere Risse, aus denen sich kein Blut, aber Galle entleert. Katgutnähte, Tampon unter die Leber, Bauchnaht. Heilung. Als der Tampon am 2. Tag entfernt wird, läuft ¼ Liter Galle ab. Neuer Tampon, einige Wochen Gallenfistel.

514. Dieselbe (v. Angerer 1904). Persönliche Mitteilung.
    38jähriger Mann. Pufferquetschung in sagittaler Richtung in Nabelhöhe. Bauch druckempfindlich und gespannt, Zwerchfellhochstand r. (= 4. Zwischenrippenraum), Magen gebläht, Beklemmungsgefühl. Puls 80, mäßig kräftig, leichte Zyanose. Keine Dämpfung, kein Brechen. Bei abwartender Behandlung läßt der Schmerz nach und bessert sich der Puls. Plötzlich am 6. Tag 40°, wieder Leibschmerzen, Leib druckschmerzhaft, aufgetrieben, gespannt, leichte Dämpfung in den abhängigen Teilen, hohe Tympanie in Magengegend. Puls klein und beschleunigt. Deshalb mediane Laparot. (Dr. Gebele). Fast 1 Liter teerartiges Blut besonders im kleinen Becken, keine Gerinnsel. Riß im Mesenterium mit noch blutender Vene. Im r. Lappen 10 cm langer seichter, noch blutender, sagittaler Riß, daneben einige kleinere. Katgutknopfnähte, Bauchnaht. Glatte Heilung. Temperatur gleich normal.

515. Dieselbe (v. Angerer 1905). Persönliche Mitteilung.
    28jähriger Mann, von einem Handwagen gegen Eisenstange gequetscht. Leichter Shock. Puls 80 voll. Heftige Leibschmerzen, Leib kaum gespannt, im Epigastrium und Lebergegend druckschmerzhaft; keine Dämpfung. Am nächsten Abend plötzlich 2mal galliges Brechen, größerer Druckschmerz. Deshalb mediane Laparot. (Dr. Gebele): ¾ Liter galliges Blut, besonders im kleinen Becken. Leberriß, welcher r. und l. Lappen fast trennt und ziemlich lebhaft blutet. Grenze nach hinten oben nicht feststellbar, an Unterfläche bis Leberpforte. Außerdem Riß im Lob. quadr. Katgutnaht. 2 Sicherheitstampons. Etagennaht. Heilung. 1 Monat lang Gallenfluß.

516. D i e s e l b e (v. A n g e r e r 1906). Persönliche Mitteilung.
29jähriger Mann, fiel im vollen Lauf mit Bauch auf Eisenbahnschiene.
Bewußtlos. Aufnahme nach ½ Stunde: hochgradige Anämie, Puls 42, klein.
Atmung beschleunigt und oberflächlich. Leib leicht aufgetrieben, r. leicht
gespannt und sehr druckschmerzhaft, keine Dämpfung. Wegen zunehmender
Schwäche und Singultus nach paar Stunden Operation. Mediane Laparot.
(Dr. G e b e l e): Viel Blut im Bauch, besonders unter der Milz. Großer Riß
an Leberkonvexität zu fühlen. Verlängerung des Schnitts auf 25 cm. Lig.
susp. durchschnitten. Naht des 10 cm langen Risses mit 8 Katgutknopf-
nähten. Sicherheitstampon, Etagennaht. Kochsalzinfusion. Strophantus.
Tod am 11. Tag an Peritonitis. Eitrige Bronchitis, Nähte am 8. Tag wegen
Durchschneidens entfernt. Am 10. Tag platzt die Wunde beim Husten auf,
Darmprolaps, Reposition und durchgreifende Naht.

517. D i e s e l b e (v. A n g e r e r 1906). Persönliche Mitteilung.
29jähriger Mann. Deichselschlag gegen Brust. Kurze Zeit bewußtlos.
Aufnahme bald. Sehr blaß und kalt. Atmung rein kostal und oberflächlich,
beschleunigt. Puls nicht zu fühlen, Herztöne kaum zu hören. Bauch bretthart,
oben sehr druckschmerzhaft, unten Dämpfung. Wegen Leberruptur nach
Kochsalzinfusion sofort Operation (Dr. G e b e l e). Mediane Laparot.
Viel Blut im Bauch. Keine Verletzung an Leberkonvexität. Deshalb Eventeration, Leber hochgeklappt. Großer 2—3 cm tiefer Riß an Unterfläche
des l. Lappens von r. hinten oben nach links vorn unten, mit zerfetzten
Rändern. Nach vorläufiger Tamponade Naht mit 5 dicken Katgutnähten,
2 Tampons. Bauchtoilette, Bauchnaht. Tod am nächsten Tage im Kollaps,
aus dem er trotz Infusionen nicht herauskam. Sektion. Keine Nachblutung.
lokale Peritonitis um den Leberriß, Thrombose der Nierenvene.

518. M ü n c h n e r K l i n i k (v. A n g e r e r 1907). Persönliche Mitteilung.
27jähriger Mann, dem ein von der Kreissäge erfaßtes Holzstück mit großer
Wucht gegen die r. Bauchseite geschleudert wurde. Heftiger, aber bald
nachlassender Schmerz. Aufnahme sofort. Blässe, Zyanose. Quetschungs-
marke über r. Rippenbogen. Puls klein, beschleunigt. Leib nicht druckschmerzhaft, wenig aufgetrieben, Leberdämpfung normal, keine Flankendämpfung. Wegen der Anämie sofort Operation (Dr. G e b e l e). Pararektalschnitt r. Viel Blut im Bauch. Querschnitt nach r. aufgesetzt. T-förmiger
Riß vorn außen am r. Lappen, 2 cm tief, stark blutend. 7 Katgutnähte.
Blutung steht. 1 Sicherheitstampon, durchgreifende Bauchnaht. Tod
nach 2 Monaten an Nachblutungen. Am 3. Tag Fieber, Eiterentleerung
nach Entfernung des Tampons. Am 10. Tag Nähte entfernt und breit tamponiert wegen starker Eiterung. Am 14., 17., 20., 24., 35., 47., 50. Tage
starke Nachblutungen aus der mehr und mehr zu einer Fistel verkleinerten
Wunde. Die Nachblutungen standen jedesmal auf Tamponade und Gelatineinjektion. Kein Sektionsprotokoll.

519. N o r d m a n n (H e l f e r i c h, Kiel, Diss. Kiel 1907). Geheilt.

520. N ö t z e l (B r u n s' Beitr., Bd. 48, 1906 Fall 7 von 1905). Geheilt.

521. P o s t e m p s k i (Rif. med. 1889; bei V a n v e r t s, Arch. gén. de med. 1897,
Vol. I, p. 69). Geheilt.

522. R i t t e r (Med. Klinik 1910, Nr. 17, S. 663). Geheilt.

523. S a n i t ä t s b e r i c h t d e r K g l. P r e u ß. A r m e e (1897/98, S. 129 und
S. 176, Operationsliste Nr. 132). Tod, primäre Verblutung.

524. D e r s e l b e (1903/04, S. 187, Operationsliste Nr. 228 = R a m m s t e d t,
Arch. f. klin. Chir. Bd. 75, 1905, S. 991, Fall 1). Tod, Pneumonie.

525. D e r s e l b e (1904/05, S. 209, Operationsliste Nr. 244 = T h ö l e, D. Z. f. Chir.
Bd. 80, 1905, S. 1. Fall 1). Geheilt.

526. D e r s e l b e (1905/06, S. 183, Operationsliste Nr. 291). Geheilt.

527. D e r s e l b e (1907/08, S. 137). Tod, primäre Verblutung.

528. S p r e n g e l (Braunschweig 1905). Persönliche Mitteilung.
8jähriger Knabe überfahren. Aufnahme sofort. Anämie, Puls 132, Atmung
stoßweise, Leberdämpfung normal, keine Flankendämpfung, Bauchdecken
exspiratorisch fixiert, nicht dauernd bretthart. Sofort Operation. Medianschnitt.
Mäßig viel Blut. Nach teilweiser Eventeration Naht eines 6—8 cm langen,
3—4 cm tiefen Sagittalrisses in der Leber, am Lig. teres beginnend (das Lig. hatte
die Leber durchschnitten) mit tiefen Katgutnähten. Draintamponade.
Etagennaht. Heilung ohne Störung.

529. S t r a ß b u r g e r  K l i n i k (M a d e l u n g 1905). Persönliche Mitteilung.
7jähriger Knabe, Oberbauch zwischen Wagen und Hauswand gequetscht.
Aufnahme sofort. Puls 124, ziemlich gut, Atmung thorakal oberflächlich 35,
Bauch bretthart, Palpation über dem Nabel schmerzhaft, Leberdämpfung
normal, unsichere Flankendämpfung r. Schulterschmerz r. Am nächsten
Abend 39,2°, Puls 160, Schmerzhaftigkeit und Bauchdeckenspannung
vermehrt, Flankendämpfung r. sicher. Deshalb Operation (nach 22 Stunden).
Medianschnitt unter dem Nabel. Viel Blut. Eventeration, Darm und Milz
unverletzt. Schnitt 2mal nach oben verlängert, Blutung von Leber her,
Querschnitt durch r. Rektus. 5 cm langer, 1½ cm tiefer Riß an Konvexität
nach provisorischer Tamponade und Bauchtoilette durch 3 tiefe Seiden-
knopfnähte geschlossen. Draintampon, Bauchnaht. Heilung. Tampons
am 7. und 10. Tag entfernt. Nach 10 Monaten wegen Aufbruchs der Narbe
Wiederaufnahme. Fistel, 1 vorragender Seidenfaden durch allmählichen
Zug entfernt (8 cm lang mit Schlinge).

530. S u b b o t i ć (ref. Zentralbl. 1899, S. 786). Geheilt.

531. T h o m m e n (Klinik Basel; Arch. f. klin. Chir. Bd. 66, 1902, S. 578, Fall 41).
Geheilt.

532. T i e t z e (Breslau 1910). Persönliche Mitteilung = 40. Chirurgenkongreß 1911.
Verh. II, S. 137, Fall 2.
30jähriger Mann. Pufferquetschung der unteren Partie des Brustkorbs in
frontaler Richtung. Brechreiz. Aufnahme bald. Hochgradige Anämie,
Puls 60, klein, starke Atemnot, furchtbare Schmerzen im Leib, Bauchdecken
bretthart, besonders in Lebergegend. Undeutliche Flankendämpfung,
Douglas leicht vorgewölbt. Sofort Laparot. wegen innerer Blutung (Leberruptur?). Bogenschnitt. Sagittaler Riß dicht links vom Lig. susp., der
die Leber fast halbiert, aber nicht mehr blutet, mit tiefen Seidennähten zusammengezogen. 2 Sicherheitstampons, Bauchspülung und -naht. Heilung.
Infarkt der r. Lunge, so daß fast die ganze Lunge infiltriert wurde. Lange
Zeit Fieber und schwer krank. Aus der Bauchwunde stießen sich mehrere
Lebersequester mit Seidenfäden ab, gallige Sekretion. Am 5. Tag Augen-
veränderungen; beiderseits mäßiges Ödem der Retina, weißgelbe Flecke,
Venen geschlängelt. Nach 3 Wochen Augenhintergrund normal.

533. T i e t z e (Breslau 1911). Persönliche Mitteilung.
27jähriger Mann, von Kurbel eines Straßenbahnwagens vor den Bauch
geschlagen. Guter Allgemeinzustand, keine Anämie, Puls 60, ziemlich klein.
Atmung rein thorakal und oberflächlich. Starke Schmerzen im Epigastrium
und r. Hypochondrium, Bauchdeckenspannung, keine Flankendämpfung.
Operation nach 1½ Stunden. Medianschnitt. Erst beim Anheben der Wundränder schießt aus der Leber her viel hellrotes Blut vor. Querschnitt durch
r. Rektus. 6 cm langer nicht tiefer Riß sagittal, Lig. susp. zum Teil abgerissen. Katgutnähte. Zweiter kleiner Riß zwischen r. und l. Lappen. Sicherheitstampon, Bauchnaht. Heilung.

534. W ü r z b u r g e r  K l i n i k (E n d e r l e n 1908, M. m. W. 1909, Nr. 18,
S. 949). Geheilt.

535. W ü r z b u r g e r  K l i n i k (E n d e r l e n 1909). Persönliche Mitteilung.
28jähriger Mann, vom Wagenrad erfaßt und geschleift. Nach 3 Stunden
Erbrechen. Aufnahme nach 32 Stunden. Puls 140, klein, Atmung frequent
thorakal. Abdomen aufgetrieben. Leberdämpfung verkleinert, Flankendämpfung r. Druck über Symphyse und in r. Flanke schmerzhaft. 10 ccm
blutiger Urin entleert. Diagnose intraperitoneale Blasenruptur und Nierenruptur? Sofort Operation. Medianschnitt über Symphyse in Beckenhoch-
lagerung. Viel Blut im Bauch. Blase leer, unverletzt. Schnitt nach oben
verlängert. Im r. Leberlappen ein von r. nach l. durch die ganze Lappen-
dicke verlaufender Riß, kleinere oben und unten. Durch Querschnitt am
r. Rippenbogen und Einknicken und Umschlagen des Rippenbogens für
Naht zugänglich gemacht. Naht mit dickem Katgut und großen runden
Nadeln. Bauchnaht. Tod am 2. Tag. Verband stark blutig-gallig durchtränkt.
Wenig Urin spontan. Sektion: keine Nachblutung. Chronische Bronchitis,
citrige Pneumonie in beiden Unterlappen. Lebergewebe um die Nähte
nekrotisch, auch weiter entfernt in der Leber gelbweiße matsche Nekroseherde.

## 2. Kompliziert durch andere Eingeweideverletzungen.

### a) Leberwunde Hauptsache bzw. schwer.

536. D e n e k s (N e u m a n n, Friedrichshain; D. Z. f. Chir. Bd. 82, S. 307, 1906, Fall 5). Tod, primäre Verblutung.

537. F ö d e r l (Wien. klin. Wochenschr. 1907, Nr. 51, S. 1631). Geheilt.

538. G u i n a r d (XI. Congr. franç. de chir. 1897, Proc. verb. p. 159, Obs. III. und Gaz. des hôp. 1897, p. 629). Geheilt.

539. H a g e n (B r u n s' Beitr., Bd. 51, S. 529, 1906, Fall 39). Tod, primäre Verblutung.

540. H e u s n e r (Barmen). Persönliche Mitteilung.
Sturz aus 3. Stock. Kollaps, Blässe, Atemnot. Hautemphysem unten über r. Brusthälfte. Bauch aufgetrieben, Druckschmerz in Lebergegend. Während der Naht einer Kopfwunde zunehmende Schwäche und Bauchschwellung. Fluktuation unten im Bauch, Katheterurin blutig. Laparot. 1 Liter Blut, vermutlich aus r. Niere. Diese freigelegt, ihr oberes Drittel ist abgerissen. Nephrektomie. Blutung hält an, von Leber her. Mühsame Freilegung des hinteren unteren Randes, Riß bis in den Lob. quadr. zu nähen versucht. Dabei stirbt der Patient. Sektion: Leberverletzung viel größer, obere Hälfte des r. Lappens ausgedehnt zertrümmert. Noch Risse in l. Niere und Milz.

541. K e h r (bei A b e l, „Die chir. Behandl. d. Verl. der Leber". Obermilit. Prüfungsarbeit 1899. Bibl. d. Kaiser-Wilhelms-Akademie, XIV, 29, Fall 108). Tod, Lungenembolie.

542. K i e l e r K l i n i k (A n s c h ü t z 1910). Persönliche Mitteilung.
Quetschung zwischen Eisenbahnwagen und Verladerampe. Starker Kollaps, Puls 120, starke Bauchdeckenspannung, keine Dämpfung, Katheterurin blutig. Sofort Operation. Schrägschnitt unter dem r. Rippenbogen. Viel Blut. 10 cm langer sagittaler Riß an Unterfläche des r. Lappens, stark klaffend und blutend. 2 Katgutnähte tief durchgreifend. Tod nach 24 Stunden. Sektion: Leberverletzung viel größer, 2-faustgroße zentrale Zertrümmerung, in welcher große Gallengänge und Venen klaffen. Außerdem Risse in r. Niere und Milz.

543. M ü n c h e n e r K l i n i k (1900; S a t o s Diss. 1903, S. 27). Tod, primäre Verblutung.

544. D i e s e l b e (v. A n g e r e r 1909). Persönliche Mitteilung.
Einem 16jährigen Knaben fiel ein Rollwagen auf den Leib. Kurz bewußtlos. Aufnahme nach $\frac{1}{2}$ Stunde. Blaß, Puls 90, mäßig, motorische Unruhe, wobei die Beine nicht bewegt werden. Leib etwas gespannt, Druckschmerz links neben Symphyse. Leberdämpfung fast verschwunden. Links $1\frac{1}{2}$ Querfinger breite Dämpfung. 2 quere Hautabschürfungen durchs Epigastrium und über Symphyse. Lähmung der Beine, Reflexe erloschen, Hyperästhesie an den Oberschenkeln. Nach 2 Stunden Leberdämpfung wieder vorhanden, Puls 84, aussetzend. Nach 4 Stunden beiderseits Dämpfung und Druckschmerz in den Flanken. Anämie unverändert, Puls 84, kleiner, Katheterurin blutig. Laparot. nach 8 Stunden (Dr. G e b e l e): Medianschnitt Nabel-Symphyse, weil Blasenverletzung vermutet. Blase unverletzt, Bauch voll Blut. Schnitt nach oben verlängert bis Schwertfortsatz. Riß um die hintere Kante des r. Lappens in der Axillarlinie. 3 Katgutnähte an Konvexität, 2 an Unterfläche. 3 Risse in der Milz genäht. Etagennaht, Kochsalzinfusion. Tod nach 15 Stunden im Kollaps. Sektion: Leberverletzung viel größer an der Seite des r. Lappens, Lob. quadr. zertrümmert. Noch ein unvernähter Milzriß. Blutung um Lungen- und Nierenhilus. 12. Brustwirbel von der 12. Zwischenwirbelscheibe abgerissen. Aspiration von Speisebrei mit saurer Erweichung der unteren Lungenpartien.

545. P e c h (Arch. de méd. et de pharm. mil. T. 34, 1899, p. 202). Tod, perit. Sepsis.

546. R i e s e (33. Chirurgenkongreß 1904, Verh. I, S. 91). Tod, primäre Verblutung.

547. S a n i t ä t s b e r i c h t d e r K g l. P r e u ß. A r m e e 1904/05, S. 209, Operationsliste Nr. 246 = 'T h ö l e; D. Z. f. Chir. Bd. 80, 1905, Fall 2). Tod, Mediastinitis und Sepsis durch Ösophagusruptur.

548. S c h l a t t e r (B r u n s' Beitr., Bd. 15, S. 547, 1896). Tod, primäre Verblutung aus Leber.

**549.** S t r a ß b u r g e r K l i n i k (M a d e l u n g 1903). Unveröffentlicht.
11jähriger Knabe von einem Kippwagen überfahren. Ohnmacht, Brechen.
Aufnahme nach $1\frac{1}{2}$ Stunden: Kollaps, Puls 92, kräftig. Aufstoßen, Schmerzen unter r. Rippenbogen. Hautmarke schräg über den Bauch vom r. Beckenkamm zum l. Rippenbogen. Bauch bretthart. Dämpfung unter Leber. Beobachtung. Nach 2 Stunden galliges Brechen, Kollaps stärker. Puls schlechter, Dämpfung nach unten größer, auch über Symphyse, Leberdämpfung nach oben gerückt. Nach 12 Stunden schwerer Kollaps. Dämpfung bis 3 Querfinger unter Nabel. Schulterschmerz r. Puls nach Gelatineinjektion besser. Laparot. 18 Stunden post tr. Medianschnitt. Viel Blut im Bauch. Großer Leberriß. Schnitt am r. Rippenbogen entlang bis Axillarlinie, Lig. susp. wird durchtrennt. Querer Riß durch die Mitte der Konvexität des r. Lappens, hinten herumgreifend, 8 cm tief; davon ausgehend senkrechter Riß nach unten in der vorderen Axillarlinie. Jodoformgazetampon in den größeren Riß, darüber Nahtverschluß mit 6 Seidenknopfnähten. Nähte reißen zum Teil im zertrümmerten Lebergewebe durch. 2 Draintampons auf Naht. Etagennaht. Komprimierender Verband. Kampfer, Infusion. Tod am 4. Tag. Große Aufregung, am 2. Tag vollkommene Verwirrtheit. Am 3. Tag Brechen, Apathie. Verfall. Sektion: beginnende Peritonitis. Fibrinös-eitrige Beläge, um die Leberrisse herum am stärksten. Querruptur reicht hinten herum fast bis Hilus; nahe diesem sind 1 großer Pfortaderast und 1 größerer Gallengang durchgerissen. Zahlreiche zackige, gelbweiße Infarkte in der Leber. Parenchym in 1—2 cm Breite um die Ruptur nekrotisch. Serosa weit abgehoben. Aus dem Choledochus kommt bei Druck Galle. Oberflächliche Risse in r. Niere und Milz.

**550.** T i e t z e (Breslau 1909). Persönliche Mitteilung.
15jähriger Knabe überfahren. Hochgradige Anämie, pulslos, leicht somnolent. Legt sich dauernd auf r. Seite oder Bauch. Leib weich, nur in r. Seite und Milzgegend etwas druckempfindlich. Rechterseits auffällige Tympanie, l. Dämpfung der ganzen Seite, an Milz anschließend. Nach einigen Stunden Puls schwach fühlbar. Nach 12 Stunden wieder schlechter: pulslos, Erbrechen, Leib jetzt gespannt und schmerzhaft. Laparot. in Mittellinie. Viel Blut. 8 cm langer Riß oben an Konvexität des r. Lappens. Querschnitt nach r., Durchtrennung des Lig. teres und triangulare dext. Nach Naht des Risses blutet es weiter aus Gegend der V. cava, neben der das Lebergewebe zertrümmert ist. Tampon, Bauchnaht. Tod bald nach Operation. Sektion: kleiner Riß in der Cava.

**551.** W i k e r h a u s e r (Serbisch; ref. Zentralbl. f. Chir. 1897. Nr. 13. S. 397). Tod, Peritonitis von 2. Leberriß ausgegangen.

### b) Leberwunde Nebensache.

**552.** D e n c k s (N e u m a n n, Friedrichshain; D. Z. f. Chir. Bd. 82, S. 307, Fall 4). Tod, Peritonitis durch Duodenumabriß.

**553.** R o e s e r (v. B e c k, Karlsruhe; B r u n s' Beitr., Bd. 36. 1902. S. 258. Fall 2). Tod, Magenperitonitis.

**554.** S m i t h (The Bristol med. chir. journ., Vol. XXVI, Nr. 101, 1908, p. 240. Fall 2). Geheilt.

**555.** W ü r z b u r g e r K l i n i k (E n d e r l e n 1908). Persönliche Mitteilung.
20jähriger Mann, Hufschlag gegen r. Rippenbogen. Heftige Leibschmerzen. Aufnahme nach 2 Stunden: keine Anämie, kein Shock, Puls 60, kräftig. Größere Resistenz in den oberen Bauchpartien, Druckschmerz im r. Hypochondrium, Lebergrenzen normal, keine Flankendämpfung. Urin blutig. Diagnose: Nieren-Leberruptur? Sofort mediane Laparot. An Konvexität des r. Lappens 4 cm langer und 1 cm tiefer blutender Riß, tiefe Umstechungen mit Katgut. Draintampon, Bauchnaht. Heilung. Urin nach 10 Tagen blutig.

### II. Tamponade.

#### 1. Einfache Leberwunden.

**556.** v. B e c k (Karlsruhe 1910). Persörliche Mitteilung.
28jähriger Mann, Hufschlag. Anämie, alle Zeichen innerer Blutung, starkes Erbrechen. Sofortige Laparot. 2 Stunden nach der Verletzung

nach vorheriger Kochsalzsauerstoffinfusion. Viel Blut. Zwei 5 cm lange Risse an der Konvexität, 1 großer, tiefer, unregelmäßiger Riß mit hühnereigroßer Zertrümmerung weiter r. am r. Lappen. Tamponade, Drainage, Bauchnaht. Heilung.

557. B e r g e r (K e h r; 12. Jahresber. d. K e h r - R o h d e n schen Privatklinik in Halberstadt. Guben. A. König 1902, S. 102). Geheilt.

558. B i e r n a t h (R i e s e, Gr.-Lichterfelde, Diss. Leipzig 1909). Geheilt.

559. B o l j a r s k i (Arch. f. klin. Chir. Bd. 93, Heft 2, 1910, Fall 58). Tod, primäre Verblutung.

560. D e r s e l b e (ebenda Fall 59). Tod, primäre Verblutung.

561. D e r s e l b e (ebenda Fall 60). Tod nach 3 Tagen an Herzschwäche.

562. D e r s e l b e (ebenda Fall 61). Tod, primäre Verblutung.

563. D e r s e l b e (ebenda Fall 62). Tod, primäre Verblutung.

564. D e r s e l b e (ebenda Fall 63). Tod nach 2 Tagen.

565. D e r s e l b e (ebenda Fall 64). Tod nächsten Tag.

566. C a r w a r d i n e (The Lancet 12. Mai 1900. J. S. 1355). Geheilt.

567. C h a p u t (Bull. et mém. de la Soc. de chir. T. XXI, 1895, p. 231, Fall 4). Tod, Peritonitis.

568. C h o l z o w (bei F i n k e l s t e i n, D. Z. f. Chir. Bd. 63, 1902, S. 408, Fall 2). Tod, primäre Verblutung.

569. C z e r n y (Jahresber. d. Heidelb. chir. Klinik für 1901, B r u n s' Beitr., Bd. 36, Suppl.-Heft, S. 133). Tod, primäre Verblutung.

570. d a C o s t a (Annals of surg. May 1900). Tod, Verblutung aus 2. Leberwunde, die durch eingespießtes Rippenfragment entstanden war.

571. D a l t o n (Weekly med. rev. 18. Juli 1890; bei S i e u r, Arch. gén. de méd. 1893, Vol. 1 u. 2 [VII. Série. T. 31], Fall 8). Geheilt.

572. D e e t z (Rostocker Klinik, Op. M ü l l e r; Med. Klinik 1906, Nr. 4, S. 90, Fall 1). Geheilt.

573. D e r s e l b e (ebenda Fall 3, Op. E h r i c h). Geheilt.

574. D e n c k s (D. Z. f. Chir. Bd. 82, S. 307, 1906, Fall 2 = N e u m a n n, D. m. W. 1908, Nr. 3, Fall 21, 1905). Geheilt.

575. D e r s e l b e (ebenda Fall 3 = N e u m a n n, ebenda Fall 22). Geheilt.

576. D e r s e l b e (ebenda Fall 6 = N e u m a n n, ebenda Fall 23). Tod an ak. Sepsis durch Verwesung des abgetrennten l. Lappens.

577. D e r s e l b e (ebenda Fall 7 = N e u m a n n, ebenda Fall 19). Tod, primäre Verblutung.

578. E n g e l m a n n (Fr. Vereinig. d. Chir. Berlins 10. Mai 1909, Zentralbl. f. Chir. 1909, S. 1029). Geheilt.

579. F e r t i g (D. Z. f. Chir. Bd. 87, 1907, Fall 2). Geheilt.

580. F i n k e l s t e i n (D. Z. f. Chir. Bd. 63, 1902, Fall 3 = Russkij Wratsch 1901, Nr. 44, Fall 17). Geheilt.

581. D e r s e l b e (Russkij Wratsch 1901, Nr. 44, Fall 14). Tod, primäre Verblutung.

582. D e r s e l b e (D. Z. f. Chir. Bd. 63, 1902, S. 408, Fall 3 u. Russkij Wratsch 1901, Nr. 44, Fall 15). Geheilt.

583. D e r s e l b e (ebenda Fall 4 und Wratsch, Fall 16). Geheilt.

584. F u c h s i g (Wien. klin. Rundschau 1902, Nr. 17, S. 353, Fall 1). Tod an Schluckpneumonie.

585. G o s s e t (Gaz. des hôp. 2. Aug. 1900, Nr. 87, S. 873, Fall 1). Geheilt.

586. D e r s e l b e (ebenda Fall 2). Tod durch Verblutung aus zahlreichen übersehenen Rupturen.

587. H a n n o v e r s c h e s K r a n k e n h a u s I (S c h l a n g e 1909), Persönliche Mitteilung.
17jähriger Mann fuhr auf Zweirad gegen Deichsel. Aufnahme bald. Leichenblaß, Puls kaum zu fühlen. Bauchdecken gespannt, Dämpfung bis zum Nabel hinauf. Sofort mediane Laparot. Viel Blut. 4 cm langer Riß hoch oben hinten am l. Lappen. Naht nicht möglich, deshalb Tamp. Bauchnaht. Heilung, Tampon am 4. Tag entfernt.

588. H a r t m a n n (Bull. et mém. de la Soc. de chir. T. XXV, 1899, p. 143). Geheilt.

589. H a u b o l d (Med. record. 26. Okt. 1907, Bd. 72, p. 690). Tod, primäre Verblutung.

590. H e u s n e r (Barmen). Persönliche Mitteilung.
Hufschlag, Aufnahme nach 12 Stunden. Kollaps, Leib vorgewölbt. Lap. 2 Liter Blut. Großer Sagittalriß zwischen r. und l. Lappen. Großer Mikulicz-Tampon, Bauchnaht. Tod am nächsten Morgen, primäre Verblutung.

591. v. **Hippel** (Arch. f. klin. Chir. Bd. 81, II). Geheilt.
592. **Jenckel** (Göttinger Klinik, **Braun**; D. Z. f. Chir. Bd. 96, 1908, Fall 6, 1905). Geheilt.
593. **Körte** (Beitr. z. Chir. d. Gallenwege und der Leber 1905, Kap. XVIII, S. 433, Nr. 7). Tod, primäre Verblutung.
594. **Derselbe** (ebenda S. 433, Nr. 8). Geheilt.
595. **Kugeler** (The journ. of the Am. med. assoc.. Vol. 32, 25. März 1899, p. 660). Tod, primäre Verblutung.
596. **Langenbuch** (Fr. Vereinig. d. Chir. Berlins 8. Mai 1899, D. m. W. 1899, Vereinsbeil. Nr. 38. S. 227). Geheilt.
597. **Lauenstein** (Hafenkrankenhaus Hamburg 1907). Persönliche Mitteilung.
    8jähriger Knabe überfahren von Einspänner. Schmerzen im Leib, nicht bewußtlos, kein Brechen. Puls 104, mittel, Atmung 50, oberflächlich. Leib aufgetrieben, gespannt. druckschmerzhaft. Keine abnorme Dämpfung. Sofort Operation. Medianschnitt unter dem Nabel. Viel Blut. Eventeration, keine Darmverletzung. Schnitt bis Schwertfortsatz verlängert. 6 cm langer Riß an Leberunterfläche nahe Lig. coron., 3 cm klaffend. Tamponade, Bauchnaht. Infusion, Kampfer. Heilung. 3 Tage schlecht. Brechen, Kollapse, Puls bis 132, Temp. bis 39°. Tampon am 8. Tag entfernt.
598. **Derselbe** (1907). Persönliche Mitteilung.
    Zwischen Tonne und Reeling gequetscht. Erbrechen. Anämie, Puls 108, kaum fühlbar, Leib im Hypochondrium stark druckschmerzhaft, etwas gespannt. Diagnose: Leberruptur. Sofortige Operation. Median. Viel Blut. Querschnitt nach l.. Milz intakt. L. Leberlappen fast ganz abgerissen. Tamponade. Bauchnaht, Infusion. Heilung. 3 Tage schwerer Zustand. Tampon am 4. Tag entfernt und erneuert. Nekrose des l. Lappens. Galliges Sekret, acholische Stühle. Wundspülung. Lappen wird schwarz, stößt sich am 35. Tag ab. Fistel nach 3 Monaten geheilt. Bauchbruchbandage. Leberdämpfung in r. Brustwarzenlinie vom oberen Rand der 6. Rippe bis Rippenbogen. also nicht vergrößert. In Magengrube tymp. Schall, keine Leberdämpfung l.
599. **Derselbe** (1908). Persönliche Mitteilung.
    36jähriger Mann, zwischen Reeling und Hieve gequetscht: stand mit Brust an die Reeling gelehnt, als ihm eine Hieve mit 18 Ztr. Zuckerrüben gegen den Rücken schlug. Galliges Brechen. Aufnahme nach 1 Stunde. Schwerer Zustand, Puls 72, Atmung 36, kostal, Bauchschmerz und Spannung unter r. Rippenbogen. Dämpfung in abhängigen Partien. Laparot. nach 2½ Stunden: Medianschnitt. Viel Blut. Querschnitt nach r. Handtellergroße Zertrümmerung hinten im r. Lappen. 2 große Tampons. Bauchnaht. Infusion, Kampfer. Tod nach 10 Stunden, Verband durchgeblutet. Keine Sektion.
600. **Leipziger Klinik** (**Trendelenburg**; bei **Wilms**, D. m. W. 1901, Nr. 34, S. 570, Fall 12 und **Piering**, Diss. Leipzig, 1901, Fall 5). Tod, primäre Verblutung.
601. **Dieselbe** (bei **Wilms**. Fall 13; **Piering**. Fall 8; **Fränkel, Bruns'** Beitr., Bd. 30, Heft 2, 1901, Fall 24). Tod, fibrinös-eitrige Peritonitis und Pleuritis, Perikarditis.
602. **Dieselbe** (bei **Wilms**, Nr. 35, S. 593, Fall 19 und **Piering**, Fall 19). Geheilt.
603. **Dieselbe** (bei **Wilms**, Fall 18 und **Piering**, Fall 9 und **Fränkel**, Fall 25). Geheilt.
604. **Dieselbe** (bei **Tockel**, Diss. Leipzig 1910, Fall 1, 1902). Tod, Fettembolie der Lungen.
605. **Dieselbe** (bei **Tockel**, Fall 3, 1903). Tod, primäre Verblutung.
606. **Dieselbe** (bei **Tockel**, Fall 4). Tod, Weiterbluten.
607. **Dieselbe** (1904; bei **Tockel**, Fall 5 = **Wilms**, 34. Deutscher Chirurgenkongreß 1905. Verh. I, S. 171, Fall 2). Tod, Lebernekrose.
608. **Dieselbe** (1904; bei **Tockel**, Fall 6 = **Wilms**, 34. Kongreß, Fall 1). Geheilt.
609. **Dieselbe** (1905; bei **Tockel**, Fall 7). Tod, allgemeine Peritonitis.
610. **Dieselbe** (1907; bei **Tockel**, Fall 10). Tod 2. Tag. Zerreißung größerer Gallengänge, Thrombose der V. cava inf. und suprarenalis dextra.
611. **Dieselbe** (1907; bei **Tockel**, Fall 11). Tod, Fettembolie, Hämothorax.
612. **Dieselbe** (1908; bei **Tockel**, Fall 12 = **Läwen**, Demonstr. in Med. Ges. zu Leipzig 8. Dez. 1908, M. m. W. 1909, Nr. 9, S. 478, Nr. 1). Geheilt.

613. Dieselbe (1908; bei Tockel. Fall 13 und Läwen. Nr. 2). Geheilt. Ileus.
614. Dieselbe (1908; bei Tockel, Fall 14 und Läwen, Nr. 4). Geheilt.
615. Dieselbe (1908; bei Tockel. Fall 15 und Läwen, Nr. 3). Geheilt.
616. Dieselbe (1908; bei Tockel, Fall 16). Tod, primäre Verblutung.
617. Dieselbe (1909; bei Tockel. Fall 17). Tod, Fettembolie. Hämothorax.
618. Lexer (Berl. klin. Wochenschr. 1901, Nr. 48 und 49, Fall 1 = v. Hippel, Deutsche Ärzteztg. 1900, Nr. 4 und Bartels, Diss. Berlin 1904). Tod, primäre Verblutung.
619. Derselbe (ebenda Fall 2). Tod, primäre Verblutung und Weiterbluten.
620. Little (New York med. rec. 22. Dez. 1900; bei Eisendraht, Journ. of the Am. med. assoc.. Vol. 39, 1902, p. 1095, Nr. 22). Geheilt.
621. Mailland (Lyon méd. T. 93, 1900, p. 49). Tod, Peritonitis durch Darmtoxine.
622. Marmaduke Sheild (Lancet 1908, II, S. 1125). Geheilt.
623. Mercadé et Gaudemet (Bull. et mém. de la Soc. anat. 77. Jahrg. 1902, 6. Serie, T. IV, p. 807). Tod, primäre Verblutung.
624. Michaux (Bull. et mém. de la Soc. de chir. T. 21. 1895, p. 202. Obs. VI). Geheilt.
625. Derselbe (ebenda Obs. VII). Tod, primäre Verblutung.
626. Münchner Klinik (1902; Satos Diss. 1903, S. 32). Tod, primäre Verblutung.
627. Dieselbe (1910). Persönliche Mitteilung.
    30jähriger Mann fuhr mit Automobil auf einen Lastwagen auf und wurde zwischen beiden gequetscht. Aufnahme nach 12 Stunden. Puls 120, klein, unregelmäßig. Leib stark aufgetrieben, Lebergegend sehr druckschmerzhaft. Absolute Dämpfung in der r. Seite vom Rippenbogen im Bogen über die Mittellinie zur l. Darmbeinschaufel. Sofort Laparot. pararektal. Viel Blut. An Unterfläche des r. Lappens. welcher den Rippenbogen 3 Querfinger überragt. 2 spitzwinklig zusammenlaufende, 12—15 cm lange und 5—6 cm tiefe Risse. Naht unmöglich, Tamp. Toilette. Etagennaht. Tod am 4. Tag. Puls allmählich immer schlechter, Bronchitis. Keine Sektion.
628. Neumann (D. m. W. 1908, Nr. 3, Fall 18. 1906). Tod, primäre Verblutung.
629. Nötzel (Bruns' Beitr., Bd. 48, 1906, Fall 8, 1905). Geheilt.
630. Derselbe (ebenda Bd. 61, 1909, S. 215, Fall 1, 1906). Tod, Darmlähmung durch sterilen Bluterguß. Herzlähmung.
631. Derselbe (ebenda Fall 2 von 1908). Tod. Fettembolie der Lungen.
632. Riese (bei Biernath, Diss. Leipzig 1909, Fall 2). Tod nach 8 Wochen an Nachblutung, durch septischen Zerfall eines Thrombus war ein bleistiftdickes Gefäß eröffnet.
633. Sanitätsbericht der Kgl. Preuß. Armee (1897/98, S. 129 und 176, Operationsliste Nr. 133 = Eichel, Arch. f. klin. Chir. 1899 und M. m. W. 1901, Nr. 42, S. 1661, Fall 2 und D. m. W. 1899. Vereinsbeil. Nr. 1, S. 4). Geheilt.
634. Derselbe (1899/1900, S. 132 und 177, Operationsliste Nr. 134). Tod, primäre Verblutung.
635. Derselbe (1903/04, S. 186, Operationsliste Nr. 227 = Rammstedt, Arch. f. klin. Chir. Bd. 75, Heft 4, Fall 2). Tod, Lungenembolie.
636. Derselbe (1904/05, S. 209, Operationsliste Nr. 245). Tod, primäre Verblutung.
637. Derselbe (1905/06, S. 183, Operationsliste Nr. 292. Fall von Thöle).
    Sturz mit dem Pferde, welches dem Manne mit dem Sattel auf den Bauch fiel. Bewußtlos. Aufnahme nach 1 Stunde. Hochgradige Anämie, Apathie. Heftige Leibschmerzen r. und Schulterschmerzen. Puls 88, mäßig. Leib mäßig gespannt, besonders r. Rektus oben. Dämpfung r. von 4. Rippe bis Leistenband handbreit. Geringe Dämpfung in l. Seite. Douglas vorgewölbt. Diagnose: Ruptur an Konvexität des r. Lappens. Sofort Operation (2 Stunden p. tr.): Medianschnitt. Därme vorgepreßt und viel Blut. Langenbuchs Schrägschnitt bis Axillarlinie. 2 Liter Blut. Hinten oben auf Konvexität große Zertrümmerungshöhle, von der ein Riß hinten herum bis zur Unterfläche reicht. Tamponade von oben nach unten, Leber durch große Tampons gegen das Zwerchfell hochgedrängt. Bauchnaht schwierig, komprimierender Verband. Kochsalzinfusion intravenös. Tod nach 12 Stunden. Gleich große Unruhe, Verband blutet durch. Sektion: wenig Blut im Bauch. Die Tampons füllen die Zertrümmerung fest aus. Durch sie ziehen unverletzt

große Äste der A. hep. und V. portac. während die V. hepaticae glatt durchgerissen. wie durchgeschnitten sind (6 mm weit klaffende Lumina). Mechanismus: direkte Zerquetschung ohne Überbiegung. Großer retroperitonealer Bluterguß aus der serosafreien Hinterfläche der Leber vor der unverletzten Niere.

638. D e r s e l b e (1906/07, S. 146.) Tod bald, primäre Verblutung.
639. D e r s e l b e (1907/08, S. 137. Fall von T h ö l e).
Hufschlag gegen r. Rippenbogen. Sofort Schulterschmerz r. Anfangs kein Shock. Puls 80, gut. Atmung oberflächlich. Aufnahme nach 1½ Stunden. Puls 92. Bauch gespannt, aber nicht bretthart. Leberdämpfung durch Kolonblähung (Tympanie unter r. Rippenbogen) hinaufgerückt. Fraktur der 7. Rippe. Nach 3½ Stunden etwas benommen, Puls noch gut. Obere Lebergrenze = 4. Rippe, Herzgrenze = 2. Interkostalraum. Spitzenstoß im 4. J. R. Untere Lebergrenze 1 Querfinger unter d. r. Rippenbogen, darunter tiefer Kolonschall. Im Epigastrium und unter der Herzdämpfung tiefer Magenschall (Kolon-Magenblähung). Beiderseits Flankendämpfung, bei Seitenlage sich aufhellend. bei Rückenlage sehr langsam wiederkehrend. Douglas nicht vorgewölbt. Über dem r. Unterlappen (Grenze 1 Wirbel höher als links) Kompressionsatmen. Diagnose: Riß an Konvexität des r. Lappens. Laparot. 4 Stunden p. tr.: L a n g e n b u c h s Schnitt. Viel Blut. Großer, sagittaler Riß an der Konvexität, die Leber fast bis zur Pforte halbierend. Tamponade des Risses und unter die Leber, um diese hochzudrücken. Tampons zur Mitte des Querschnitts herausgeleitet, Bauchnaht. Sandsack auf den Bauchverband. Am nächsten Tag Verband blutig-gallig durchtränkt. Als nachmittags der Puls kleiner wird, wird nach intravenöser Infusion der Versuch gemacht, die Leberverletzung durch Bildung eines Thoraxwandlappens nach M i c h e l i für Naht zugänglich zu machen. L a n n e l o n g u e s Rippenrandresektion genügte nicht. Beim Versuch, die Pleura von der Thoraxwand abzuschieben. reißt sie ein. Durch den plötzlich entstehenden Pneumothorax tritt der Tod auf dem Operationstisch ein. Sektion: 20 cm langer, sagittaler Riß. bis fast zum Hilus durchgreifend. 2 parallele kleinere Risse (1 an Konvexität, 1 an Unterfläche). Frische Aspirationspneumonie im l. Unterlappen (eitrige Bronchiolitis, Anschoppung).
640. D e r s e l b e (1907/08, S. 137). Tod, primäre Verblutung.
641. D e r s e l b e (1908/09, S. 188. Operationsliste Nr. 409). Tod, primäre Verblutung.
642. D e r s e l b e (1908/09, S. 188, Operationsliste Nr. 410). Tod, primäre Verblutung.
643. S c h l o f f e r (Wiss. Ärzteges. in Innsbruck 19. Nov. 1907; Wien. klin. Wochenschrift 1908, Nr. 8, S. 274). Geheilt.
644. S c h n i t z l e r (K. K. Ges. d. Ärzte in Wien, 14. Okt. 1904; Wien. klin. Wochenschrift 1904. Nr. 42. S. 1127). Geheilt.
645. S c h u c h a r d t (R a t h c k e, Berl. klin. Wochenschr. 1898, Nr. 32, S. 718, Fall 1). Geheilt.
646. D e r s e l b e (R a t h c k e, ebenda Fall 2). Geheilt.
647. S p r e n g e l (Braunschweig 1900). Persönliche Mitteilung.
Stoß vom Wagenrad gegen r. Flanke im Liegen. Aufnahme sofort. Anämie, Kollaps. Puls 110, sehr klein, Atmung beschleunigt, oberflächlich. Bauchdecken weich, nur über der r. Spina Spannung, Druckschmerz. Flankendämpfung r. Nach 3 Stunden: Puls 120, aussetzend, kalter Schweiß. Leib etwas aufgetrieben und gespannt, aber nicht bretthart. Dämpfung nach links vergrößert bis Außenrand des r. Rektus. Laparot.: Längsschnitt durch r. Rektus. 1½ Liter Blut. Leber anämisch hellgelb. Großer Sagittalriß an Unter- und Hinterfläche des r. Lappens, 2—3 cm tief. Kolon stark gebläht. 2 große Schleiertampons. Bauchspülung und -naht. Heilung in 2 Monaten. 2 Tage Puls noch 120, aussetzend. Tampon am 4. Tag gelockert, am 6. entfernt. Viel braunes Sekret (zersetztes Blut). Kleiner Bauchbruch.
648. D e r s e l b e (1900). Persönliche Mitteilung.
10jähriger Knabe. Heftige Bauchquetschung beim Spielen. Aufnahme nach 4 Stunden. Äußerste Anämie, Puls 120, klein. Bauch mäßig gespannt überall druckschmerzhaft. Beiderseits Flankendämpfung bis Brustwarzenlinie. Leberdämpfung normal. Diagnose: innere Blutung eventuell mit Darmruptur. Sofort Laparot. Viel Blut. Eventeration. R. Lappen quer durchgerissen. sehr starke Blutung. Schleiertampon. Bauchnaht. Tod nach 2 Stunden.

649. D e r s e l b e (1900). Persönliche Mitteilung.

6jähriger Knabe, überfahren. Aufnahme nach 3 Stunden. Große Anämie. Puls 120, klein. Leib überall druckempfindlich, besonders im r. Hypochondrium. Keine brettharte Spannung. Dämpfung in den Flanken und über Symphyse. Leberdämpfung normal. Sofort Laparot.: viel Blut. Sehr großer, tiefer Sagittalriß über die Kuppe des r. Lappens weit nach hinten. Ein großer Leberfetzen ausgerissen. Da Naht auch nach Querschnitt nach r. unmöglich. Schleiertamponade. Tampon unter die Leber. Bauchnaht schwierig. Tod nach einigen Stunden.

650. D e r s e l b e (1901). Persönliche Mitteilung.

8jähriger Knabe überfahren über r. Unterbauch. Mehrmals Erbrechen. Aufnahme nach 5 Stunden: kein Kollaps, etwas blaß. Puls 120, aber nicht schlecht. Atmung kostal. Bauch wenig gespannt. r. unten Suffusionsstreifen und Empfindlichkeit. Flankendämpfung beiderseits, bei Lagewechsel verschwindend. Leber-Milzdämpfung normal. Diagnose: wahrscheinlich Leberruptur. Sofort Laparot.: Medianschnitt unter dem Nabel. Zwischen den Darmschlingen mäßig viel Blut, „wie mit Mehl vermischt". Endlich an Unterfläche des r. Lappens ganz hinten oben kleine Ruptur gefunden, für Naht nicht zugänglich. Tamponade. Bauchnaht. Heilung in 1½ Monaten. Tampon am 4. Tag gelockert, am 12. entfernt. Ziemlich starke Sekretion. Drainage.

651. S t e i n t h a l (Stuttgart 1910). Persönliche Mitteilung.

Quetschung zwischen 2 Deichseln (Rücken-Magengrube). Aufnahme nach 3 Stunden: Blaß. Puls 88, klein. Sehr starke Bauchdeckenspannung, so daß Inscript. tend. der Rekti sichtbar. Keine abnorme Dämpfung, Leberdämpfung normal. Diagnose: intraperit. Verletzung. Sofort Laparotomie: 3 cm Probeschnitt über dem Nabel. Erst als Stieltupfer eingeführt, quillt Blut von Lebergegend. Medianschnitt verlängert. Großer sagittaler Riß dicht l. vom Lig. susp. Sein hinteres Ende wird auch nach Durchschneidung des r. Rektus nicht sichtbar, weil sich auch jetzt die Bauchwand noch nicht recht zur Seite ziehen läßt. Ränder des blutenden Risses zerfetzt. Tamponade. Drain durch Inzision in l. Unterbauchgegend ins kleine Becken, dadurch Bauchspülung, dann Drain wieder entfernt. Bauchnaht. Tod am nächsten Tag. Infusion mehrfach wegen Atemnot und Brechreiz unterbrochen. Erbrechen. 39,1⁰. Puls 130. Meteorismus. Sektion: L. Lappen fast abgetrennt. Nur hinten oben noch ½ cm dicke, 7 cm lange Brücke. Faustgroße Zertrümmerungshöhle im r. Lappen, vom Riß ausgehend. Darmschlingen stark gebläht, Serosa getrübt. Keine Nachblutung.

652. S t e i n t h a l (Stuttgart 1907). Persönliche Mitteilung.

34jähriger Mann, zwischen 2 Wagen geklemmt. Aufnahme sofort. Blaß zyanotisch. Puls 62, fadenförmig, Atmung 40. Bauchdecken nur etwas gespannt, diffuser Druckschmerz, besonders in Leber- und l. Unterbauchgegend. Spontaner Schmerz aber r. stärker als l. Deutliche, aber nicht große Flankendämpfung. l. mehr als r. Nach 1½ Stunden nicht erholt, Spannung vermehrt. Deshalb wegen Verdachts auf Leberruptur Laparot.(Dr.S c h m i d t): Medianschnitt vom Schwertfortsatz bis fast zur Symphyse. Viel Blut. Eventeration. Hinten r. an der Leber großer, bis zum Zwerchfell hinaufreichender Riß, in den man eine Hand einlegen kann. Zweiter Schnitt parallel r. Rippenbogen. Große sterile Schürzentampons in den Riß, Blutung scheint zu stehen. 2 Drains und 1 Gazestreifen vor und unter die Leber, Drains ins kleine Becken und Milzgegend. Auswischen des Bluts, schwierige Reposition der Därme. Durchgreifende Drahtnaht beider Wunden. Kampfer, Kochsalzinfusion, 40 g 10%ige Gelatinelösung (M e r c k). Tod nach 7 Tagen. Puls bleibt klein trotz Kampferdigaleninfusionen. Vom 2. Tag an über 39⁰. Verband durchgeblutet. Wind- und Urinverhaltung. Am 3. Tag galliges Brechen. Zunehmender Meteorismus. Gallige Sekretion. Am 4. Tag wird im Ätherrausch der Inhalt des Schürzentampons ohne Blutung entfernt. Sektion: fibrinöse Peritonitis ohne Eiter. Hypostatische Pneumonie. Rechtes Drittel des r. Leberlappens zertrümmert, außerdem 4 große Risse, sagittal und quer verlaufend.

653. S t r a ß b u r g e r K l i n i k (M a d e l u n g 1900). Unveröffentlicht.

15jähriger Knabe. Fall aus 2½ m Höhe mit r. Seite aufs Trottoir. ½ Stunde bewußtlos. Dann Brechen, heftige Leibschmerzen r. Aufnahme nach 1 Stunde. Kein Shock. Anämie. Puls 78, kräftig. Atmung stockend. Leib nicht gespannt,

oben r. druckschmerzhaft. Dämpfung im r. Hypogastrium. Urinverhaltung.
Katheterurin normal. Nach 2 Stunden galliges Brechen. Puls 100, noch gut.
Dämpfung r. unten 2 Querfinger höher, Schmerzen stärker. Deshalb Laparot. (4 Stunden p. tr.): Medianschnitt, Nabel-Symphyse. Viel Blut. Schnitt
bis Schwertfortsatz verlängert. 6 cm lange, 2 cm tiefe Ruptur an Unterfläche des r. Lappens weit lateral, stark blutend. Tampon zu Gegeninzision
hinten unter 9. Rippe herausgeleitet. Bauchspülung und -naht. Tod am
5. Tag an Peritonitis durch Lebernekrose und Galleninfektion. Am nächsten
Abend bereits 39°, am 2. Tag Meteorismus und Brechen. Sektion: diffuse
fibrinös-eitrige Peritonitis, am stärksten um den Leberriß. Leberkuppe weiß-
gelb nekrotisch (Infarkt). Darunter anämisch mit hämorrhagischen Herden.

654. S u l t a n (Rixdorf 1906). Persönliche Mitteilung.
Überfahren. Aufnahme nach 1½ Stunden. Sehr blaß, Puls nicht fühlbar.
Radspur über dem Rücken. Leib weich, nicht aufgetrieben, nicht schmerz-
haft. Bauchdecken auffallend schwappend. In den abhängigen Partien
Schall nur etwas kürzer. Diagnose: wahrscheinlich Leberruptur. Sofort
Schrägschnitt am l. Rippenbogen. 3 Liter Blut. An Unterfläche des Lob.
quadratus 6 cm langer tiefer Riß. M i k u l i c z-Tampon. Tod am nächsten Tag.

655. D e r s e l b e (1908). Persönliche Mitteilung.
Fall aus I. Stockwerk. Aufnahme bald. Sehr blaß, starker Shock. Puls 110.
Heftige Schmerzen in Lendenwirbelgegend. Zunehmende Schmerzen und
Dämpfung l., Pulsverschlechterung. Deshalb Laparot. 3 Liter Blut. 15 cm
langer Riß an Leberunterfläche. Feste Tamponade. Bauchnaht. Infusion.
Tod nach 1 Stunde.

656. T h e v e n o t (Gaz. hebd. de méd. et de chir. 23. Febr. 1902, Nr. 16, p. 169).
Tod, Darmlähmung durch Blut-Galleerguß.

657. T h i e m a n n (Naturwiss. med. Ges. zu Jena 13. Mai 1909, M. m. W. 1909,
Nr. 25, S. 1305). Geheilt.

658. T h o m p s o n (Brit. med. journ. 1. Dez. 1906, II, p. 1583). Geheilt.

659. T i e t z e (Breslau 1906). Persönliche Mitteilung = M e r t e n s, Allg. med.
Zentralztg. 1907, Nr. 10, S. 153.
Fall 3 m tief kopfüber in einen Kahn. Kommt zu Fuß in Klinik. Heftige
Bauchschmerzen. Guter Allgemeinzustand. Puls 66, gut. Bauch mäßig
gespannt. Windverhaltung. Nach 11 Stunden Leib weich. Schmerzhaftigkeit
geringer. Nach 16 Stunden plötzlich elender Puls, Verfall, Erbrechen, Schmerzen im ganzen Bauch. Sofort mediane Laparot. Viel Blut. Querschnitt
nach l., Milz unverletzt. Magen-Darmkanal desgleichen. Endlich Riß weit
außen am r. Leberlappen gefühlt. Schluß der Bauchwunde. 2. schräger
Schnitt im Verlauf der 7. r. Rippe, die 5 cm weit reseziert wird. Spaltung
der Pleura. Vernähung mit dem Zwerchfell. Nach Spaltung des Zwerchfells
Tamponade des hoch oben seitlich gelegenen Risses. Infusion. Heilung in
4 Monaten. Es stießen sich Leberteile ab nach 6 Wochen.

660. D e r s e l b e (1910. Persönliche Mitteilung und Berl. klin. Wochenschr. 8. Aug.
1910, Nr. 32, S. 1518 und 40. Chirurgenkongreß 1911, Verhandl. II, S. 135,
Fall 1).
Überfahren. Zeichen schwerer innerer Blutung. Laparot. mit Durchtrennung des 7. Rippenknorpels. 12 cm langer sagittaler Riß an Konvexität
r. vom Lig. susp. Kapsel weit abgerissen. Viel Blut im Bauch. Tamponade.
Bauchnaht. Heilung. Katheterurin bei Aufnahme enthielt Eiweiß, granu-
lierte und hyaline Zylinder. Zylinder 8 Tage, Eiweiß 14 Tage nachweisbar.
Bei Aufnahme schwere Stauungsblutungen im Gesicht, besondere subkon-
junktivale Blutungen an beiden Skleren. Nach 3 Wochen schlechtes Sehen
rechts. Augenhintergrundveränderungen wie bei Retinitis albuminurica,
in einigen Wochen verschwunden.

661. T i l t o n (Ann. of surg. Vol. 41, Nr. 1, 1905, S. 20). Tod am 3. Tag.

662. W i l l i a m s (New York med. journ. 16. Juni 1906, S. 1239. Fall 1). Tod,
primäre Verblutung.

## 2. Kompliziert durch andere Eingeweideverletzungen.

### a) L e b e r w u n d e H a u p t s a c h e bzw. s c h w e r.

663. A b b e (Ann. of surg. April 1899). Geheilt.

664. A n n e q u i n (bei S i e u r, Arch. gén. de méd. 1893, Vol. II, VII. Série, T. 32,
S. 55, Fall 9 und V a n v e r t s, ebenda 1897, p. 69). Tod, primäre Verblutung.

665. **B a r d e n h e u e r** (71. Vers. Deutsch. Naturforsch. u. Ärzte in München 1899, M. m. W. 1899, Nr. 40. S. 1313). Geheilt.
666. v. **B e c k** (Karlsruhe 1906). Persönliche Mitteilung.
   Sturz aus 12 m, Aufschlagen der r. Seite auf Eisenschiene. Bruch der 6.—10. Rippe, Hämopneumothorax. Thorakotomie, Lungennaht. Transpl. Freilegung der Leber, Tamponade der großen Zertrümmerungshöhle im r. Lappen an der Konvexität mit in Adrenalinlösung 1 : 1000 getauchter Jodoformgaze. Geheilt.
667. **B o l j a r s k i** (Arch. f. klin. Chir. Bd. 93, Heft 2, 1910, Fall 65). Jejunumabriß, Resektion. Tod bald.
668. **D a l t o n** (Med. mirror. Jan. 1892, T. III, p. 64; nach **T e r r i e r et A u v r a y**, Chir. du foie). Geheilt.
669. **H a g e n** (B r u n s' Beitr., Bd. 51, S. 529, 1906, Nr. 6, Fall 28 von 1902). Tod. primäre Verblutung aus Leber.
670. **D e r s e l b e** (ebenda Nr. 10, Fall 37 von 1904). Geheilt.
671. **H e a t o n** (Brit. med. journ. 1900. II, p. 1108). Geheilt.
672. **H o g a r t h P r i n g l e** (Ann. of surg. Bd. 48, II. Okt. 1908, p. 541, Fall 4). Tod, Lungenembolie.
673. **J o h n s o n**, Ann. of surg. 1900. Febr.). Geheilt.
674. **L e i p z i g e r K l i n i k** (1899; bei W i l m s, D. m. W. 1901, Nr. 34, S. 571, Fall 14 und P i e r i n g. Diss. 1901, Fall 13). Tod, primäre Verblutung aus Leber.
675. **D i e s e l b e** (1901; bei W i l m s, ebenda Fall 16 und P i e r i n g, ebenda Fall 18). Tod. primäre Verblutung aus Leber und Lunge.
676. **D i e s e l b e** (1900; bei W i l m s, ebenda Fall 15 und P i e r i n g, ebenda Fall 14). Tod 3. Tag. Hämothorax. Lungenödem.
677. **M o r e s t i n** (Bull. de la Soc. anat. Jahrg. 73, 1898, T. XII, p. 57). Tod, primäre Verblutung aus Leber.
678. **N a s s a u** (Ann. of surg. May 1907, Vol. 45, p. 792). Tod, Pneumonie.
679. **N e i l s o n** (Ann. of surg. Bd. 38. July 1903. p. 121). Geheilt.
680. **N e u m a n n** (1906; D. m. W. 1908, Nr. 3, Fall 15). Tod, primäre Verblutung aus Leber.
681. **D e r s e l b e** (1910; ebenda Fall 25). Geheilt.
682. **N ö t z e l** (1902; B r u n s' Beitr., Bd. 48, 1906, Fall 4 [Op. R e h n]). Tod 3. Tag. Keine Nachblutung. Blutung ins r. Nierenbecken, beide Pleurahöhlen durch Rippenbruch.
683. **D e r s e l b e** (1903; ebenda Fall 5). Geheilt.
684. **R o e s e r** (v. B e c k; B r u n s' Beitr., Bd. 36, 1902, S. 256. Fall 1). MagenMilznaht, Tod, Peritonitis.
685. **S t r a ß b u r g e r K l i n i k** (M a d e l u n g 1906). Persönliche Mitteilung.
   Pufferquetschung. Aufnahme bald. Starke Anämie, deutliche Zeichen innerer Blutung. Sofort Laparot. Mächtiger Sagittalriß. Gefäßligaturen und Tamponade. Tod am selben Tag. Sektion: Leber vom Zwerchfell abgerissen, zwischen r. und l. Lappen fast halbiert. Loch im Zwerchfell. 2 Risse in der Milz. Bruch der 4.—8. l. Rippe.
686. **V o e c k l e r** (M. m. W. 1907, Nr. 33, S. 1633). Geheilt.
687. **W a l s h a m** (Saint Barthol. Hosp. Rep. 1902, Vol. 37, p. 341). Tod, Gallenblasenruptur. Leber nahe Cava gerissen.

### b) L e b e r w u n d e N e b e n s a c h e.

688. **H a g e n** (1905; B r u n s' Beitr., Bd. 51, S. 529, 1906, Fall 38). Tod an Pyämie nach subphren. Abszeß nach Splenektomie.
689. **M ü n c h n e r K l i n i k** (1909). Persönliche Mitteilung.
   72jähriger Herr, von der elektr. Bahn auf die Straße geschleudert. Bewußtlos, Quetschwunden im Gesicht. keine Blutung aus Nase und Ohren, kein Brechen. Puls 120. Leib aufgetrieben, kaum gespannt, keine abnorme Dämpfung, Leberdämpfung vorhanden. Urin ohne Blut. Aufnahme abends wegen Gehirnblutung. Noch bewußtlos, unruhig, sehr blaß. Nächsten Tag klar, Leib mehr aufgetrieben, Dämpfung in l. Seite. Am 2. Tag Auftreibung und Spannung stärker. Deshalb Laparot. pararektal (v. A n g e r e r). 2 Liter helles, flüssiges Blut. Oberflächlicher Riß an der Unterfläche des l. Leberlappens, Blutung scheinbar von der Leberpforte her. Tampon dahin und Bauchnaht, da wegen des Allgemeinzustandes nicht länger gesucht werden kann. Tod am nächsten Tag. Sektion: oberer Pol der Milz abgerissen,

l. Hypochondrium voll Blut. 2 Risse an Unterfläche des l. Leberlappens. Galle im Bauch. Keine Peritonitis.

690. Straßburger Klinik (1909). Persönliche Mitteilung.
Fuhr mit Automobil in einen Wagen. Aufnahme nach $^1/_2$ Stunde: schwerer Shock, sehr blaß. Unruhe, schreit, bricht blutige Speisereste. Puls 84, weich. Hautabschürfungen r. Rippenbogen bis Nabel. Bauch stark gespannt, besonders r. R. Seite dabei vorgewölbt, r. Dämpfung von der normalen Leberdämpfung bis Leistenband. Druckschmerz r. neben Nabel. Diagnose: Leber-, Pankreas- oder Duodenumruptur. Sofort Laparot. (Dr. Guleke): Pararektalschnitt r., Blut von Leber her, Verlängerung des Schnitts nach oben im Sinne von Kehrs Wellenschnitt. Quelle der Blutung: V. mes. magna angerissen, seitliche Ligatur. Duodenum fast quer durchgerissen, doppelte Naht. Pankreaskopf durchgequetscht, Kapselnaht. Geringe Blutung aus 5 cm langem und 1.5 cm tiefem Riß an Leberunterfläche, Tamponade. Tod bald nach der Operation. Sektion: keine weitere Verletzung.

## III. Naht und Tamponade.

### 1. Einfache Leberverletzungen.

691. v. Beck (Karlsruhe 1908). Persönliche Mitteilung.
38jähriger Mann. Pufferquetschung. Bruch der 5.—7. l. Rippe. Laparot. nach 2 Stunden. Tamp. u. Naht eines großen, stark blutenden Schrägrisses im l. Lappen. Geheilt.

692. Gawlick (Przeglad lek. 1909, Nr. 11 [polnisch]; ref. Zentralbl. f. Chir. 1909, Nr. 17, S. 622). Geheilt.

693. Hogarth Pringle (Ann. of surg. Bd. 48, II, Okt. 1908, p. 541. Fall 2). Tod, primäre Verblutung.

694. Huebner (Diss. Königsberg 1904 = Samter, D. m. W. 1904, Nr. 37, Vereinsbeilage). Geheilt.

695. Münchner Klinik (1900; Satos Diss. 1903, S. 30). Tod, primäre Verblutung.

696. Dieselbe (1906). Persönliche Mitteilung.
25jähriger Mann. Stoß von der aus einem Maschinenzylinder vorstoßenden Kolbenstange gegen Oberbauch. Sofort Übelkeit, Schmerzen. Aufnahme. Blaß, Puls klein, frequent, Unruhe. Starke Bauchdeckenspannung. Undeutliche Dämpfung in abhängigen Partien. Druckmarke unter Schwertfortsatz. In 2 Stunden Zunahme der Blässe und Dämpfung, Temp. 34⁰. Laparot. nach 3 Stunden, weil eine andere Operation stattfand. Viel Blut. Tiefer Riß zwischen r. und l. Lappen. Magen und Querkolon gebläht. Querschnitt nach r. Tiefe Katgutnähte, Tampon in den hinteren, nicht mehr zugänglichen Teil der Ruptur. Bauchspülung. Durchgreifende Bauchnaht, Infusion. Tod nach 1 Stunde.

697. Obuchow-Krankenhaus (1910). Persönliche Mitteilung von Dr. Hesse.
30jähriger Mann. Automobilverletzung. Hochgradige Anämie. Erbrechen. Bauchdeckenspannung. Laparot.: sehr viel Blut. Riß durch ganzen r. Lappen. 3 Nähte und Tamponade. Tod nach $1^1/_2$ Stunden. Geheilt.

698. Sanitätsbericht der Kgl. Preuß. Armee (1903/04, S. 186, Operationsliste Nr. 226). Tod, Lungenödem.

699. Williams (New York med. journ. 16. Juni 1906, p. 1239, Fall 3). Tod, primäre Verblutung.

700. Würzburger Klinik (Enderlen 1908). Persönliche Mitteilung.
Hufschlag unter r. Rippenbogen. Aufnahme bald. Etwas anämisch, Puls 80, kräftig, Atmung thorakal. Bauchdecken bretthart. Druckschmerz nur im r. Hypochondrium, keine Dämpfung. Leberdämpfung normal. Sofort Laparot. wegen der starken Bauchdeckenspannung. Es entleert sich gallige Flüssigkeit aus dem Bauch. Bursa omentalis gespannt, eröffnet: Pankreas unverletzt. Hinten r. an der Leber stark blutender Riß. Querschnitt nach r. macht den Riß noch nicht zugänglich, deshalb wird der Rippenbogen gespalten und nach oben umgelegt. Sagittalriß durch die ganze Dicke des r. Lappens. Nach Umstechungen teilweise Naht, teilweise Tamponade. Etagennaht. Infusion. Heilung in 5 Wochen. Nach 6 Tagen Tampon durch Drain ersetzt.

## 2. Kompliziert durch andere Eingeweideverletzungen.

### Leberwunde Hauptsache bzw. schwer.

701. v. B e c k (Karlsruhe 1904). Persönliche Mitteilung.
Hufschlag gegen das Epigastrium r. $1\frac{1}{2}$ Stunden bewußtlos. Rippenbogen eingebrochen. Hochgradige Anämie, Puls klein, Leib sehr schmerzhaft, Dämpfung in abhängigen Partien. Sofort Pararektalschnitt r. Viel
Blut und Galle im Bauch. Sagittalriß durch den ganzen r. Lappen im Gallen-
blasenbett. Gallenblase am Halse abgerissen. Zystektomie. Tiefgreifende
Naht und Tamponade der Leberwunde. Heilung.
702. D e r s e l b e (1905). Persönliche Mitteilung.
9jähriger Knabe, überfahren. Laparot. nach 5 Stunden. Leberriß genäht
und tamponiert, Duodenumriß genäht, die zerrissene r. Niere exstirpiert.
Tod nach 20 Tagen an Lungenembolie.
703. D e r s e l b e (1906). Persönliche Mitteilung.
Pufferquetschung. Leberriß genäht und tamponiert. Magenriß genäht,
die zerrissene Milz exstirpiert, Pankreasruptur tamponiert. Tod nach
10 Stunden.
704. D e r s e l b e (1907). Persönliche Mitteilung.
Pufferquetschung. Sofort Laparot. Leberriß genäht und tamponiert,
die zerrissene Milz exstirpiert. Tod nach 24 Stunden. Bruch der 3.—9. l. Rippe,
Hämatoperikard.
705. D e r s e l b e (1907). Persönliche Mitteilung.
19jähriger Mann, von Eisenbahnwagen überfahren. Thorakotomie, Lungennaht. Transpleurale Freilegung der zertrümmerten Oberfläche des r. Leberlappens, Tamponade. Lumboabdominale Lap.: Naht eines tiefen Längsrisses
im r. Leberlappen. Exstirpation der zertrümmerten r. Niere. Tod nach
48 Stunden.
706. K ö r t e (1904, Beitr. z. Chir. d. Gallenwege und der Leber 1905, S. 434, Nr. 9).
Tod nach 6 Wochen, Peritonitis durch Duodenumperforation.
707. N ö t z e l (1905, B r u n s' Beitr., 1906, Bd. 48, Fall 6). Tod, primäre Verblutung aus Leber, Pleura und Herzbeutel.
708. S t r a ß b u r g e r K l i n i k (1909). Persönliche Mitteilung.
Fall aus Keller infolge Gerüstbruches. Schmerzen im Genick
und Leib. Nach $2\frac{1}{2}$ Stunden blutiges Brechen. Anämie, Puls 70 weich.
Temp. 35,2°. Leib etwas aufgetrieben, gespannt. Druckschmerz besonders
zwischen Schwertfortsatz und Nabel r. Überall gedämpft-tympanitischer
Schall, Fluktuation im Bauch. Infusion. Sofort in Lokalanalgesie kleiner Bauchschnitt unter dem Nabel. Probetampon erweist Blut im kleinen Becken.
In Äthernarkose langer Medianschnitt und Querschnitt nach r. 3—4 Liter
Blut im Bauch. Große Zerreißung des l. Lappens nahe Lig. susp., außerdem
Riß an Unterfläche nahe der Pforte. Letzterer tamponiert, der andere Riß
mit Seide und Deschamps genäht. Während Bauchnaht Infusion. Tod
nach 2 Stunden. Sektion: Risse auch an Konvexität des r. Lappens. 1 Liter
Blut im Bauche r. Milzkapsel in Fetzen abgerissen. $\frac{1}{2}$ Liter Blut in
l. Pleurahöhle. Lux. vertebrae cervic. V ohne Markkompression. Fract.
cost. 6.—9. sin.
709. W i l l i a m s (New York med. journ. 16. Juni 1906, p. 1239, Fall 4). Tod nach
17 Tagen. Naht der Choledochusruptur hielt nicht, alle Galle floß aus der Wunde.
Am 16. Tag Cholezystenterostomie.

### IV. Dauerklemmen und Tamponade.

### Einfache Leberverletzungen.

710. F a u r e (Bull. et mém. de la Soc. de chir. T. 22, 1896, p. 620 und Gaz. hebd.
1896, Nr. 65 und Rev. de chir. T. 16, 1896, p. 707). Geheilt.
711. L e i p z i g e r K l i n i k (1905; in T o c k e l s Diss. 1910, Fall 8). Tod, primäre
Verblutung.
712. S p r e n g e l (Braunschweig 1902). Persönliche Mitteilung.
27jähriger Mann, überfahren. Anämie, Puls 78, mittel. Atmung kostal.
Leib im Epigastrium etwas vorgewölbt, sehr druckschmerzhaft. Rekti
gespannt, beiderseits Flankendämpfung, Leberdämpfung normal. Bruch

mehrerer Rippen r., Emphysem. Medianschnitt. Viel Blut aus einem Riß
am Leberhilus. Spritzendes, großes Gefäß im Gebiet der A. coeliaca gefaßt,
Klemmen bleiben liegen, weil Umstechung nicht gewagt wird. Bauch aus-
gewischt. Tamponade um die Klemmen; teilweise Bauchnaht. Tod nach
20 Tagen. Verband am nächsten Tag stark gallig durchtränkt. Fieber.
Als am 7. Tag die Klemmen entfernt werden, starke venöse Blutung, steht
auf Tamponade. Am 10. Tag Kollapstemperatur, starker Ikterus, Ausstoßung eines großen Lebersequesters. Bald wieder Fieber, Eiterung,
Drainage eines apfelgroßen Leberabszesses. Sektion: Loch im Duct. hepat.,
A. hepat. propr. zwischen gastroduodenalis und coronaria dextra quer
durchgerissen (die war mit den Dauerklemmen gefaßt). V. portae daneben
nicht thrombosiert, an 2 Stellen angedaut bzw. perforiert. Multiple Abszesse
in der Leber, ferner rote Infarkte um Pfortaderastthrombosen, kleine trockene
gelbe Nekroseherde.

## V. Thermokauter und Tamponade.

### Kompliziert. Leberwunde Hauptsache bzw. schwer.

713. v. B e c k (Karlsruhe 1907). Persönliche Mitteilung.
     Pufferquetschung. Profuse Blutung in den Bauch. Bruch der r. 3.—10. Rippe,
     Hämatopneumothorax. Sofort Laparot.: großer schräger Riß im r. Lappen,
     tamponiert. Weiterdauernde Blutung aus einem Zertrümmerungsherd
     in der Leberkuppe. Weil er von Bauch aus nicht zu erreichen ist, Thora-
     kotomie. Lungenriß genäht. Zweifaustgroßer, stark blutender Quetschungs-
     herd in der Leber transpleural freigelegt, thermokautersiert, Tamponade
     mit in Adrenalinlösung getränkter Jodoformgaze. Drainage des Brust-
     und Bauchraums. Heilung.
714. D e r s e l b e (1910). Persönliche Mitteilung.
     Pufferquetschung. Aufnahme nach 1 Stunde. Hochgradige Anämie.
     Bruch der l. 5.—10. Rippe, Haematothorax sin. et Haemopericard. Freier
     Erguß im Bauch. Nach intravenöser Kochsalz-Sauerstoffinfusion sofort
     Laparotomie. Viel Blut. L. Lappen abgerissen. Milz zertrümmert, entfernt.
     Thermokauterisation und Tamponade der blutenden Leberfläche. Tod
     nach 12 Stunden.

## VI. Resektion und Naht.

### Einfache Leberverletzung.

715. S c h ö n h o l z e r (Züricher Klinik; Korrespondenzbl. f. Schweizer Ärzte,
     37. Jahrg. 1907, Nr. 3 u. 4, Fall 1). Geheilt.

## VII. Resektion und Tamponade.

### Einfache Leberverletzungen.

716. B i e r n a t h (Diss. Leipzig 1909, Fall 3 von R i e s e, Groß-Lichterfelde). Tod,
     primäre Verblutung und Lebernekrose.
717. N e u m a n n (1907; D. m. W. 1908, Nr. 3, Fall 24). Geheilt.
718. P i c q u é (Bull. et mém. de la Soc. de chir. 1909, T. 35, Nr. 14, p. 490). Tod,
     primäre Verblutung.

## VIII. Nichts an der Leberwunde gemacht, weil sie nicht blutete.

### 1. Einfache Leberverletzungen.

719. L e i p z i g e r  K l i n i k (bei W i l m s, D. m. W. 1901, Nr. 34, S. 570, Fall 8
     und P i e r i n g, Diss. 1901. Fall 15, S. 22). Tod, Fettembolie der Lungen.
720. D i e s e l b e (bei W i l m s, ebenda Nr. 35, Fall 17 und P i e r i n g. Fall 11
     und F r ä n k e l, B r u n s' Beitr., Bd. 30, 1901, Fall 26). Geheilt.
721. M a r t i n (Lancet 8. Mai 1897, S. 1271). Geheilt.
722. M o r i (Gaz. med. lombarda 1897, p. 265). Geheilt.

## 2. Kompliziert durch andere Eingeweideverletzungen.

### Leberwunde Nebensache.

723. B e c k m a n n - D e l a t o u r (Med. news, Vol. 76, 17. Febr. 1900, p. 248, Fall 1). Geheilt.
724. L e i p z i g e r K l i n i k (bei W i l m s, D. m. W. 1901, Nr. 35, S. 570, Fall 11 = P i e r i n g, Diss. 1901, Fall 4). Tod nach 7 Stunden, Darmriß.
725. T i e t z e (Breslau 1911). Persönliche Mitteilung. Von eisernem Träger gegen Mauer gedrückt. Schwerer Zustand, Anämie, Puls kaum fühlbar, in Frequenz sehr wechselnd, nichtblutiges Brechen, mühsames Antworten. Epigastrium sehr druckschmerzhaft, Bauchdecken bretthart, l. mehr als r. Dämpfung l. vom Rippenbogen abwärts. Urin ohne Blut, enthält Eiweiß und Zylinder. Operation nach 1 Stunde. Viel Blut. Milz zerrissen. Querschnitt nach l., Milz exstirpiert. 4 cm langer und $\frac{1}{2}$ cm tiefer Riß am l. Leberlappen. Alte perihepatitische Verwachsung mit dem Bauchfell. Tod gleich nach Operation. Sektion: noch 1 Leberriß 7 : $2\frac{1}{2}$ cm.

## IX. Nichts an der Leberwunde gemacht, weil sie zu schwer war.

### 1. Einfache Leberverletzungen.

726. H o g a r t h P r i n g l e (Ann. of surg. Bd. 48, II, Okt. 1908, p. 541, Fall 1). Tod sofort.
727. L e i p z i g e r K l i n i k (1897; bei W i l m s, D. m. W. 1901, Nr. 34, S. 570, Fall 5 = P i e r i n g, Diss. 1901, Fall 17). Tod sofort nach Operation.
728. D i e s e l b e (1906; T o c k e l s Diss. 1910, Fall 9). Tod sofort.
729. W i l l e t t (bei M c C o r m a c, v. V o l k m a n n s Samml. klin. Vortr. Nr. 316, 1888, Tafel IV, Nr. 13). Tod bald.

## 2. Kompliziert durch andere Eingeweideverletzungen.

### Leberwunde Hauptsache bzw. schwer.

730. K ö r t e (1891; Beitr. z. Chir. d. Leber u. Gallenwege 1905, S. 433, Nr. 6 = F r a n k, Arch. f. klin. Chir. Bd. 83, 1907, S. 556, Nr. 1). Tod, Peritonitis bei Leber-Nierenzertrümmerung.
731. L e i p z i g e r K l i n i k (bei W i l m s, D. m. W. 1901, Nr. 34, S. 570, Fall 6 = P i e r i n g, Diss. 1901, Fall 16). Tod bald, Verblutung aus Leber.
732. D i e s e l b e (bei W i l m s, ebenda Fall 7 = P i e r i n g, Fall 6 = F r ä n k e l, Fall 23). Tod bald, Verblutung aus Leber.

## X. Leberwunde nicht gefunden.

### 1. Einfache Leberverletzungen.

733. B a t t l e (Lancet, 19. Mai 1894, I, S. 1252). Tod nach 2 Tagen.
734. D a v i s (Ann. of surg. Bd. 38, Juli 1903, p. 123). Tod bald, Verblutung.
735. F u c h s i g (Wien. klin. Rundschau 27. April 1902, Nr. 17, S. 355, Fall 2). Tod bald, Verblutung.
736. L a m b o t t e (Ann. de la Soc. belg. de chir. 1893, p. 278). Tod bald, Verblutung.
737. M a s o n (Lancet, 3. Aug. 1889, II, S. 218). Tod nach 3 Tagen, $\frac{1}{2}$ Liter Blut im Bauch.
738. P a g e (Transact. of the Clin. Soc. London, Vol. XXV, p. 175, 1892, Fall 1). Tod, Peritonitis.
739. S a n i t ä t s b e r i c h t d e r K g l. P r e u ß. A r m e e (1901/02, S. 172, Operationsliste Nr. 169). Tod bald, Verblutung.
740. S é e (Brit. med. journ. 12. Nov. 1892, p. 1041). Tod bald, Verblutung.
741. V e r d e l e t e t R o c h e r (Journ. de méd. de Bordeaux 1901, Nr. 27). Tod, primäre Verblutung.
742. W i l l i a m s (Neuyork med. journ. 16. Juni 1906, p. 1239, Fall 2). Tod, Verblutung.

## 2. Kompliziert durch andere Eingeweideverletzungen.

### a) Leberwunde Hauptsache bzw. schwer.

743. K ö r t e (Samml. klin. Vortr. N. F. Nr. 40, 1892, S. 273, Fall 22). Tod, Verblutung aus Leber.

744. L e i p z i g e r K l i n i k (1903; T o c k e l s Diss. 1910, Fall 2). Leber-Nierenruptur. Tod, Peritonitis.

745. P a g e (Transact. of the Clin. Soc. London, Vol. XXV, p. 175, Fall 2, 1892). Leber-Nierenruptur. Tod, Peritonitis.

746. T i e t z e (Breslau 1905). Persönliche Mitteilung.
Überfahren, blutiger Urin. Aufnahme nach 2 Tagen. Puls klein, frequent, Atmung beschleunigt, Windverhaltung, mäßiger Meteorismus, starke Spannung und Druckschmerz unten. schmale Flankendämpfung, r. breiter als l. Mit Katheter wenig blutiger Urin entleert. Diagnose Blasenruptur. Schnitt wie zur Sectio alta. Viel Blut im Bauch. Nicht perforierender Riß durch Serosa und Muskularis der Blase genäht. Tampon, Bauchnaht. Tod am nächsten Tag. Sektion: Sagittalriß fast durch die ganze Dicke des r. Leberlappens, Mesenteriumriß. Eitrige Peritonitis um den Blasenriß.

### b) Leberwunde Nebensache.

747. F r ä n k e l (B r u n s' Beitr., Bd. 30, S. 472, 1901, Fall 3). Tod, Haematopericard und Haematopneumothor. dext.

748. L e i p z i g e r K l i n i k (1896; bei T r e n d e l e n b u r g. D. m. W. 1899, Nr. 40. S. 654, Fall 3 = P i e r i n g s Diss. 1901, Fall 2). Splenektomie. Tod am 7. Tag, Peritonitis.

749. D i e s e l b e (1898; bei T r e n d e l e n b u r g, ebenda Fall 5 = P i e r i n g, Fall 12). Exstirpation der Milz und l. Niere. Tod nach 2 Stunden, primäre Verblutung.

750. L i n g u i t i (La Rif. med. 1895. Vol. 2, p. 494; bei G i o r d a n o, La clin. chir. X, Nr. 5, 1902, p. 451, Fall 236). Tod, Verblutung aus Milzrissen.

## XI. Unklar, was mit der Leberwunde gemacht wurde.

### Einfache Leberverletzungen.

751. L e i t a (Edinb. med. journ. Okt. 1895, p. 358, Vol. 41). Tod, Verblutung.

752. R o u t i e r (Bull. et mém. de la Soc. de Chir.; bei v. H i p p e l, Arch. f. klin. Chir. Bd. 81, Fall 50). Tod, Verblutung.

---

# Weitere Kasuistik (keine Frühoperationen).

A d l e r, Demonstration von Präparaten von Leber- und Milzruptur. Fr. Vereinig. d. Chir. Berlins. 15. Juli 1907. Zentralbl. f. Chir. 1907, Nr. 40, S. 1183. — A d y, Die subkutanen Leberverletzungen. In.-Diss. Greifswald 1900. — A l d r i d g e, Rupt. of the liver; formation of cystic swelling etc. The Lancet. June 11, 1898, p. 1616. — B a r d e n h e u e r und S o n n e n s c h e i n, Zur Kasuistik der Leberschüsse. Festschrift zur Eröffnung der Akademie für prakt. Ärzte in Köln. Ref. Zentralbl. f. Chir. 1905, Nr. 3. — v. B e c k, Weitere Fälle von Darm- wie Leberzerreißung infolge von Hufschlag. Deutsche Zeitschr. f. Chir. Bd. 15, S. 1, 1881. — D e r s e l b e, Leberriß durch Hufschlag bewirkt. Deutsche Zeitschr. f. Chir. Bd. 19, 1884, S. 503. — B l a n c h a r d, Anat. pract. ration. Amsterdam 1688 (nach L a n g e n b u c h). — B r y a n t, Gleanings from surg. practice. The Lancet. Nov. 9. 1895, p. 1154, und Transact. of the clin. Society of London, Vol. XI. — C h i a r i, Über Leberrupturen. Wien. med. Presse 1884. Nr. 14. — C o u r t o i s et D e s t r e z, Contus. viol. de l'abd. et de la région lomb. Lap. Guérison. Arch. de méd. et de pharm. mil. 1903, Mai. — C u r t i s, Contus. of the abd. Amer. Journ. of the med. sc. 1887. — D a g r o n, Rupt. du foie. Bull. de la Soc. anat. de Paris. Juillet 1888, p. 688. —

D a n e r s, Beitr. z. Kas. d. Kontus. Verletz. d. Leber. Diss. Würzburg 1897. — F e r t i g, Fall von subkutaner traumatischer Leberruptur. Verhandl. des 33. Chirurgenkongresses Berlin 1904. I. S. 97. — G a g e, Second. lap. for pistol wound of the liver. Boston med. and surg. journal. April 28, 1892, p. 416. — G r a s e r, Über traumatische Leberruptur mit späterer Ausstoßung großer Lebersequester. 33. Chirurgenkongreß 1904, Verhandl. II. S. 505. — G u t j a h r, Fall von schwerer Verletzung des Unterleibs durch Lanzenstich. Deutsche militärärztl. Zeitschr. 1895, S. 19. — H e a t h, Leberrupturen. Brit. med. journal. 25. Mai 1889. — H e i n z e l m a n n, Ein seltener Fall von tödlicher Leberruptur. Diss. München 1886. — H o r w i t z, Rupt. of the liver. College of Physicians of Philad. Annals of surgery Sept. 1896. — K i l g o u r, Rupt. of the liver. The Edinburgh med. journal, Vol. 55, 1841, S. 352. — K l o b, Ein Fall von Leberruptur. Sitz. d. K. K. Gesellsch. d. Ärzte Wiens, 26. Jan. 1877. Wiener med. Blätter 1878, Nr. 13—18. — L a v a l, Les contus. du foie sans plaie des tégum. Gaz. des hôp. 3. Juli 1897, Nr. 75, und 10. Juli 1897, Nr. 78, p. 749 u. 777. — L i t t l e, Arch. de méd. navale 1880, p. 252. — L l o y d, Extr. rupt. of the liver without external injury. Lancet, 19. Mai 1906, I, p. 1387. — L ö w e n s t e i n, Über Erkrankungen der Leber und Milz infolge von Unterleibskontusion. Diss. Breslau 1897. — M a r t e n s, Leberruptur. Fr. Vereinig. d. Chir. Berlins. 15. Juli 1907. Deutsche med. Wochenschr. 1907, Nr. 40. — M e l s o m e, Annals of surg. 1897, II, p. 417. — M i l e s, Southern surg. and gynecol. Transact. Vol. 6, p. 183. — M i l l a n, Rupt. of the liver. The Lancet, 3. Nov. 1860, p. 431. — M o o r e, A case of rupt. of the liver. The Lancet, 18. Sept. 1897, S. 722. — N i l s s o n, Fall von Bajonettverletzung, wie ein sog. Pfählungsschaden verlaufend. Hygiea 1907, Nr. 2; ref. Hildebrands Jahresber. 1907, S. 825. — O b e r h o f e r, Ein seltener Fall von Leberruptur. Diss. Erlangen 1903. (Über denselben Fall berichtete G r a s e r auf dem Chirurgenkongreß 1904, Verhandl. II, S. 505.) — O k i n s c h e w i t z, Zur Kasuistik der Leberruptur. Med. Obosr. Bd. 48, Nr. 21; ref. H i l d e b r a n d s Jahresber. XIII, S. 825. — O p i n, Hémorrhagies du foie consés. à une contus. du thorax par coup de pied de cheval; non-intervention; guérison. Gaz. hebdom. de méd. et de chir. 14. Febr. 1899, p. 157. — P e r i e r, Bauchstich, La semaine méd. 1889. — P e t e r s e n, O., 3 Fälle traumat. Leberruptur. St. Petersburger med. Wochenschr. 1885, Nr. 40. — R a s t o u i l, Rupt. du foie. Bull. de la Soc. anat. de Paris. 73. Jahrg., 5. Serie, T. XII. S. 66, 1898. — R o s e, Leberruptur. Beitr. z. inneren Chir. Deutsche Zeitschr. f. Chir. Bd. 34, S. 12, 1892 (Festschrift für T h i e r s c h). — S a b l u d o w s k i, Zur Frage der Leberverletzungen. Chirurgia Bd. 22, Nr. 127. Ref. H i l d e b r a n d s Jahresber. XIII, S. 825. — S c h w e n i n g e r, Leberruptur. Deutsche med. Ztg. 1882, Nr. 11. — T i l l m a n n s, Ein interess. Fall von Leberruptur. 4. Kongr. d. Deutsch. Gesellsch. f. Chir. Berlin 1875. — V a l l a s, Déchirure du foie. Province méd. 1894, Nr. 46. — W e i ß, Plaie par coup de feu de la rate. 14. Congrès franç. de Chir. Paris 1901. Procès verbaux, p. 151. — W h i p p l e, A case of traum. rupt. of the liver. The Lancet. 1898, I, 12. März, p. 719. — Z o l e d z i o w s k i, Leberruptur. Gaz. lek. 1894, Nr. 38; ref. Zentralbl. f. Chir. 1894, Nr. 49, p. 1213.

## Entstehungs-Mechanismen der Leberrupturen.

D e p a g e, Eclatement spontané du foie. Résection du lobe gauche. Soc. roy. des sci méd. et nat. de Bruxelles. Bull. de la Séance de juin 1909, 67. Jahrg. Nr. 6. — D é v i c et B é r i e l, L'apoplexie hépat. dans la syphilis. Consid. sur les rupt. spont. du foie. Ann. de dermatol. et syphilis 1906, p. 642; ref. Zentralbl. f. Chir. 1907, Nr. 37, S. 1111. — F i s c h e r, W., Über den Tod durch Sturz aus der Höhe (Leberruptur, Einfluß der Bänder). Diss. Berlin 1904. — G e i l l, Vierteljahrsschrift f. gerichtl. Med. u. öffentl. Sanitätswesen, 3. Folge, Bd. 18, S. 205. — K a t a y a m a, Vierteljahrsschrift f. gerichtl. Med. u. öffentl. Sanitätswesen. N. F. Bd. 46, 1887, S. 1. — N o w i c k i, Leberruptur bei Neugeborenen. Wien. klin. Wochenschr. 1909, Nr. 30, S. 1087. — S t r a ß m a n n, Lehrb. d. gerichtl. Med. 1895. — W a l z und H o l l e, Über den Entstehungsmechanismus der Leberrupturen durch stumpfe Gewalten. Vierteljahrsschr. f. gerichtl. Med. u. öffentl. Sanitätswesen, 3. Folge, Bd. 40, 2. — W a l z, Über Leberrupturen und deren Entstehungsmechanismus beim Neugeborenen. Württemb. Med. Korrespondenzbl. 1906. — W ä t z o l d, Leberruptur mit tödlicher Blutung infolge Berstens eines oberflächlichen Aneurysmas. M. m. W. 1906, Nr. 43.

# Folgezustände.

A l b a n u s, Thrombosen und Embolien nach Laparotomien. B r u n s' Beitr., Bd. 40. S. 311. — A l b r e c h t, Arterio-mesenterialer Darmverschluß. V i r c h o w s Archiv Bd. 156. — B ä r e n s p r u n g, Über Leberabszeß nach Kopfverletzungen. Arch. f. klin. Chir. 1875, Bd. 18, S. 556 und In.-Diss. Berlin 1875. — B e r g e r, Ergebnis bakteriologischer Untersuchungen der bei und nach Gallensteinoperationen gewonnenen Galle. 10. Jahresber. d. K e h r - R o h d e n schen Privatklinik, Guben, A. K ö n i g 1900, S. 174, und in Beitr. z. Bauchchir. von K e h r. B e r g e r, W e l p. Berlin, F i s c h e r s Verlag 1901. — B i e d l und K r a u s, Ausscheidung von Bakterien mit der Galle. Zeitschr. f. Hygiene 1897, Bd. 26. — B i e d l und K r a u s. Gallensäuren-Intox. Zentralbl. f. inn. Med. 1898, Nr. 47. — B o s t r ö m, Zit. von v. L e s s e r. Verhandl. d. 8. Chirurgenkongr. 1879. I, S. 120. — E h r e t und S t o l z, Mitt. a. d. Grenzgeb. Bd. VI—VIII, und Berl. klin. Wochenschr. 1902, Nr. 1. — E h r h a r d t, Über Gallenresorption und Giftigkeit der Galle im Perit. Archiv f. klin. Chir. Bd. 64. 1901. S. 315. — E n g e l, Fettembolie einer tuberkulösen Lunge infolge von Leberruptur. Münch. med. Wochenschr. 1901. Nr. 26, S. 1046. — E n g e l h a r d t und N e c k. Veränderungen an Leber und Magen nach Netzabbindungen. Deutsche Zeitschr. f. Chir. 1901, Bd. 58. Heft 3 und 4. — F i n s t e r e r, Zur Diagnose der Leberruptur. 40. Chirurgenkongreß 1911, Verhandl. II, S. 142. — F r i e d e m a n n, Klinische Erfahrungen über postoperative Thrombosen und Embolien. B r u n s' Beitr., Bd. 69, Heft 2, 1910. — F r i e d r i c h, Netzabbindung. Arch. f. klin. Chir. Bd. 61, Heft 4. — G i l b e r t et F o u r n i e r, Du rôle des microbes dans la genèse des calculs bil. Gaz. hebdom. de méd. et de chir. 1896, Nr. 13. — G i l b e r t et L i p p m a n n, Le microbisme bil. normal. Soc. de biol. Bd. 31, Heft 1. — H a m i l t o n, Fettembolie bei Leberruptur. Brit. med. journal 1877, 6. Okt. — H e ß, Beitr. z. Lehre von der traum. Leberruptur. V i r c h o w s Arch. Bd. 121, S. 154, 1890. — H o f f m a n n, Netzabbindung. In.-Diss. Leipzig 1900. — H o l m, Experimentelle Untersuchungen über traumatische Leberentzündung. Sitzungsber. d. Akad. d. Wissensch. zu Wien 1867, S. 493. — J ü r g e n s, Leberzellenembolie bei Delirium tremens. Tagebl. d. 59. Versamml. Deutsch. Naturf. u. Ärzte zu Berlin 1886, S. 378. — K e l l i n g, Über Pneumonie nach Laparotomie. Chirurgenkongreß 1905, Verhandl. II, 136. — K l e b s, Multiple Leberzellenthrombose. Z i e g l e r s Beitr. z. path. Anat. Bd. III, Heft 1. — L e n n a n d e r, Schenkelvenenthrombose. Zentralbl. f. Chir. 1899, Nr. 19. — D e r s e l b e, Vereiterter abgesackter Gallenerguß. Nord. med. Arkiv. 1899, Nr. 35, II. — L u b a r s c h, Über Parenchymzellenembolie. Fortschr. d. Med. 1893, S. 801, und Die allgemeine Pathologie. Wiesbaden 1905, Bergmann. — M a r s h a l l, Embolische Verschleppung von Lebergewebe. Zit. von F r ä n k e l, B r u n s' Beitr., 1901, Bd. 30, S. 435. — M i n t z, Ak. gelbe Leberatrophie als Komplik. v. Epityphl. Zugleich ein Beitr. z. Frage d. postop. Magen-Duodenalblutungen. Mitt. a. d. Grenzgeb. Bd. 6, 1900, S. 645. — M ü l l e r, P., Arterio-mesenterialer Darmverschluß. Deutsche Zeitschr. f. Chir. Bd. 56. — N i t z s c h e, Magenblutung bei Appendicitis. Deutsche Zeitschr. f. Chir. Bd. 64. S. 180. — N o a c k, Über perit. Verwachsung nach schwerer Bauchquetschung. Mitt. a. d. Grenzgeb. d. Med. u. Chir. 1899, Heft 5, S. 641. — O p p e n h e i m, Lungenembolie nach chirurgischen Eingriffen mit besonderer Berücksichtigung der nach Operation am Proc. vermif. beobachteten. Berl. klin. Wochenschr. 1902, Nr. 5. — P a l i t z s c h, Beitrag zur Kasuistik der Haematemesis postop. Diss. Leipzig 1903. — R i e d e l, Über die linkseitige Schenkelvenenthrombose nach der Laparotomie. Arch. f. klin. Chir. Bd. 66. S. 977, 1902. — R i s e l, Über retrograde Embolie bei Leberabszessen. V i r c h o w s Archiv Bd. 182, S. 258, 1905. — S c h m o r l, 2 Fälle von Leberruptur mit embolischer Verschleppung von Lebergewebe. Deutsch. Arch. f. klin. Med. Bd. 42, 1888, und Verhandl. Deutsch. Naturf. u. Ärzte 1897, Teil II, 2. Hälfte. — S e n n e r t (Klinik v. B r a m a n n), Typh. Leberabszeß im Anschluß an ein Trauma. In.-Diss. Halle 1906. — S i r e d e y. Traumatischer Leberabszeß. Bull. de la Soc. anat. de Paris 1858, T. 32, p. 499. — S m i t h, Some complic. of rupt. liver (Abszeß). The Bristol med. chir. journ. Vol. 26. Nr. 101, p. 238, 1908. — S t h a m e r, Zur Frage der Entstehung von Magengeschwüren und Leberinfarkten nach experimenteller Netzresektion. Deutsche Zeitschr. f. Chir. Bd. 61, S. 518, 1901. — T i e t z e - L a n d m a n n, Leberruptur (mit Stauungsblutung). Berl. klin. Wochenschr. 1910, Nr. 32, S. 1518. — T i e t z e, Veränderungen des Augenhintergrundes nach Leberruptur. 40. Chirurgenkongreß 1911, Verhandl. II, S. 135. — T y r m a n, Ein Beitrag zur Kenntnis der Gallengang-Bronchusfisteln. Arch. f. klin.

Chir. Bd. 89. S. 434, 1909. — U l w e r s k y, Exp. über die traumatische Leberentzündung. V i r c h o w s Archiv Bd. 63, S. 189. — W h i t e, Supp. in the neighbourhond
of the diaphr. Brit. med. journ. 1908, p. 2502. — W i t z e l, Wie entsteht die Thrombose der V. iliaca ext. links nach der Appendickektomie? Zentralbl. f. Chir. 1905,
Nr. 28. S. 737. — W o l o s c h i n, Zur Frage von der Embolie durch parenchymatöse
(Leber-)Zellen. Wratschebnaja Gaz. 1909, Nr. 42; ref. Zentralbl. f. Chir. 1910, Nr. 2,
S. 67. — Z e n k e r, Ein Fall von Schußverletzung der Leber mit embolischer Verschleppung von Lebergewebe. Deutsch. Arch. f. klin. Med. Bd. 42, S. 499, 1888, und
59. Versamml. Deutsch. Naturf. u. Ärzte 1886, Verhandl. S. 379.

## Heilung der Leberwunden.

A s c h o f f, Referat über Regeneration von Lebergewebe. In L u b a r s c h-
O s t e r t a g s Ergebnissen. Bd. 5, S. 44, 1898. — d e B a r y, Zur Kenntnis der
Wundheilung in der Leber. Diss. Freiburg 1897. — C a t t e l a n i, Intorno alla
rigenerazione del tessuto epatico. Gaz. degli Osp. 1894, Nr. 27. — C h i a r i, Über
eine in Spontanheilung begriffene totale Abreißung des linken Leberlappens. Berl.
klin. Wochenschr. 1908, Nr. 36. — C o r n i l et C a r n o t, De la cicratis. des plaies
du foie. La Semaine méd. 2. Nov. 1898, Nr. 55. — C o r o n a, Sulla rigeneraz. parziale
del fegato. Ann. univers. di med. e chir. 1884 Mai; ref. Zentralbl. f. Chir. 1884. S. 808.
— M a r c h a n d, Der Prozeß der Wundheilung. Deutsche Chir. Lief. 16, 1901,
S. 311—317. — M e k u s, Fall von Leberschwund durch Trauma und Rekreation
des Organs, unterstützt durch operativen Eingriff. Münch. med. Wochenschr. 1907,
Nr. 2. — P o n f i c k, Exp. Beiträge zur Pathologie der Leber. V i r c h o w s Archiv
Bd. 118 u. 119, 1889 u. 1890. — S t o l z, Zirkumskripte Nekrosen bei einem Fall
von ikt. Leberzirrhose. (Lit. über Heilung von Leberwunden und Leberrekreation.)
Diss. Straßburg 1896. — T e r r i l l o n, Étude exp. sur la contusion du foie. Arch.
de physiol. norm. et pathol. II, 1, 1875. — D e r s e l b e, Rech. exp. sur la répar.
des plaies du foie. Arch. de physiol. 1875. — T i l l m a n n s, Interessante Veränderungen
der Leber und der abdominalen Lymphdrüsen nach Traumen. Arch. f. Heilkunde
Bd. 19. S. 119, 1878. — D e r s e l b e, Exp. und anat. Untersuchungen über Wunden
der Leber und Niere. V i r c h o w s Archiv Bd. 78, Heft 3.

## Kriegsschüsse.

M c C o r m a c, Kriegsverletzungen in Südafrika. Brit. med. journ. 1900,
May 26; Lancet 1900. Jan. 6, 13 u. 20; March 3 u. 21; April 29; May 26. —
H a g a, Kriegschirurgische Erfahrungen aus dem japanisch-chinesischen Krieg
1894/95. Arch. f. klin. Chir. Bd. 55. — H i l d e b r a n d t, Beobachtungen über die
Wirkung des kleinkalibrigen Geschosses aus dem Burenkriege 1899/1900. Arch.
f. klin. Chir. Bd. 65, S. 796. — D e r s e l b e, Über die Bauchverletzungen durch
kleinkalibrige Geschosse und ihre Behandlung im Felde. Archiv f. klin. Chir. Bd. 67,
Heft 4. — v. H i p p e l, Über die Laparotomie im Kriege. Arch. f. klin. Chir. Bd. 68,
S. 714, 1902. — K r a n z f e l d e r und S c h w i n n i n g, Die Funkenphotographie,
insbesondere die Mehrfachfunkenphotographie in ihrer Verwendbarkeit zur Darstellung
der Geschoßwirkung im menschlichen Körper. Herausgeg. v. d. M. A. des Kgl. Preuß.
Kriegsminist. 1903 (mit Atlas mit 25 Tafeln). — K ü t t n e r, Kriegschirurgische
Erfahrungen aus dem südafrikanischen Kriege. B r u n s' Beitr., Bd. 28, Heft 3.
— L a r r e y, Memoiren der Militärchirurgie 1812. — M a k i n s, Surgical exp. in
South Afrika 1899/1900. S m i t h, E d l e r & C o. London 1901. — M e d i z i n a l-
a b t e i l u n g des Kgl. Preuß. Kriegsministeriums. Über die Wirkung und kriegschirurgische Bedeutung der neuen Handfeuerwaffen. Berlin, Hirschwald 1894. —
N a n c r e d e, The effects of the mod. small-arm project. Reprint of the Transact.
of the Americ. surg. assoc. 1899. — N i m i e r et L a v a l, Trait. des blessures de
guerre. Paris, A l c a n 1901. — v. Ö t t i n g e n, Die Schußverletzungen des Bauches
nach Erfahrungen im russ.-japan. Krieg 1904/05. Chirurgenkongreß 1906. Arch.
f. klin. Chir. Bd. 80, S. 161, 1906. — O t i s and B a r n e s, The med. and surg.
history of the war of rebellion 1861—1865. Part. II, Vol. II, p. 206 u. 208. Washington 1876. — P i r o g o f f, Kriegschirurgie. 1864, S. 576. — S a n i t ä t s b e r i c h t
über die deutschen Heere im Kriege gegen Frankreich 1870/71. Berlin 1884—1890.
— S c h j e r n i n g, Über Körperlängsschüsse. Veröffentl. a. d. Gebiet des milit.

Sanitätswesens. Heft 23. Berlin. H i r s c h w a l d 1903. — S e y d e l. 15 Schußverletzungen mit dem 7,9-mm-Geschoß. Münch. med. Wochenschr. 1896, 11. Febr.
S. 123. — S t e r n b e r g. Report of the Surgeon General of the Un. St. Army for
1898/99. Washington 1899 and for 1899/1900. Washington 1900. — T r e v e s,
Kriegsverletzungen in Südafrika. Brit. med. journal 1900, Jan.'27., March 3 u. 10.
May 12. — W ü r t h v. W ü r t h e n a u, Beitr. z. Sprengwirkung penetr. Projektile
i. d. Brust- u. Baucheingeweiden. Deutsche militärärztl. Zeitschr. 1904, Heft 2.

# Technik.

A m b e r g e r, Zur Behandlung der Pleura- und Lungenverletzungen. B r u n s'
Beitr., Bd. 74. S. 348, 1911. — A s t h o e w e r, Die Aufklappung des Rippenbogens zur Erleichterung operativer Eingriffe im Hypochondrium und Zwerchfellkuppelraum. Zentralbl. f. Chir. 1903, Nr. 46. S. 1257 (Originalartikel). — A u v r a y.
XIII. Congrès franç. de chir. Paris 1899. p. 348. — D e r s e l b e, Revue de chir.
1899, Nr. 11. — D e r s e l b e, Note sur le traitement des fistules bil. consec. aux
plaies du foie. Bull. et mém. de la Soc. anat. de Paris. Juin 1899, p. 594, 74. Jahrg.,
6. Serie, T. I. — D e r s e l b e, Rippenbogenresektion. Bull. du congr. franç. de chir.
1903, p. 685, und T e r r i e r et A u v r a y. Chir. du foie 1907, p. 119. — B a b a c c i,
Die elastische Naht der Leber. 6. ital. Chirurgenkongreß. Bologna 1889. Bericht
in Wien. med. Presse 1889, Nr. 21, S. 879. — B a k e s, Erfahrungen mit S p r e n g e l-
schen Bauchquerschnitten. Neuer plast. Querschnitt auf die Niere. 40. Chirurgenkongreß 1911. Verhandl. II. S. 591. — B a l d a s s a r i, Esperim. sull' emostasi
epatica. Rif. med. Februar 1901 und La clinica chirurg. 1902. Nr. 1; ref. in H i l d e-
b r a n d s Jahresber., VIII. Jahrg., S. 878, 1903. — B a n d l e r, Über den Einfluß
der Chloroform- und Äthernarkose auf die Leber. Mitt. a. d. Grenzgeb. d. Med.
u. Chir. Bd. I, S. 304. — B á r o n, Blutlose Leberoperation. Zentralbl. f. Chir. 1910,
Nr. 49, S. 1547. — B e r n d t, Zur Lagerung des Patienten bei Operationen an den
Gallengängen. Münch. med. Wochenschr. 1902, Nr. 8. — B o l j a r s k i, Die Bedeutung des isol. Netzes für Stillung von Leberblutungen. Neues i. d. Med. 1910,
Nr. 1 [russisch]; ref. Zentralbl. f. Chir. 1910, S. 494. — B r i n, Gelatine. Ref. Zentralbl.
f. Chir. 1898, S. 612. — C a n n i o t, De la résection du bord inf. du thorax pour
aborder la face convexe du foie. Thèse de Paris 1890/91. — C a p o n a g o, L'emostasi
nelle op. sul fegato. La clinica chirurg. Milano. Anno VIII., Nr. 2. u. 3, Marzo 1900.
— C e r n e z z i, I sostegni di magnesio nella legatura intraepatica media ta alla
C e c c h e r e l l i, Gazz. d. osp. 1905. — C l e m e n t i. Gefäßligatur, 7. ital. Chirurgenkongreß Florenz 1890. Ref. Zentralbl. f. Chir. 1890. S. 653. — C o f f e y, Journal
of the Americ. med. Assoc., Vol. 39, 1902, Nov. 1, p. 1104. (Diskussion nach E i s e n-
d r a h t s Vortrag.) — C o s e n t i n o, Le alteraz. del fegato in seguito all' ischemia
tempor. Policl. 1906. Sez. chir. ref. H i l d e b r a n d s Jahresber. XII, p. 1007.
— D a h l g r e n, Instr. z. Kompress. d. Aorta bei gewissen Bauch- u. Beckenope-
rationen. Zentralbl. f. Chir. 1903, Nr. 7. — D o l l i n g e r. Die extrapleurale Resektion
des 7.—10. Rippenknorpels (nach L a n n e l o n g u e) bei subdiaphragm. u. fixiertem
Ech. d. Leber. Orvosi Hetilap 1906, Nr. 11 (ungarisch); ref. H i l d e b r a n d s
Jahresber. XII, S. 1017. — E h r h a r d t. Über Zerstörung von Geschwulstresten
in der Wunde durch heißes Wasser. 30. Chirurgenkongreß 1901 und Arch. f. klin.
Chir. Bd. 64, S. 741, 1901. — E l s b e r g, Bauchlage zur Verminderung der Pneumo-
thoraxgefahr bei Operationen in der Brusthöhle. Zentralbl. f. Chir. 1908, Nr. 10,
S. 292. — F a b r i n i. Richerche sperim. sulla emostasia del fegato mediante il vapore
aqueo sotto pressione. La Clinica chirurg. 1900. — F e r r a r e s i. Atti del XI. Congr.
med. internaz. Roma 1894. IV, p. 186. — F i o r e und G i a n c o l a (Wasserdampf).
Il Policl. Suppl. 13. Nov. 1908. — G a r r è, On resect. of the liver. N i c h o l a s
S e n n-Festschrift. Surg. gynecol. and obst. V, 3. Sept. 1907. — G e r u l a n o s,
Eine Studie über den operat. Pneumothorax im Anschluß an einen Fall von Lungen-
resektion wegen Brustwandsarkoms. Klinische Mitt. a. d. Jahren 1897—99 von
H e l f e r i c h. Leipzig, Vogel 1900, S. 153. — G i o r d a n o, Studio analit. sui
mezzi di emostasi nelle emorragie del fegato e nuovo processo di ligat. intraepatica.
Riforma med. 1901, Okt. — D e r s e l b e, Rich. sperim. intorno al valore delle gelatine
etc. L'arte medica 1901, Nr. 27. — G i o r d a n o e M o n t u o r i, Rich. sperim.
intorno all' applicaz. della corrente galv. per l'emostasi nelle ferite e nelle resect.

del fegato. Giornale di clctr. med. 1902, Fasc. 3. Ref. H i l d e b r a n d s Jahresber.
VIII, p. 878, 1903.·— G o t t s t e i n. Technik und Klinik der Ösophagoskopie 1901.
Mitt. a. d. Grenzgeb. d. Med. u. Chir. VIII, Fall 66 u. 76, 1897 u. 1898. — H a e g l e r,
Über Ligatureiterungen. Arch. f. klin. Chir. Bd. 64, S. 357, 1901. — H e s s e, Netz-
plastik. 40. Chirurgenkongreß 1911, Verhandl. I, S. 215. — H o g a r t h P r i n g l e.
Notes on the arrest of hepat. hemorrh. due to trauma. Annals of surg. 1908, II.,
Okt., p. 541, Bd. 48. — H o l l ä n d e r, Über die Heißluftkauterisation speziell bei
Lupus vulgaris. Deutsche med. Wochenschr. 1897, Nr. 43, S. 688 und Internat. med.
Kongreß zu Moskau 1897 und Verhandl. d. Deutsch. Ges. f. Chir. 1898, I, S. 131.
— I m p a l l o m e n i. Atti del XI. Congr. internaz. Roma 1894. IV, p. 184.
— I s r a e l. Ein Verfahren zur Freilegung der hinteren Leberfläche (Gumma). Freie
Vereinig. d. Chir. Berlins, 11. Jan. 1904. Zentralbl. f. Chir. 1904, Nr. 10, S. 301. —
K a d e r, Verhandl. d. Deutsch. Ges. f. Chir. 27. Kongreß 1898, I, S. 133. — K a u s c h,
Mein schräger Gallenblasenschnitt. Beitr. z. klin. Chir. Bd. 71, S. 691, 1911. —
K e h r, Die Verwendung der Gelatine zur Stillung cholämischer Blutungen usw.
Münch. med. Wochenschr. 1900, Nr. 6 u. 7. — K e l l i n g. Technische Beiträge zur
Chirurgie der Bauchhöhle (Beckenhängelage, Aspirationsdrainage). Zentralbl. f. Chir.
1904, Nr. 4. — K o u s n e t z o f f et P e n s k y, Sur la résect. part. du foie. Rev.
de chir. 1896, S. 501 u. 954, und Ljetopis russkoi chir. 1901, Heft 5. — K r a u s e,
F e d o r, Zur Freilegung der hinteren Leberfläche. Fr. Vereinig. d. Chir. Berlins,
11. Dez. 1905, Zentralbl. f. Chir. 1906, S. 144. — L a n n e l o n g u e, Acad. des sci.
15. Mai 1887 und Bull. méd. 1887, p. 458. — L a w r o w (Obuchow-Krankenhaus),
Die Behandlung der Stichverletzungen d. Thorax. Beitr. z. klin. Chir. Bd. 76, S. 545,
1911. — L e h m a n n, Über Adrenalin (Tierversuche). Münch. med. Wochenschr.
1902, Nr. 49. — L e j a r s, Cholécystostomie par la voie lombaire. Bull. et mém.
de la Soc. de chir. de Paris. 1898, Nr. 7. — D e r s e l b e, La chir. d'urgence. ↑ Paris
1900, p. 296 (Lappenschnitt). — L e n n a n d e r, Über den Bauchschnitt durch eine
Rektusscheide mit Verschiebung des med. oder lat. Randes des M. rectus. Zentralbl.
f. Chir. 1898. — D e r s e l b e, Om intra-abd. temp. kompress. of aorta. Ref. Zentralbl.
f. Chir. 1898, p. 374. — D e r s e l b e, Über Drainage und über Bauchschnitt, besonders
in Fällen von Peritonitis. Deutsche Zeitschr. f. Chir. Bd. 91, S. 1, 1908. — L o e w y,
Méthode des greffes périton. Thèse de Paris 1901: — M a c a g g i, Sull' emostasi
epatica. La clin. chir. anno XVII, Nr. 4, 30. April 1909. Ref. H i l d e b r a n d s
Jahresber. XV, 1910, p. 930. — M a n t o n, Removal of the gall-bladder through
the lumbar incision. Buffalo med. journ. Nov. 1902. — M a r w e d e l, Die Aufklappung des Rippenbogens zur Erleichterung operativer Eingriffe im Hypochondrium
und im Zwerchfellkuppelraum. Zentralbl. f. Chir. 1903, Nr. 35, S. 938. — M a s n a t a,
Emostasi, resezione e sutura del fegato. Il Policl. 1903, Nr. 3 u. 43. Sez. chir. Fasc. 5,
Vol. X, p. 196. — M a u c l a i r e, Greffe de l'épiploon dans un kyste hydat. Gaz.
des hôp., 76. Jahrg., Nr. 50, 28. April 1903. — M e i s t r i n g, Zur Kasuistik der Exstirpation von Lebertumoren unter besonderer Berücksichtigung der Adrenalinwirkung.
Diss. Kiel 1904. — M e y e r, W i l l y (New York), Osteoplastic Resection of the costal
arch. Journ. of the Americ. med. Assoc. 1906. — M i c h e l i, Nuovo proced. per
operare sella fasc. convexa del fegato. 10. Congr. d. Soc. ital. di Chir. Okt. 1895.
— M o n o d et V a n v e r t s, De la résect. du rebord costal. Revue de gynécol. 1897,
p. 506. — M ü l l e r, B e n n o, Über künstliche Blutleere (Suprarenin). Münch.
med. Wochenschr. 2. Febr. 1904, S. 199 u. 9. Febr. 1904, S. 262. — M u m m e r y
and S y m e s, Some points on the exper. production and control of the vascular
atony of surg. shock. Brit. med. journ. 1908, Sept. 9. — N e h r k o r n, Histol. und
exp. Beitr. z. Frage der Schnittführung und Nahtmethode bei Laparot. B r u n s'
Beitr., Bd. 34, S. 375, 1902. — N e u m a n n, Zur Behandlung der Leberverletzungen.
Fr. Vereinig. d. Chir. Berlins, 11. Nov. 1907. Zentralbl. f. Chir. 1908, S. 47. —
N o v i k o f f, Zur Freilegung der hinteren Leberfläche und Leberkuppe. Chirurgia
1909, Bd. 26, Nr. 155 [russisch]. Ref. Zentralbl. f. Chir. 1910, Nr. 7, S. 258. — P a r -
l a v e c c h i o, Rif. med. Napoli. April 1893. — P a y r und M a r t i n a, Exp. und
klin. Untersuchungen über Leberresektion und Lebernaht (Magnesiumplattennaht).
34. Chirurgenkongreß 1905, Verhandl. II, 549 und Arch. f. klin. Chir. Bd. 77, Heft 4.
— D i e s e l b e n, Exp. Untersuchungen über die Ätiologie der Fettgewebsnekrose
und Leberveränderungen bei Schädigung des Pankreasgewebes. Deutsche Zeitschr.
f. Chir. Bd. 83, S. 189, 1906. — P o e n a r u - C a p l e s c u (Bukarest), Über rasche
Naht bei Leberverletzung. Revista de chir. 1909 Juli; ref. Zentralbl. f. Chir. 1910, Nr. 10,
p. 398, und H i l d e b r a n d s Jahresber. XV, S. 932. — P o s t e m p s k i, Penetr.
Bauchwunden. Ital. Chirurgenkongreß zu Rom 1891. Riforma med. 1891, Oktober
und November. — R a n s o h o f f, Case of sudden fall blood pressure while exploring

the common bile duct. Annals of surg. Okt. 1908. — R e h n, Die Fortschritte der Brustchirurgie. Zeitschr. f. ärztl. Fortbildung 1908. Nr. 12—13. — R ü h l, Über steile Beckentieflagerung bei Operationen an den Gallengängen. Münch. med. Wochenschrift 1902. Nr. 5. — S a u e r b r u c h. Über die physiologischen und physikalischen Grundlagen bei intrathorak. Eingriffen in meiner pneumatischen Operationskammer. Verhandl. d. Deutsch. Gesellsch. f. Chir. 33. Kongreß 1904. II, S. 105. — D e r s e l b e, Über die Ausschaltung der schädlichen Wirkung des Pneumothorax bei intrathorak. Operationen. Zentralbl. f. Chir. 1904, Nr. 6. S. 146, und Mitt. a. d. Grenzgeb. d. Med. u. Chir. 1904, Nr. 4. — S c h a e f e r, Die offenen Milzwunden und die transpleurale Laparotomie. B r u n s' Beitr., Bd. 36, S. 761, 1902. — S c h i c k, Zentralbl. f. Gynäkol. 1897. Nr. 23 (Blutstillung durch heißes Wasser). — S c h n e i d e r, Über Stillung von Leber- und Nierenblutungen mit Dampf und heißer Luft. B r u n s' Beitr., Bd. 21, S. 805, 1898. — S c h r o e d e r, The progress of liver hemostasis. Cook county hosp. rep. 1906. p. 14. Ref. Zentralbl. f. Chir. 1907, Nr. 47, p. 1392. — S c h u m a c h e r (Züricher Klinik, S a u e r b r u c h), Beitr. z. transpleur. Laparotomie. B r u n s' Beitr., Bd. 77, S. 96, 1912. — S i c k. P., Lagerungsbänkchen für Operationen an den Gallenwegen. Deutsche Zeitschr. f. chir. Bd. 92, S. 579. — D e r s e l b e, Schaufelhaken bei Operationen an den Gallenwegen. Deutsche Zeitschr. f. Chir. Bd. 94, S. 625, 1908. — D e r s e l b e, Zur Schnittführung und Technik bei Operationen an den Gallenwegen. B r u n s' Beitr., Bd. 76, S. 137, 1911. — S i l b e r m a r k und H i r s c h, Laparotomie und Ventralhernien. Deutsche Zeitschr. f. Chir. Bd. 68, S. 81, 1903. — S i r a u d, Sur un nouv. proc. pour aborder la face convexe du foie. Prov. méd. 1900, Nr. 52 und 1901, Nr. 1. — S n e g u i r e w, Der Dampf als blutstillendes Mittel. Deutsche med. Wochenschr. 1894, Nr. 38, S. 747. — S p r e n g e l, Kritische Betrachtung über Bauchdeckennaht und Bauchschnitt. Vorschläge über physiologisch korrekte Bauchschnitte. 39. Chirurgenkongreß 1910, Verhandl. II, 95—154. — S t u c k e y (Obuchow-Krankenhaus), Thoraxverletzungen. Arch. f. klin. Chir. Bd. 88. — T e s k e, Handgriffe am Zwerchfell und Herzen für Thoraxoperationen. Zentralbl. f. Chir. 1911, Nr. 4, S. 109. — T r i c o m i, Esperim. sull' emostasi del fegato. Cinque epatectomie parziali. Il Polici. 1899, Fasc. 9. — T u f f i e r, De la cholédochot. par la voie lomb. Soc. de chir. de Paris, 15. Mai 1895, und Le mercrédi méd. 1895, Nr. 21. — D e r s e l b e, Chir. du poumon. Paris 1897. — V i l l a r d, Rôle de la compression de la veine porte. Lyon méd. 1905, Nr. 13, p. 661. — W a l t h e r, Sur la ligature du foie. Bull. et mém. de la Soc. de chir. 1908, 6. — W i l m s, Behandlung und Nachbehandlung der Leberrupturen. 34. Chirurgenkongreß 1905, Verhandl. I, 171. — W u l l s t e i n, Resektion des Rippenbogens. 36. Chirurgenkongreß 1907, Verhandl. I, S. 161. — D e r s e l b e. Über die Freilegung der Leberoberfläche. 40. Chirurgenkongreß 1911, Verhandl. I, S. 343.

## Verletzung der Hilusgefäße.

A l e s s a n d r i, Un caso di aneurysma dell' arteria epatica. Atti della Soc. ital. di chir. V, 18, Roma; ref. H i l d e b r a n d s Jahresber. XI, S. 915. — D e r s e l b e, Lesione del ramo destro dell' arteria epatica durante una colecistectomia per calculosi. Atti della R. Acad. Med. Roma 1908; ref. H i l d e b r a n d s Jahresber. XIV, p. 801. — B e r e s n e g o w s k i, Zur Frage der morphologischen Veränderungen der Leber nach Unterbindung der Leberarterie. Russ. Arch. f. Chir. 1906 [russisch]; ref. Zentralbl. f. Chir. 1908, Nr. 5, S. 151. — B i c k h a r d t und S c h ü m a n n, Beitr. z. Path. d. Aneurysma d. Art. hepat. propria. Deutsche Arch. f. klin. Med. Bd. 90, S. 289, 1907. — B o d e, Pfortaderthrombose und Leberaneurysma, ein Beitrag zur Abdominalchirurgie. B r u n s' Beitr. Bd. 64, S. 505, 1909. — B o r m a n n, Pfortaderthrombose. Deutsch. Arch. f. klin. Med. Bd. 59. 1897. — B u d d e, Beitr. z. Kenntnis d. Topogr. d. normalen A. hep. und ihrer Varietäten, sowie der Blutversorgung der Leber. Deutsche Zeitschr. f. Chir. Bd. 86, S. 18, 1907. — B r e w e r, Hydat. cyst. of the liver with ligat. of the portal veine. Annals of surg. Bd. 47, p. 619, 1908. — C h a r p y, Anat. d. A. hep. und V. port. in P o i r i e r s Traité d'anat. hum. II, p. 1006. — C o h n h e i m und L i t t e n. Über Zirkulationsstörungen in der Leber. V i r c h o w s Archiv Bd. 67, 1876. — C o h n h e i m, Vorlesungen über allg. Pathologie II, p. 72. Berlin 1881. — D u r e t, Congr. franç. de chir. 1906. — E h r h a r d t, Über die Folgen der Unterbindung großer Gefäßstämme in der Leber. 31. Chirurgenkongreß 1902 und Arch. f. klin. Chir. Bd. 68, S. 460, 1902. — G r u n e r t, Über das Aneurysma d. A. hepat. Deutsche Zeitschr. f. Chir. Bd. 71. S. 158, 1903. — H a a s l e r, Die Anom. d. A. hepat. Arch. f. klin. Chir. Bd. 58, 1882.

— v. H a b e r e r, Exp. Unterb. d. A. hepatic. 34. Deutscher Chirurgenkongreß 1905, Verhandl. I, S. 167, und Arch. f. klin. Chir. Bd. 78, Heft 3, 1905. — D e r s e l b e, Zur Frage der nichtparas. Leberzysten. Wien. klin. Wochenschr. 1909, Nr. 51. — H a l l o p e a u, A propos d'une suture latérale de veine porte. Rev. de chir. XXX, Nr. 7, 1910. — H a n s s o n, Aneurysma A. hepat. Hygiea 1897, p. 417 [schwedisch]; ref. H i l d e b r a n d s Jahresber. III, S. 726. — J a n s o n, Über Leberveränderungen nach Unterbindung der A. hepatica. Z i e g l e r s Beitr. z. path. Anat. Bd. 17, S. 505, 1895. — J i a n u, Note über die Anast. cavo-meseraica. Spitalul 1908, Nr. 9 (rumänisch); ref. H i l d e b r a n d s Jahresber. XIV, S. 806. — K e h r, Der erste Fall von erfolgreicher Unterbindung der A. hepat. propria wegen Aneurysma. Münch. med. Wochenschr. 1903, Nr. 43, S. 1861. — D e r s e l b e, Über die Stillung der Blutung aus der A. cyst. durch Unterbindung der A. hepat. propr. Münch. med. Wochenschr. 1909, Nr. 5, S. 237. — L i s s a u e r, Beitr. z. Entstehung der Pfortaderthrombose. V i r c h o w s Arch. Bd. 192, S. 278, 1908. — L i v i e r a t o, Aneur. Art. hepat. Gazz. d. osped. Nr. 57; ref. Deutsche med. Wochenschr. 1906, Nr. 22. — M a h a k j a n, Pfortaderthrombose. Russki Wratsch 1906, Nr. 40; ref. Zentralbl. f. Chir. 1907, Nr. 5, S. 139. — M e s t e r, Aneurysma der A. hep. (Op. v. M i k u l i c z). Zeitschr. f. klin. Med. 1895, Bd. 28. — N a r a t h, Über die Unterbindung der A. hep. Bruns' Beitr. Bd. 65, S. 504, 1909. — N i e w e r t h, Aneur. A. hepat. (Op. H e l l e r.) Diss. Kiel 1894. — R e i c h m a n n, Fall von Aneur. der A. hep. prop. mit Zystenbildung in der Leber. V i r c h o w s Arch. Bd. 194, S. 71, 1908. — R e u s i n g, bei S c h u l t e s: Die Blutstillung bei seitlichen Verletzungen großer Venenstämme. Diss. Bonn 1897. — R i t t e r s h a u s, Beitr. z. Embolie und Thrombose der Mesent. Geff. Mitt. a. d. Grenzgeb. Bd. 16, Heft 3. — S a u e r t e i g, Leberarterienaneurysma. (Op. R i e d e l.) Diss. Jena 1893. — S a x e r, Beitr. z. Pathol. d. Pfortaderkreislaufs. Zentralbl. f. allg. Path. Bd. 13, S. 577, 1902 (100 Literaturangaben). — S c h e d e, Einige Bemerkungen über die Naht von Venenwunden. Arch. f. klin. Chir. Bd. 43. Festschrift für T h i e r s c h, S. 338, 1892. — d a S i l v a R i o B r a n c o, Anomal. der Leberarterie. Presse méd. 1. Mai 1907. — S o j e c k i, Aneurysma d. A. hep. In.-Diss. Würzburg 1904. — S o m m e r, Aneurysma d. A. hepat. Prager med. Wochenschr. 1902, Nr. 38. — S p r e n g e l, Zur Pathologie der Zirkulationsstörungen im Gebiet der Mesent. Geff. Deutsch. Chirurgenkongreß 1902, Verhandl. II, S. 55 und 1905, Verhandl. I, S. 166. — T h o m a s, Beitr. z. Diff.-Diagn. zwischen Verschluß d. Pfortader und der unteren Hohlvene. Bibl. med. 1895, D. 1, Heft 2. — T i s c h n e r, Vergleichende Untersuchungen zur Pathologie der Leber. (Unterbindung der A. hep., des D. choled.) V i r c h o w s Archiv Bd. 175, S. 90, 1904. — T u f f i e r, Aneurysme de l'art. hépat. Presse méd. 1909, 18, p. 153. — U m b e r, Beitrag zur Pfortaderobliteration. Mitt. a. d. Grenzgeb. d. Med. u. Chir. Bd. 7, S. 487, 1901. — U m b r e i t, Über einen Fall von Lebervenen- und Pfortaderthrombose. V i r c h o w s Archiv Bd. 183, S. 102, 1906. — V e r s é, Über die kavernöse Umwandlung des periport. Gewebes bei alter Pfortaderthrombose. Z i e g l e r s Beitr. Bd. 48, S. 527, 1910.

## Zwerchfell-Verletzung.

B e r g m a n n, Rupturen und Brüche des Zwerchfells. Zentralbl. f. Chir. 1900, Nr. 48, S. 1206. — v. B o r s z é k y, Über Verletzungen des Zwerchfells, des Magens und der Bauchspeicheldrüse. B r u n s' Beitr. Bd. 48, S. 567, 1906. — E r d t, Tod durch Inkarz. e. traum. Hernia diaphr. Münch. med. Wochenschr. 1902, Nr. 36, S. 1501. — F a s a n o, Chir. del diaframma e del fegato. Atti del XX. congresso della soc. ital. di chir. Roma 27.—30. Okt. 1907; ref. H i l d e b r a n d s Jahresbericht XIII, S. 826. — F r e y, Zur Kasuistik der Zwerchfellverletzungen. Wiener klin. Wochenschr. 1893, Nr. 19. — L a c h e r, Zwerchfellhernien. Deutsch. Arch. f. klin. Med. Bd. 26, Heft 3 u. 4. — M a g u l a, Über Stich-Schnittwunden des Zwerchfells. Russki Wratsch 1910, Nr. 42—44; ref. Zentralbl. f. Chir. 1911, Nr. 4, S. 128. — M i n t z, Operativ geheilte traumatische Zwerchfellhernie des Magens. Deutsche Zeitschr. f. Chir. Bd. 73, S. 290, 1904. — N e u g e b a u e r, Zwerchfellverletzungen. Arch. f. klin. Chir. Bd. 73, 1904. — S c h l a t t e r, 2 Fälle von durch Naht geheilten Stichverletzungen des Zwerchfells. Transdiaphragm. Leber- u. Nierennaht. Münch. med. Wochenschr. 1901, Nr. 34. — S c h m i d t, C., Über die Verletzungen des Zwerchfells mit scharfen Instrumenten. Diss. Straßburg 1898. — S u t e r, Über die operative Behandlung von Zwerchfellwunden. B r u n s' Beitr. Bd. 46, 341, 1905. — V a i h i n g e r, Zur Operation inkarz. Zwerchfellhernien. B r u n s' Beitr. Bd. 50, Heft 1, 1906. — W e i s c h e r, Rupt. und Bruch des Zwerchfells. Zentralblatt f. Chir. 1900, Nr. 38, S. 963. — W o l f, W i l h., Über Zwerchfellverletzungen (Leipziger Klinik, T r e n d e l e n b u r g). Deutsche Zeitschr. f. Chir. Bd. 104, S. 169, 1910.

## Nachbehandlung.

E i c h e l, Über intraperitoneale Kochsalzinfusion. Arch. f. klin. Chir. 1899, Bd. 58, S. 105. — K a u s c h, Über Hormonalwirkung. Berl. klin. Wochenschr. 1912, Nr. 19. — K ü t t n e r, Exp. Untersuchungen zur Frage des künstlichen Blutersatzes. B r u n s' Beitr. z. klin. Chir. Bd. 40, S. 609, 1903. — O r t h, J., Peritonitis. 62. Versammlung deutscher Naturf. u. Ärzte zu Heidelberg 1889. — S i c k, P., Die Behandlung der Peritonitis. Deutsche Zeitschr. f. Chir. Bd. 100, S. 354, 1909. — T h i e s, Studie über die Infusion physiol. Salzlösungen. Mitt. a. d. Grenzgeb. Bd. 21, Heft 2, 1910. — V o g e l, Weitere Erfahrungen über die Wirkung der subkutanen Injektionen von Physostigmin zur Anregung der Peristaltik. Mitt. a. d. Grenzgeb. XVII. S. 597, 1907. — Z a c h r i s s o n, Klinische Studien über den Wert der intravenösen und subkutanen Salzwasserinfusionen bei ak. Anämie. Upsala Läkare förenings Förhandlingar. N. F. Bd. VIII, Heft 2—7 (schwedisch); ref. Zentralbl. f. Chir. 1903, Nr. 36, S. 974.

---

# Verletzungen der Gallenblase und Gallenwege.

A b e l, Zur Kasuistik intraperitonealer Verletzungen. Deutsche militärärztl. Zeitschr. 1904, Heft 2, S. 123 (Gallenblasenruptur). — A r b u t h n o t L a n e, Retention of a consid. quantity of bile in the perit. cavity for five weeks. The Lancet 1891, May 16. — D e r s e l b e, Rupt. of gall-bladder and liver, produced by violent straining. Chir. soc. of London. The Lancet 16. März 1895. — v. A r x, Über Gallenblasenruptur in die freie Bauchhöhle. Korrespondenzbl. f. Schweizer Ärzte 1902, Nr. 19. — B a l d a s s a r i und G a r d i n i, Exper. Beitrag zur Behandlung der Perforation und Zerreißung der Gallenblase. Münch. med. Wochenschr. 1902. Nr. 49, und Gaz. degli ospedali e delle Cliniche 1902, Nr. 123. — B a t t l e, A case of traumatic rupt. of the common bile duct. Transact. of the clin. Soc. of London 1894. — B a u d o u i n, Une nouv. opérat. sur les voies bil. intrahépatiques: la cholangiostomie. Le progrès méd. 1896, Nr. 17. — D e r s e l b e, Les op. nouv. sur les voies bil. Le progrès méd. 1897, Nr. 23—39. — D e r s e l b e, Le drainage cholédochohépatique. Le progrès méd. 1897. Nr. 48. — D e r s e l b e, Les op. except. sur le cholédoche. Le progrès méd. 1898, 4. Juni. — D e r s e l b e, La chir. de l'hépatique. Gaz. méd. de Paris 1898, Nr. 18. — B e r g e r (K e h r), Die Hepatikusdrainage. Arch. f. klin. Chir. Bd. 60, Heft 1 u. 2. — B e s s e l - H a g e n, Rupt. d. D. hepat. Fr. Vereinig. d. Chir. Berlins. 10. Dez. 1906. Zentralbl. f. Chir. 1907. S. 191. — B i a g i, Ferita transfossa dello stomaco e ferita della cistifellea. Il Policl. 1902, IX, S. 385; ref. H i l d e b r a n d s Jahresber. VIII, S. 882. — B r a i t h w a i t e. Spont. rupt. of the gall bladder. Brit. med. journ. 12. Dez. 1908. — B u l l i n g e r. Über einen Fall von Gallenblasen-Dünndarmstichverletzung. Beitr. z. klin. Chir. Bd. 21, 1898. S. 757. — v. B u r c k h a r d t, Über akute fortschreitende Peritonitis. Deutsche Zeitschr. f. Chir. Bd. 55, S. 377 (Gallensteinperforation). — C a n n a c, De la cholécystogastrostomie. Thèse de Bordeaux 1898. — C a s e l l i, Ferite della cistifellea ed ictero traumat. Festschrift für D u r a n t e. Rom 1898; ref. Hildebrands f. Chir. 1899, S. 865. — C h o l z o w, Über traumatische Rupturen der Gallenwege. Annalen d. russ. Chir. 1900, Heft 2 u. 3; ref. H i l d e b r a n d s Jahresber. VI, S. 704. — C o u v o i s i e r, Kas.-statist. Beiträge zur Path. u. Chir. d. Gallenwege. Leipzig 1890. — C o u t e a u d, Plaies de la vésic. bil. Rev. de chir. Jahrg. 27. T. 36, Nr. 9, p. 294. — D a h l, Gallenwegsanastomose. Zentralbl. f. Chir. 1909, Nr. 8, S. 266. — D e l a g é n i è r e, Res. d'une portion du can. hépat. et du chol. au cours d'une cholécystect. Suture bout à bout. Bull. et mém. de la Soc. de chir. Paris 1909. 30, p. 1031. — D e s r o s i e r s, Rupt. des voies bil. par contus. de l'abd. Thèse de Paris 1894. — D i r k, Traum. Choled. Rupt. Fr. Vereinig. d. Chir. Berlins. 14. Mai 1906. Zentralbl f. Chir. 1906, Nr. 28. S. 783. — D i x o n. Case of rupt. of gall-bladder. Cholecystectomic. Annals of Surgery 1887, Vol. V. p. 321. — D r e e s m a n n, Beitr. z. Kenntnis d. kongen. Anom. d. Gallenwege. Deutsche Zeitschr. f. Chir. Bd. 92, S. 401, 1908. —

E h r h a r d t, Über die von den Gallenwegen ausgehenden Peritonitiden. 33. Chirurgenkongreß 1904. Verhandl. II, S. 511. — D e r s e l b e. Hepato-Cholangio-Enterostomie bei Aplasie aller großen Gallenwege. Zentralbl. f. Chir. 1907, Nr. 42, S. 1226. — E n d e r l e n und J u s t i, Über die Heilung von Wunden der Gallenblase und die Deckung von Def. der Gallenblase durch transplant. Netz. Deutsche Zeitschr. f. Chir. 1901, Bd. 61, Heft 3 u. 4. — D e r s e l b e, Zur Behandlung der Perforationen und Zerreißungen an der Gallenblase. Münch. med. Wochenschr. 1903, Nr. 12. — E n d e r l e n und Z u m s t e i n, Ein Beitrag zur Hepato-Cholangio-Enterostomie und zur Anat. der Gallengänge. Mitt. a. d. Grenzgeb. Bd. 14, Heft 1—2. 1904. — E r d m a n n, Prim. typh. perfor. of the gall-bladder. Annals of surgery, Juni 1903. — F a l i o n e, Ferite della cistifellea. Atti del XXI. congr. della soc. ital. di chir. Roma 1908; ref. H i l d e b r a n d s Jahresber. XIV, S. 802. — F a u r e, Contusion de l'abd. par coup de pied de cheval. Décoll. de la vésicule bil. Bull. et mém. de la Soc. de chir. T. 22, p. 620, 1896, und Gaz. hebdom. 1896, Nr. 65, und Rev. de chir. T. 16, 1896, p. 707. — G a r r è, Ein Fall von spontaner Ruptur der Gallenblase in die freie Bauchhöhle. Deutsche med. Wochenschr. 1904, Nr. 1. — D e r s e l b e, Traumatische Hepatikusruptur, geheilt durch Hepato-Cholangio-Enterostomie. Beitr. z. Physiol. u. Pathol. Herausgeg. v. O. Weiß. Stuttgart 1908, Enke, und Congrès françnis de chir. 21. session. Paris 1908. — G a r r e t, Traumat. rupt. of the bile-duct. Annals of surgery 1900, Febr. — de G r a e u w e (V e r h o o g e n), Über die Res. d. D. choled. Zentralbl. f. Chir. 1908, p. 790. — H a h n, Subkutane Ruptur der Gallenwege. Arch. f. klin. Chir. Bd. 71, Heft 4. S. 1024, 1903, und Verhandl. d. Deutsch. Ges. f. Chir., 32. Kongreß 1903, II, 594. — H a l l e t, Les perforat. spont. de la vesic. bil. calc. Revue de gyn. et de chir. abdom. 1904, Nr. 5, p. 830. — H ä r t i g, Beitr. zur Perforation und Nekrose der Gallenblase. Beitr. z. klin. Chir. Bd. 68, Heft 2, 1910. — H e r m e s, Ein Fall von Verletzung der Gallenwege. Deutsche med. Wochenschrift 1892, Nr. 28, S. 643. — H e y m a n n (Fall K r a u s e, F e d o r, = L i n c k e), Zerreiß. d. Choled. Fr. Vereinig. d. Chir. Berlins, 10. Juni 1907. Zentralbl. f. Chir. 1907, Nr. 35, S. 1047. — H i l d e b r a n d t (Fall H i l d e b r a n d, O., = L e s s i n g). Über die traumatische Ruptur d. D. hepat. Fr. Vereinig. d. Chir. Berlins, 10. Dez. 1906. Zentralbl. f. Chir. 1907, Nr. 7, S. 191. — H o c h e n e g g, Ein Fall von Perforation der Gallenblase. Wiener klin. Wochenschr. 1899, Nr. 21. — K a r s c h u l i n, Ruptur der Gallenblase durch Sturz von einer Höhe. Wiener med. Wochenschr. 1903, Nr. 23, S. 1104. — K a u s c h, Über Gallenweg- und Pankreasdarmverbindungen. 40. Chirurgenkongreß 1911, Verhandl. I, S. 289, und Arch. f. klin. Chir. Bd. 97, Heft 2—3. — K e h r, Über einen durch ideale Cholezystotomie geheilten Fall von Schußverletzung der Gallenblase. Zentralbl. f. Chir. 1892, Nr. 31. — D e r s e l b e, Die chirurgische Behandlung des akuten und chronischen Choled.-Verschlusses durch Stein und Tumor. Münch. med. Wochenschr. 1903, Nr. 22, S. 932. — D e r s e l b e, Über den plastischen Verschluß von Defekten der Choledochuswand durch Netzstücke und durch Serosa-Muskularislappen aus Magen oder Gallenblase. Arch. f. klin. Chir. Bd. 67, Heft 4. — D e r s e l b e, Über einen Fall von ausgedehnter Resektion des Duct. choled. und hep. wegen Carc. choled. Münch. med. Wochenschr. 1903, Nr. 3, S. 101. — D e r s e l b e, Die Hepato-Cholangio-Enterostomie. Zentralbl. f. Chir. 1904, Nr. 7, S. 209. — D e r s e l b e, Über 5 neue Operationen an Gallensystem und Leber. 33. Chirurgenkongreß 1904, Verhandl. I, S. 65. — K ö n i g, F r i t z, Über die durch Spontanruptur der steinhaltigen Gallenblase in die freie Bauchhöhle bedingte Peritonitis und ihre Behandlung. Deutsche med. Wochenschr. 1902, Nr. 7. — K ö r t e, Über Operationen am Choled. wegen Verengerung durch Narben oder Karzinom. 32. Chirurgenkongreß 1903, Verhandl. II, S. 619, und Arch. f. klin. Chir. Bd. 71, S. 1049. — K r a m e r, Ruptur der Gallenwege. Zentralbl. f. Chir. 1906, Nr. 1. — K r a u z e, Über Ruptur der Gallenblase in die Bauchhöhle. Med. i. kron. lek. 1908; ref. Zentralbl. f. Chir. 1909, Nr. 13, S. 469. — K u l e n k a m p f f, Traumatische Zerreißung der großen Gallenwege mit Ausgang in Genesung. Zentralbl. f. Chir. 1885, S. 757. — L a g o u t t e, Rupt. spont. des voies bil. Lap. Guérison. Lyon méd. 1900, Nr. 51. — L a n d e r e r, Verletzungen der Gallenwege, Gallenerguß in die Bauchhöhle. Deutsche Zeitschr. f. Chir. Bd. 29, S. 611, 1889. — L a n g e n b u c h, Über Operationen am Choled. Fr. Vereinig. d. Chir. Berlins, 10. Jan. 1898. Zentralbl. f. Chir. 1898, Nr. 14. — L e s s i n g (Fall H i l d e b r a n d, O., = H i l d e b r a n d t), Ruptur d. D. hepat. Berl. klin. Wochenschr. 1906, Nr. 37, S. 1228. — L e w e r e n z, Über die subkutane Ruptur der Gallenwege traumatischen Ursprungs, nebst einem kasuistischen Beitrag. Arch. f. klin. Chir. Bd. 71, Heft 1, S. 111, 1903. — L i e b o l d (K e h r), Plastische Deckung eines Choled.-Defekts durch die Gallenblase. Zentralbl. f. Chir. 1908, Nr. 16, S. 501. — L i n c k e (Fall K r a u s e, F e d o r,

= H e y m a n'n), Ein weiterer Beitrag zur operativen Behandlung der Gallengangs-
zerreißung. Diss. Leipzig 1908. — L i p s t e i n, Kasuistischer Beitrag zur Leberchirurgie. (Heidelberger Klinik.) Deutsche Zeitschr. f. Chir. Bd. 52, Heft 1 u. 2,
1899. — L o t h e i s s e n, Stichverletzungen d. D. cyst. Wien. klin. Wochenschr.
1903, S. 1231. — M a r t i n. Rupt. of gall-bladder. The Lancet 21. Mai 1898, p. 1396.
— M a y o, W i l l i a m, Some remarks on cases involving operative loss of conti-
nuity of the common bile duct. Annals of surg. Vol. 42, Nr. 1, p. 90, July 1905. —
M a y o R o b s o n, Lect. on dis. of the gall-bladder and bile ducts. Brit. med. journ.
1897, I, p. 641, 707, 772, 806. — M e i ß n e r (Klinik v. B r u n s), Die Zerreißungen
der Gallenausführungsgänge. B r u n s' Beitr. Bd. 54, S. 204, 1907. — M o n t-
p r o f i t, Les nouv. procédés d'anast. en y pour les voies bil. princip. Ann. de chir.
gastro-intest. 1909, Nr. 1, und Französ. Chirurgenkongreß 1908. — M i c h a u x,
Rupt. des voies bil.; lap. tardive. Guérison. Bull. et mém. de la Soc. de chir. de Paris,
T. 19. p. 243, 1894, und Rev. de chir. Febr. 1893, T. 13. p. 147. — N a s s e, Über
Experimente an den Gallenwegen und der Leber. Arch. f. klin. Chir. Bd. 48, 1894
und 23. Chirurgenkongreß 1894. — N e c k, Über operativ behandelte Fälle von
Perforation der steinhaltigen Gallenblase in die freie Bauchhöhle. Deutsche Zeitschr.
f. Chir. 1904, Bd. 71, S. 334. — P a u c h e t, Chir. des voies bil. Paris 1900, Baillière
et fils. — P i c k, Zur Kenntnis der Leberveränderungen nach Unterbindung des
D. choled. Zeitschr. f. Heilk. 1890, XI, Heft 2 u. 3, S. 117. — P r ö l ß, Ein Fall
von Gallengangsruptur. Diss. Bonn 1881. — Q u é n u, Etude sur la chir. du choléd.
Bull. et mém. de la Soc. de chir., T. 21, Nr. 4 u. 5, 1895, und Le progrès méd. 1895, Nr. 18
u. 19. — D e r s e l b e, (Gallengangsruptur.) Bull. et mém. de la Soc. de chir. XXXII,
Nr. 6, p. 463, 1906. — R e y n i e r, Lap. dans la rupt. spont. des voies bil. Atti dell'
XI. Congr. med. internaz. Roma 1894, Vol. IV, p. 269, Torino 95. — R i c k e t t s,
Rupt. of gall bladder. St. Louis med. review 1905, 18. Febr. — R o t h f u c h s,
Traumatische Ruptur der Gallenwege. Münch. med. Wochenschr. 1905, Nr. 41. —
R o u t i e r, Rupt. spont. des voies bil. Bull. et mém. de la Soc. de chir. 7. Dez. 1892
und 1909, Nr. 38, p. 1315. — S c h i e v e l b e i n, Über gallige Peritonitis ohne Per-
foration der Gallenwege. B r u n s' Beitr. Bd. 71, S. 570, 1911. — S c h m i d t
(Op. M a r t i n). Gallenblasenruptur. Deutsche med. Wochenschr. 1906, Nr. 44
= Sanitätsbericht der Kgl. Preuß. Armee 1904/05, S. 209, Nr. 248. — S c h ü l l e r
(Klinik C z e r n y), Zur Kasuistik d. prim. Karz. d. Pap. Vateri. B r u n s' Beitr.
Bd. 31, 1901. — S i e g e l, Ein Fall von traumatischer Gangrän der Gallenblase.
Münch. med. Wochenschr. 1909, Nr. 7. — S p e n c e r, A case of rupt. of the common
bile ducts. The Lancet 1898, Jan. 8. — S p i l l m a n n. Rupt. double des voies
bil. conséc. à une chute. Arch. prov. de chir. 1904, Nr. 12; ref. Zentralbl. f. Chir. 1905,
S. 482. — S t i e r l i n, Traum. subk. Rupt. d. D. chol. Deutsche Zeitschr. f. Chir.
Bd. 73, S. 462, 1904. — S u l l i v a n, Reconstr. of the bile ducts. The journ. of the
Americ. med. assoc. Sept. 4. 1909. — T h i e l, Perforation der steinhaltigen Gallenblase in die freie Bauchhöhle. Operative Heilung. Zentralbl. f. Chir. 1904, Nr. 10,
S. 297. — T h i e r s c h, Zerreißung eines Gallengangs mit tödlichem Ausgang. Ver-
handlungen der Deutsch. Ges. f. Chir. 1879, I, S. 117, und Berl. klin. Wochenschr.
1879, Nr. 23. — T h o m a s, Rupt. of gall-bladder. Lap. Brit. med. journ. 1898,
Okt. 29, II, p. 1406. — T i s c h n e r, Vergleich. Unters. z. Path. d. Leber (Unterbind.
d. D. choled.). V i r c h o w s Arch. Bd. 175, 1904. — T u f f i e r, Rupt. traum. du
canal choléd. Bull. et mém. de la Soc. de Chir. Bd. 32, Nr. 16, p. 463, 1906. — D e r-
s e l b e, Epithél. du confluent cystico-hépat. Bull. et mém. de la Soc. de chir. 1906,
Nr. 5. — U h d e, Zerreißung eines Gallenganges mit glücklichem Ausgang. Arch.
f. klin. Chir. Bd. 25, S. 485, 1880, und N a c h t r a g, Bd. 28, S. 217, 1883. — U l l-
m a n n, Über die Perforation die Gallenblase in die Bauchhöhle. Wien. med.
Wochenschr. 1899, Nr. 25 u. 26. — V a n d e n b o s s c h e, Rupt. de la vés. bil. dans
les contus. de l'abdom. Arch. gén. de chir. VI, 7, 1910. — V o l k m a r, Ein Fall
von Verletzung des Duct. hepat. bei Zystektomie (Fall K e h r). Zentralbl. 1908,
Nr. 45, S. 1333. — V o l m e r (Fall R o t t e r), Ein Adenofibrom in der Wand des
Duct. chol. Arch. f. klin. Chir. Bd. 86, S. 160, 1908. — W a i n w r i g h t, Gallengangsruptur. Med. and phys. journ. London 1799. 11, p. 362 (zit. nach L e w e r e n z).
— v. W i n i w a r t e r, Über Perforationsperitonitis, von den Gallenwegen ausgehend.
Wiener klin. Wochenschr. 1899, Nr. 42.